Dr. Dorothea Portius & Thomas Kartelmeyer

Die Kollagen-Formel

Strahlend junge Haut mit Skinfood für jede Jahreszeit

südwest

INHALT

INTRO – DIE HAUT ALS SPIEGEL DES INNEREN

Die Entscheidung, welche Nahrung wir konsumieren sollten, um unsere Haut jung und gesund zu erhalten, stellt die meisten Menschen immer wieder vor große Herausforderungen. Wie definiert sich eine gesunde Ernährung, die uns vor vorzeitiger Hautalterung schützt? Aktuell erregen die Themen Anti-Aging, Clean Eating und Gesundheit die größte Aufmerksamkeit. Doch sind es nicht mehr nur Frauen, sondern auch Männer, die nach Möglichkeiten suchen, um sich eine gesunde Haut zu bewahren und die Zeichen der Hautalterung hinauszuzögern.

Unsere Haut ist die entscheidende Barriere, die unseren Körper vor äußeren Einflüssen abschirmt. Die Hautalterung ist ein komplexer biologischer Prozess, der sowohl durch den natürlichen Alterungsprozess als auch durch Faktoren wie Sonneneinstrahlung und Umweltreize beeinflusst wird. Angesichts des medizinischen Fortschritts in der Verlängerung der Lebensdauer und der zunehmend verschlechterten Umweltbedingungen ist es von großer Bedeutung, effektive Methoden zur Behandlung der Hautalterung zu finden. Neben Anti-Aging-Cremes, Botox und anderen invasiven Verfahren gewinnt die Ernährung für die Hautgesundheit an Bedeutung und weckt immer größeres Interesse. In einem Satz: Unsere Ernährung liefert uns Energie und Nährstoffe, die essenziell sind für unsere Leistungsfähigkeit, das Immunsystem und den Stoffwechsel. Doch ist Ernährung nicht gleich Ernährung. Vor allem unsere »westliche« Standarddiät, charakterisiert durch Fertiggerichte, hochverarbeitete Lebensmittel und einen geringen Gemüsekonsum, ist keine Ernährung, die unserem Körper und vor allem unserer Haut förderlich wäre. Zudem führen uns zum Teil nicht seriöse Ernährungstrends und -tipps, die durch Social-Media kursieren, oder Versprechungen der Lebensmittelindustrie über einen etwaigen Gesundheitsnutzen bestimmter Produkte, in die Irre.

Auf den kommenden Seiten werde ich dir einen Einblick in die spannende Thematik der Hautphysiologie und Hautalterung geben. Du lernst verstehen, welche Faktoren die Hautalterung beschleunigen oder verlangsamen können und wie du dieses Wissen nutzen kannst, um dir deine Haut strahlend und jugendlich zu erhalten. Wir werden uns mit der Bedeutung der Ernährung auseinandersetzen und die Auswirkungen von Makro- und Mikronährstoffen auf die Hautstruktur und Anzeichen der Hautalterung untersuchen. Was du isst, hat direkte Auswirkungen auf deine Hautgesundheit! Und wir werden auch die faszinierende Welt der antioxidativen Substanzen in Lebensmitteln erkunden und herausfinden, ob sie tatsächlich das unglaubliche Potenzial besitzen, unsere Haut vor den Schäden durch freie Radikale zu schützen.

Aber wir bleiben nicht nur bei der Theorie – im zweiten Teil des Buches findest du mehr als 50 alltagstaugliche Rezepte für »Haut-Speisen«. Du wirst lernen, wie du dich auf köstliche Weise um deine Haut kümmern kannst, und wie sich diese Ernährungsansätze positiv auf deine Gesundheit auswirken können.

Also sei bereit, das Geheimnis einer strahlenden Haut zu enthüllen! Gemeinsam werden wir den Weg zu der Ernährung entdecken, die dem vorzeitigen Altern deiner Haut entgegenwirkt und dich von Kopf bis Fuß zum Strahlen bringt.

DIE HAUT – AUFBAU UND FUNKTIONEN

Die Haut ist nicht nur das größte Organ des menschlichen Körpers (sie misst ~1,5–2 m²), sondern auch das schwerste mit ~3,5–10 kg je nach Körpergröße. Die Haut bildet die direkte Verbindung zur Außenwelt und ist weit mehr als nur eine schützende Barriere – sie ist ein wahres Wunderwerk!

Sie bewahrt unser Inneres vor verschiedenen Umwelteinflüssen wie Hitze, Kälte, Feuchtigkeit, Wind, Staub, Schmutz, Austrocknung, UV-Strahlung, schädlichen Substanzen, Bakterien und Keimen.

Bekanntermaßen können Hautprobleme sich sehr negativ auf unser Wohlbefinden auswirken und dazu führen, dass wir uns in unserer eigenen Haut nicht mehr wohlfühlen – die Haut ist »der Spiegel der Seele«, denn sie bestimmt maßgeblich unser äußeres Erscheinungsbild.

Die Haut verrät auch unser wahres Alter. Umweltbelastungen, Bestrahlung und vor allem der Lebensstil können sie schneller altern lassen. Die komplexe Architektur der Haut verleiht ihr Struktur und Funktion, wenn wir diese aufrechterhalten, haben wir den Schlüssel für einen strahlenden Teint bis ins hohe Alter.

Interessant jedoch ist, dass die obersten Schichten hauptsächlich aus abgestorbenen Hautzellen bestehen. Täglich verlieren wir Milliarden winziger Hautpartikel, was keinen Grund zur Sorge bedeutet, denn rund alle 30 Tage erneuert sich unsere Körperoberfläche vollständig. Von den tieferen Hautschichten wandern immer wieder »frische« Zellen in die oberen Hautschichten.

Die Haut besteht aus zwei Hauptschichten, der Epidermis und der Dermis (siehe Abb. 1), und jede Schicht hat einzigartige strukturelle und physiologische Funktionen. Da die Epidermis direkt der äußeren Umgebung ausgesetzt ist, einschließlich Faktoren wie UV-Strahlung, Krankheitserreger und anderer chemischer und toxischer Einflüsse, fungiert sie in erster Linie als Barriere. Die Dermis liegt unter der Epidermis, sie enthält Nerven, Blutgefäße, Bindegewebe, Haarfollikel und Zellen, die nicht nur für die Aufrechterhaltung der Hautstruktur, sondern auch für die Bereitstellung wichtiger biologischer Funktionen erforderlich sind.

Es gibt leider kein Allheilmittel für eine gesunde Haut und die Aufrechterhaltung der Funktionen. Hautprobleme wie Mitesser und trockene Stellen sowie Fältchen lassen sich nicht einfach wegzaubern. Es erfordert oft Geduld, Disziplin und Akzeptanz, um mit Hautveränderungen umzugehen, da sie nicht immer umkehrbar sind.

Jedoch spielt der Lebensstil eine wichtige Rolle für die Gesundheit unserer Haut. Stressbewältigung, Bewegung und vor allem die Ernährung können die Hautgesundheit und das Hautbild verbessern. Doch vorerst möchte ich eine Frage klären: Warum und wie altert die Haut?

Die Funktionen unserer Haut

- Schutz: Die Haut bildet eine Barriere gegenüber äußeren Einflüssen wie Mikroorganismen, Schadstoffen und UV-Strahlen. Eine intakte Haut schützt den Körper vor Infektionen und Verletzungen.

- Temperaturregulierung: Durch die Schweißproduktion und die Erweiterung bzw. Verengung der Blutgefäße in der Haut hilft sie, die Körpertemperatur zu regulieren. Dies ist wichtig, um eine Überhitzung oder Unterkühlung zu verhindern.

- Sinneswahrnehmung: Die Haut enthält eine Vielzahl von Nervenenden, die auf Berührungs-, Druck- und Schmerzreize reagieren. Dadurch können wir unsere Umgebung wahrnehmen und auf potenziell schädliche Reize reagieren.

- Vitamin-D-Synthese: Die Haut ist in der Lage, Vitamin D zu produzieren, wenn sie UVB-Strahlen ausgesetzt ist. Vitamin D ist wichtig für unsere Knochengesundheit und das Immunsystem.

- Ausscheidung: Durch die Schweißproduktion hilft die Haut, Abfallprodukte und Toxine aus dem Körper auszuscheiden.

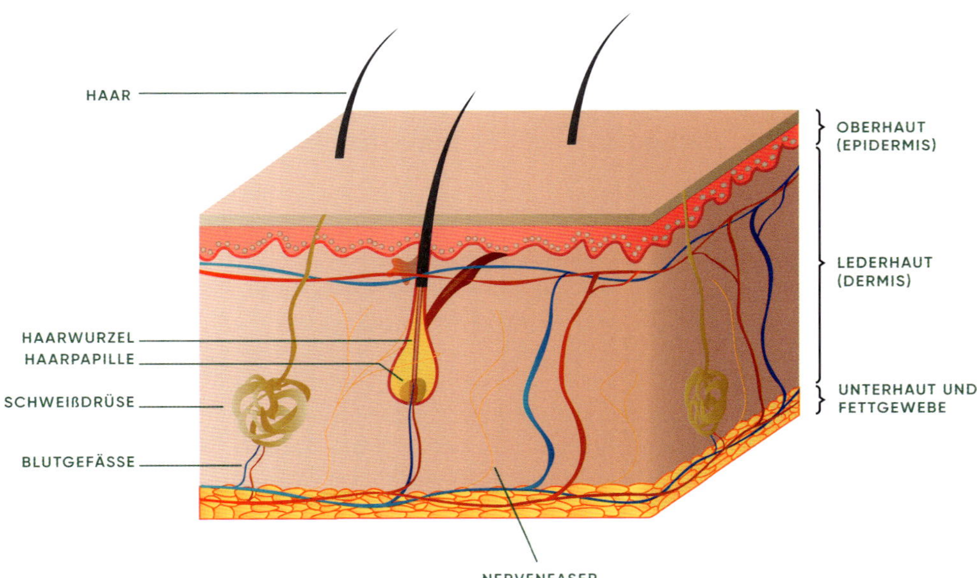

Abb. 1: Der Aufbau unserer Haut

DIE HAUTALTERUNG

Das Altern unserer Haut ist ein faszinierender Prozess, der die Spuren des natürlichen Älterwerdens unseres Körpers sichtbar werden lässt. Es ist eine Anpassungsleistung unseres Organismus an die vielfältigen Einflüsse der Umwelt – sowohl physisch als auch psychisch. Dieser Prozess ist vor allem durch die Ansammlung von Schäden an unseren zellulären Strukturen gekennzeichnet, die Regenerationsfähigkeit unseres Gewebes wird beeinträchtigt, die physiologische Funktionsintegrität schwindet allmählich, und das Risiko für altersbedingte Erkrankungen steigt.

Das äußere Erscheinungsbild der Haut hängt jedoch maßgeblich von der inneren Gesundheit ab. Es gibt verschiedene Phasen und Arten des Alterns, die sich in unterschiedlicher Weise auf die Haut auswirken. In unseren jüngeren Jahren ist die Haut in der Regel glatt, straff und elastisch. Mit zunehmendem Alter beginnt jedoch der Kollagenabbau, die Produktion von elastischen Fasern nimmt ab, und die Haut verliert an Festigkeit und Spannkraft. Falten, Pigmentflecken und eine ungleichmäßige Hauttextur können auftreten.

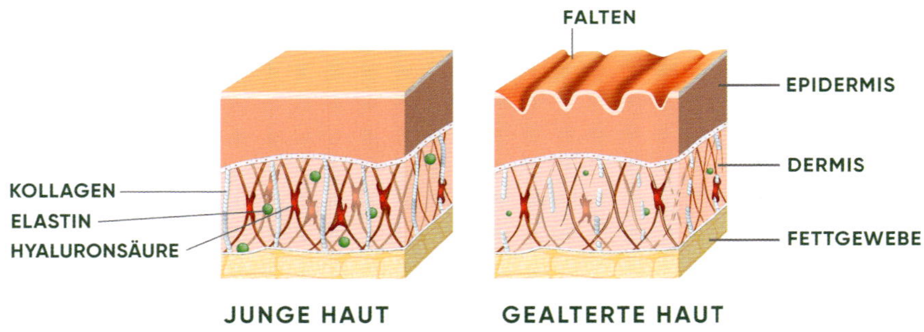

Abb. 2: Schematische Darstellung der Hautstruktur bei einer jungen und gealterten Haut. Die gealterte Haut ist dünner, was mit Abnahme der Epidermis, Pigmentierung (Melaninablagerungen), weniger Kollagen und Elastinfasern einhergeht, und das ist mit einer verringerten Wasserhaltekapazität verbunden.

So ändert sich das Verhältnis der Kollagenarten in der Haut mit dem Alter. Junge Haut besteht zu 80 % aus Kollagen Typ I und zu etwa 15 % aus Kollagen Typ III. Mit zunehmendem Alter wird die Fähigkeit, Kollagen auf natürliche Weise nachzubilden, um etwa 1,0–1,5 % pro Jahr geringer. Diese Verringerung des Kollagens ist eines der charakteristischen Merkmale, und geht mit dem Auftreten feiner Linien und tieferer Falten einher. Darüber hinaus kommt es tief in der Dermis zu deutlichen strukturellen und funktionellen Veränderungen der fibrillären Kollagene, der Elastinfasern und der Hyaluronsäure, den beiden Hauptbestandteilen der extrazellulären Matrix. Anscheinend erreicht der Kollagengehalt im Alter von 25 bis 34 Jahren seinen Höchststand. In den folgenden vier

Jahrzehnten bis zum Alter von 65 bis 74 Jahren ist eine Abnahme von etwa 25 % zu verzeichnen. Vor allem mit Beginn der Wechseljahre ist ein durchschnittlicher Rückgang des Kollagengehalts in der Haut um ca. 2,1 % und der Hautdicke um 1,13 % pro postmenopausalem Jahr zu verzeichnen. Verschiedene Daten aus der Forschung unterstützen diese Aussagen, und somit stellt der Kollagenverlust eine Hauptursache für die altersbedingte Verschlechterung des Hautbildes dar (siehe Abb. 3). Zu den epidermalen Veränderungen gehören eine verringerte Dicke und ein erhöhter Wasserverlust, der zu Hauttrockenheit führt. Was wiederum eine Verminderung der Barrierefunktion zur Folge hat.

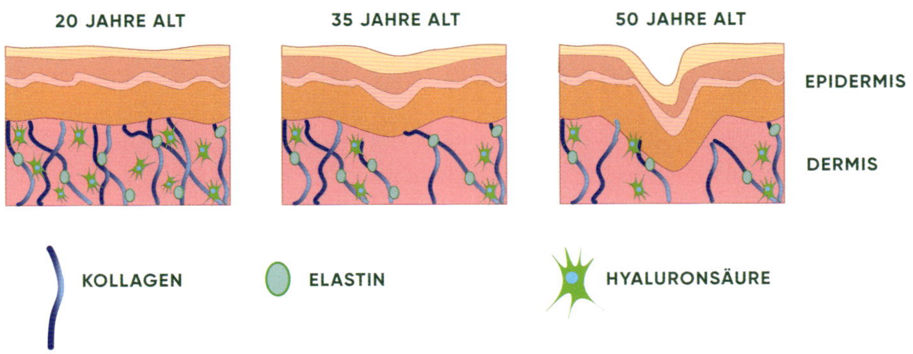

Abb. 3: Schematische Darstellung der Phasen des Hautalterungsprozesses analog zu unserem Alter. Im Diagramm dargestellt ist der schrittweise Abbau bzw. Verlust von Kollagen mit den Jahren, was mit der Faltenentstehung korreliert.

Zusätzlich zum natürlichen Alterungsprozess kann die Haut auch durch externe Faktoren wie UV-Strahlung, Umweltverschmutzung, Ernährungsgewohnheiten und Lebensstil beeinflusst werden: Eine gesunde Lebensweise, ausgewogene Ernährung, ausreichend Schlaf, der Verzicht auf das Rauchen und übermäßigen Alkoholkonsum sowie der Schutz vor Sonneneinstrahlung können dazu beitragen, den Alterungsprozess der Haut zu verlangsamen und uns ein gesundes und jugendliches Aussehen zu erhalten.

DIE PHASEN DES ALTERNS

1 Frühes Erwachsenenalter: In dieser Phase ist die Haut in der Regel jugendlich, glatt und straff. Falten und andere sichtbare Zeichen des Alterns sind normalerweise noch nicht ausgeprägt.

2 Mittleres Erwachsenenalter: Mit zunehmendem Alter beginnen erste Anzeichen des Alterns sichtbar zu werden. Die Haut verliert allmählich an Elastizität und Festigkeit. Feine Linien und Falten können sich bilden, insbesondere um die Augen und den Mund herum.

3 Spätes Erwachsenenalter: In dieser Phase verstärken sich die sichtbaren Zeichen des Alterns weiter. Die Haut wird dünner und trockener, die Falten sind tiefer und stärker ausgeprägt. Es können Pigmentflecken und Altersflecken auftreten. Die Produktion von Kollagen und elastischen Fasern nimmt weiter ab, was in der Haut zu einem Verlust an Spannkraft und Festigkeit führt.

Das Altern der Haut wird also von einer Mischung aus internen und externen Faktoren beeinflusst. Auf der einen Seite haben wir die internen Faktoren wie Hormonspiegel, genetische Veranlagung und den Stoffwechsel. Sie spielen eine wichtige Rolle bei der Gestaltung unseres individuellen Alterungsprozesses. Auf der anderen Seite haben wir die äußeren Faktoren, die nicht zu unterschätzen sind. Die ultraviolette Strahlung der Sonne, unser Ernährungszustand und sogar die chemische Verschmutzung unserer Umgebung – all das hinterlässt Spuren auf unserer Haut.

Grundsätzlich gibt es zwei verschiedene Arten der Hautalterung, die sich unterschiedlich auf das Erscheinungsbild und den Zustand der Haut auswirken:

Intrinsische (chronologische) Hautalterung
Extrinsische (umweltbedingte) Hautalterung

CHRONOLOGISCHE HAUTALTERUNG

Die intrinsische Hautalterung ist ein natürlicher Prozess, der maßgeblich von genetischen Faktoren beeinflusst wird. Unsere Gene spielen eine Rolle bei der Bestimmung der grundlegenden Hautstruktur, des Hauttyps und der Kollagenproduktion. Unterschiedliche genetische Variationen können dazu führen, dass Menschen unterschiedlich schnell altern und verschiedene Hautmerkmale aufweisen. Einige Menschen haben zum Beispiel von Natur aus eine dickere Haut, andere hingegen eine dünnere Haut, was sich auf das Aussehen und die Anfälligkeit für Faltenbildung auswirken kann.

An dieser Stelle möchte ich jedoch unbedingt betonen, dass die Gene nur einen begrenzten prozentualen Anteil (~20–30 %) des Alterungsprozesses ausmachen. Der individuelle Lebensstil ist entscheidend daran beteiligt, wie die Gene abgelesen (»transkribiert«) werden und dadurch den genetischen Alterungsprozess beeinflussen. Die Ernährung ist ein wesentlicher Faktor bei der genetisch bedingten Hautalterung. Hierfür gibt es bereits einen eigenen Forschungsbereich: die Nutrigenetik. Hier wird untersucht, wie bestimmte Nährstoffe Einfluss auf die Ablesbarkeit und Aktivität derjenigen Gene nehmen können, die mit dem Alterungsprozess der Haut in Verbindung stehen. Welche Nährstoffe das sind und in welchen Lebensmitteln du sie findest, wirst du auf den nächsten Seiten sehen.

Eine gesunde Lebensweise mit ausgewogener Ernährung, ausreichend Bewegung, gesundem Schlaf(-verhalten), dem Verzicht auf das Rauchen und übermäßigen Alkoholkonsum sowie einem angemessenen Sonnenschutz kann dazu beitragen, die genetisch bedingte Hautalterung zu verlangsamen.

Hormonelle Hautalterung

Hormone spielen eine entscheidende Rolle in Bezug auf die Hautgesundheit und deren Veränderungen während des Lebenszyklus.

Östrogen: Östrogen kommt in beiden Geschlechtern vor, ist jedoch hauptsächlich ein weibliches Hormon. Es hat viele positive Auswirkungen auf die Haut, darunter eine Verringerung der Talgproduktion, Erhöhung der Hautdicke, Reduktion des Kollagenabbaus, Verbesserung der Wasserspeicherung, Erweiterung der Blutgefäße, Erhöhung der Elastizität und eine Verringerung von Entzündungen. Ein Ungleichgewicht beim Östrogen kann jedoch Hautprobleme verursachen, d. h. zu wenig oder auch zu viel davon kann beispielsweise Akne oder auch Ekzeme auslösen.

Testosteron: Testosteron ist hauptsächlich ein männliches Hormon, wird aber auch vom weiblichen Körper produziert. Es ist für die Produktion von Talg verantwortlich. Ein Überschuss verursacht möglicherweise Akne, während ein Mangel eine erhöhte Insulinresistenz (Vorstufe des Diabetes Typ2) und erhöhte Blutzuckerwerte auslösen kann. Bei Männern führt Testosteron zu gröberem Haar, einer dickeren Haut und vermehrter Talgproduktion.

Progesteron: Dieses Hormon wird bei Frauen in den Eierstöcken, der Plazenta (während der Schwangerschaft) und den Nebennieren produziert. Es unterstützt die Hautfestigkeit, Elastizität und die Funktion der Hautbarriere, insbesondere wenn es mit Östrogen ausbalanciert ist (wichtig in der zweiten Zyklushälfte).

Die Geschlechtshormone unterliegen einem zyklischen Verlauf, wobei Testosteron innerhalb eines Tages schwankt, d. h. es hat einen 24-Stunden-Zyklus. Die weiblichen Geschlechtshormone (Östrogen und Progesteron) jedoch haben einen 28-Tage-Zyklus. Dies macht den gesamten Stoffwechsel einer Frau komplexer. Dadurch sind auch die Nährstoffbedürfnisse und damit die Bedürfnisse der Haut einer Frau innerhalb der Zyklusphasen unterschiedlich.

Cortisol: Cortisol ist ein Schlüsselhormon, das unser tägliches Leben maßgeblich beeinflusst. Unsere Nebennieren setzen es frei, und seine Konzentration verändert sich im Laufe des Tages. Morgens erreicht das Cortisol seinen Höhepunkt und verleiht uns die nötige Energie, um aus dem Bett zu kommen und den Tag zu beginnen. Abends, wenn es abklingt, bereitet es uns auf erholsamen Schlaf vor und ermöglicht dem Schlafhormon Melatonin, seine Wirkung zu entfalten.

Cortisol ist entscheidend für unser körperliches und geistiges Wohlbefinden. Doch wenn es außer Kontrolle gerät, kann dies Probleme verursachen. Stress, vor allem chronischer, kann den Cortisolspiegel auf ungesunde Weise ansteigen lassen. Dies kann die Talgproduktion unserer Haut erhöhen und Entzündungen fördern, was Hauterkrankungen von Akne bis hin zu Ekzemen verschlimmern kann.

Darüber hinaus können chronisch hohe Cortisolwerte über einen längeren Zeitraum hinweg Heißhunger auf Zucker hervorrufen, was wiederum Haut- und Systementzündungen verstärken kann. Es ist also nicht nur unser Verbündeter, sondern kann auch zu einem heimlichen Gegner werden, wenn es außer Kontrolle gerät.

Vor allem bei anhaltendem Stress ist Cortisol latent erhöht und kann Schlafprobleme und muskuläre Verspannungen bewirken. Ein Überschuss dieses Hormons ist nicht nur die Ursache für das Entstehen von Hautproblemen, es kann auch den Abbau von Kollagen verstärken und somit die äußerliche Hautalterung fördern.

Die Auswirkungen von Hormonen auf die Haut variieren je nach Lebensabschnitt: Es gibt mehrere Phasen im Leben eines Menschen, insbesondere der Frau, in denen die Produktion der Geschlechtshormone schwankt – vor der Pubertät, in der Pubertät, in der Schwangerschaft, nach der Schwangerschaft, in der Perimenopause und in der Menopause –, und in diesen Phasen können die Menschen Unterschiede an ihrer Haut feststellen, das Spektrum reicht von Akneausbrüchen bis zu extremer Trockenheit. Das Altern hat vielfältige Auswirkungen auf die Haut, die eng mit den hormonellen Veränderungen im Körper zusammenhängen, insbesondere mit dem Rückgang von Hormonen wie Östrogen und Testosteron. Östrogen spielt eine besonders wichtige Rolle bei der Hautalterung: Es reguliert nicht nur die Hautphysiologie, sondern beeinflusst auch die Elastizität der Haut und ihre Fähigkeit zur Wundheilung. Ein Östrogenmangel kann eine signifikante Verschlechterung der Haut zur Folge haben.

Zu den Auswirkungen des abnehmenden Östrogenspiegels auf die Haut gehören:

Trockenheit: Ein Rückgang des Östrogenspiegels resultiert oft in einer deutlichen Zunahme der Hauttrockenheit. Dies geschieht, weil Östrogen Einfluss auf die Fähigkeit der Haut hat, Feuchtigkeit zu speichern.

Verlust der Elastizität und Festigkeit: Östrogen spielt eine wichtige Rolle bei der Aufrechterhaltung der Elastizität und Festigkeit der Haut. Ein Mangel daran kann bewirken, dass die Haut schlaffer wird und an Straffheit verliert.

Faltenbildung: Da Kollagen und Elastin, die für die Hautstruktur entscheidend sind, unter dem Einfluss von Östrogen stehen, kann ein Östrogenmangel eine vermehrte Faltenbildung verursachen.

Veränderungen in der Pigmentierung: Östrogen beeinflusst auch die Pigmentierung der Haut. Ein Anstieg des Östrogenspiegels kann zu Hyperpigmentierung führen, einem Phänomen, das als »Melasma« bekannt ist (v. a. Auftreten in der Schwangerschaft).

Haarwachstum: Östrogen hat ebenfalls Auswirkungen auf den Haarzyklus. Ein Östrogenmangel nach den Wechseljahren kann sich in Haarausfall und dünnerem Haar zeigen.

Wundheilung: Die Fähigkeit der Haut zur Wundheilung kann ebenfalls beeinträchtigt werden, wenn der Östrogenspiegel abnimmt.

Diese Veränderungen treten normalerweise im Rahmen des natürlichen Alterungsprozesses auf und können nicht vollständig verhindert werden. Es gibt jedoch verschiedene

Wege, die Gesundheit der Haut durch die richtigen Nährstoffe (gesunde Ernährung), Sonnenschutz und eine gute Pflege zu unterstützen.

UMWELTBEDINGTE HAUTALTERUNG

Diese Art der Hautalterung hängt auch von externen Faktoren ab, wie zum Beispiel Sonneneinstrahlung, Umweltverschmutzung, Rauchen, Alkoholkonsum und Ernährungsgewohnheiten. Die schädlichen UV-Strahlen der Sonne sind einer der Hauptfaktoren für die extrinsische Hautalterung. Sie führen zu einem beschleunigten Kollagenabbau, einer Zunahme von Pigmentflecken und einer allgemeinen Verschlechterung der Hautstruktur. Rauchen und Umweltverschmutzung können oxidativen Stress verursachen und die Haut vorzeitig altern lassen.

»Schön von innen heraus« lautet hier das Sprichwort. Dabei können bestimmte Ernährungsfaktoren signifikant auf den Zustand der Haut »abfärben« und das Auftreten von Alterungszeichen beeinflussen.

Sonnenexposition

Licht und Sonne besitzen eine unglaubliche Kraft, die sich positiv auf uns auswirkt. Sie sind der Schlüssel zu unserer psychischen Gesundheit. Stellen wir uns vor, wie das natürliche Tageslicht unser Wohlbefinden und unsere Stimmung aufblühen lässt! Es regt die Produktion von Serotonin an, einem wahren Glückshormon. Serotonin sorgt nicht nur für gute Laune, sondern auch für einen gesunden Schlaf sowie ein ausgeglichenes Hunger- und Sättigungsgefühl.

Doch was passiert eigentlich mit unserem Körper, wenn wir nicht genug Sonnenlicht abbekommen? Dunkle Wolken ziehen herauf, und unsere Gemütslage schwankt stark. Ich bin mir sicher, dass du selbst jedes Jahr in deiner Stimmung und deinem Antrieb den Unterschied zwischen Sommer und Winter merkst. Man spricht hier auch von »saisonal affektiven Störungen«. Auch Depressionen oder andere seelische Erkrankungen werden damit assoziiert, und Symptomatiken können sich je nach Jahreszeit verändern.

Zum Glück gibt es jedoch eine Lösung: rausgehen, frische Luft schnappen sowie das Sonnenlicht in und auf unseren Körper lassen. Dies hilft dabei, unseren inneren Rhythmus wieder ins Gleichgewicht zu bringen, und es unterstützt einen guten Schlafrhythmus. Auch im Winter können bereits ein paar Sonnenstrahlen ins Gesicht wahre Wunder vollbringen.

Das Thema »Sonnenlicht« hat für unsere Haut sowohl gute als auch schlechte Seiten. Tatsächlich enthält das Licht der Sonne verschiedene Arten von Strahlen, darunter infrarote und ultraviolette (UV) Strahlung. Wenn unsere Haut der Sonne ausgesetzt ist, passiert etwas ziemlich Komplexes. Insbesondere die UV-Strahlung spielt eine wichtige

Rolle bei möglichen Hautschäden. Man kann sie grob in zwei Hauptarten unterteilen: UVB (290–320 nm) und UVA (320–400 nm).

UVB-Strahlung, deren Wellenlänge im kürzeren Bereich des UV-Spektrums liegt, wirkt hauptsächlich auf die oberste Hautschicht, die Epidermis. Hierbei sind die Keratinozyten, die dominanten Hautzellen in der Epidermis, besonders betroffen. Auf der einen Seite ist UVB-Strahlung wichtig für die Produktion von Vitamin D, das für die Aufrechterhaltung der Knochengesundheit und des Immunsystems unerlässlich ist. Rund 90 % des benötigten Vitamin D wird durch Sonnenexposition synthetisiert. Andererseits verursacht die UVB-Strahlung Sonnenbrand und trägt maßgeblich zur Entstehung von Hautkrebs bei. UVB wirkt auf die Keratinozyten in der Epithelschicht der Haut (siehe Abb. 2, Seite 6), induziert potenziell DNA-Schäden und Mutationen, stimuliert die Freisetzung von entzündlichen Botenstoffen (Zytokine)aus Keratinozyten, was zur vorzeitigen Alterung und Entzündungen führt und das Hautkrebsrisiko steigert.

Im Gegensatz dazu kann UVA-Strahlung tiefer in die Haut eindringen und Veränderungen in den darunterliegenden Schichten hervorrufen. Dies betrifft insbesondere Pigmentzellen, die sogenannten Melanozyten, die für die Pigmentierung der Haut verantwortlich sind, sowie Bindegewebszellen (Fibroblasten), die für die Produktion von Kollagen und Elastin zuständigen Zellen. UVA-Strahlung kann dazu führen, dass Melanozyten vermehrt Pigmente produzieren, also Sonnenbräune hervorruft. Gleichzeitig kann sie die Kollagen- und Elastinproduktion beeinträchtigen, was schließlich die Entstehung feiner Linien, die Faltenbildung, eine schlaffe Hautoberfläche wie auch Pigmentflecken begünstigt.

Eine weitere Komponente der solaren Strahlung ist die Infrarotstrahlung (IR), die im größeren Wellenlängenbereich (>780 nm) liegt und oft als »Wärmestrahlung« bezeichnet wird. Im Vergleich zur UV-Strahlung verursachen die längeren Wellen der Infrarotstrahlung weniger direkte Hautschäden. Dennoch kann eine übermäßige Exposition gegenüber IR-Strahlung in unserer Haut die Bildung von freien Radikalen stimulieren. Jedoch wird diese auch kurzzeitig und gezielt therapeutisch angewendet in Form von Infrarotlampen und Infrarotkammern.

Wenn Infrarotstrahlung auf den menschlichen Körper trifft, wird Energie absorbiert, was eine Erwärmung verursacht, ähnlich der natürlichen Infrarotstrahlung (IR-Strahlung) der Sonne. Während der direkte Einfluss von IR-Strahlung hauptsächlich die Hautoberfläche betrifft, kann die erzeugte Wärme durch Wärmeleitung auch in tiefere Körperregionen gelangen. Diese Tiefenwärme dringt bis in die unteren Hautschichten vor und kann sowohl das Bindegewebe als auch die Muskeln beeinflussen. Sie bewirkt eine Erweiterung der Blutgefäße, was die Durchblutung fördern kann, wodurch Verspannungen gelöst und Entzündungsprozesse möglicherweise gelindert werden.

Wie bereits erwähnt, sollte man jedoch beachten, dass eine übermäßige und langanhaltende Exposition gegenüber Infrarotstrahlung auch schädliche Auswirkungen haben kann. Sie kann die Produktion bestimmter Enzyme anregen, die den Abbau von Kollagen fördern und somit zu Faltenbildung führen können. Aufgrund der Fähigkeit der Infrarotstrahlung, tief in die Haut einzudringen, kann sie die Bildung von freien Radikalen begünstigen und somit möglicherweise Mutationen in der DNA verursachen.

Jedoch gibt es Möglichkeiten, um sich vor diesen negativen Auswirkungen des Sonnenlichts zu schützen! Die Verwendung eines Breitband-Sonnenschutzmittels (UVA-/UVB-Schutz) und die Vermeidung direkter Sonneneinstrahlung während der intensivsten Stunden des Tages sowie das Tragen von Schutzkleidung bzw. das regelmäßige Auffrischen des Sonnenschutzes können die gesundheitsschädlichen Aspekte der Sonnenstrahlung minimieren.

Ebenso entscheidend ist auch die Ernährung. Vor allem ein Speisezettel, angereichert mit Antioxidantien aus saisonaler pflanzenbasierter Kost (d. h. Gemüse, Obst, Getreide, Nüsse und Samen), hilft dir dabei, dein Immunsystem gegen die Angreifer, die freien Radikale, die durch die UV-Strahlen des Sonnenlichts entstehen, zu stärken. Diese Superhelden bekämpfen vorzeitige Alterungsproblematiken unserer Haut, stärken zudem unser Immunsystem, das letztendlich dazu beiträgt, dem Auftreten eines möglichen Hautkrebses vorzubeugen.

Insgesamt gilt es also, beim Thema »Sonnenlicht« immer aufmerksam, aber optimistisch zu bleiben! Denn letztlich handelt es sich um einen wichtigen Faktor für unsere Gesundheit mit sowohl positiven als auch negativen Effekten.

Tabak und Alkohol

Rauchen ist nicht nur schädlich für die allgemeine Gesundheit, sondern auch für die Haut. Die in Zigarettenrauch enthaltenen Chemikalien können zum vorzeitigen Altern der Haut, Faltenbildung und einem ungleichmäßigen Teint führen. Tabakkonsum ist weltweit eine der größten Bedrohungen für die öffentliche Gesundheit. Millionen von Menschen sterben jedes Jahr an den Folgen des Rauchens, weshalb Tabak oft als »giftiges Kraut« bezeichnet wird. Rauchen kann die Haut verändern und zu einer beschleunigten Pigmentierung führen. Die Dicke der obersten Hautschicht der Epidermis, das *Stratum corneum,* steht in Zusammenhang mit der Pigmentierung und ist negativ mit der Anzahl der Jahre einer »Raucherkarriere« korreliert. Dies bedeutet: Je länger und häufiger jemand raucht, desto stärker die Pigmentierung der Haut. Wissenschaftliche Studien bestätigen, dass Rauchen mit der äußeren Hautalterung und der Gesichtsalterung in Verbindung gebracht werden kann. Darüber hinaus kann Rauchen nach kosmetischen Eingriffen zu Komplikationen wie Infektionen, einer verzögerten Wundheilung und dem lokalen Absterben von Hautzellen führen.

Auch Alkoholkonsum kann sich negativ auf die Haut auswirken. Alkohol und die Stoffwechselprodukte wie Acetat (Salz der Essigsäure) können zum Beispiel das Wachstum von Hautzellen fördern, die Hautdurchlässigkeit erhöhen und somit deren Barrierefunktion beeinträchtigen. Alkohol beeinflusst auch den Stoffwechsel von Fetten und Cholesterin und verändert die Fettzusammensetzung der Haut. Weiter wurde auch festgestellt, dass übermäßiger Alkoholkonsum zu einer verstärkten Pigmentierung der Haut führen kann – ähnlich wie beim Rauchen. Die genauen Mechanismen sind hier allerdings noch unklar.[1]

Die Kombination von Rauchen und Alkoholgenuss scheint einen additiven Effekt bei der Gesichtsalterung und dem Volumenverlust der Haut zu haben, das heißt, in Kombination verstärken sich diese beiden »Laster« gegenseitig. Der Grad der Hautalterung im Gesicht nimmt mit der Menge und der Dauer des Tabak- und Alkoholkonsums zu. Glücklicherweise lässt sich die Hautalterung verlangsamen, indem man auf diese »Genussmittel« verzichtet.

Schlaf

Schon eine Nacht unruhiger und schlechter Schlaf macht sich bereits am nächsten Morgen im Spiegel bemerkbar. Die Effekte:

- hängende Augenlider
- geschwollene Augen
- dunkle Augenringe
- blasse Haut
- sichtbarere Falten und feine Linien
- hängende Mundwinkel

In Studien haben sich schon zwei Tage Schlafmangel negativ auf die wahrgenommene Attraktivität, Gesundheit, Aufmerksamkeit und Vertrauenswürdigkeit der Teilnehmer ausgewirkt. Was anfangs wie ein vorübergehendes Problem erscheinen mag, könnte also auf Dauer bei Schlafentzug und -problemen auch langfristige Auswirkungen haben.[2]

Kostbare Schlafzeit zu verkürzen, um Effektivität und Produktivität zu erhöhen, ist definitiv die falsche Überlegung. Der Schlaf ist die Zeit, in der sich der Körper selbst repariert. Das gilt für die Haut genauso wie für das Gehirn oder die Muskeln. Während des Schlafs steigt die Durchblutung der Haut, wodurch Kollagen aufgebaut und Schäden durch UV-Strahlung beseitigt werden, was wiederum Falten und Altersflecken reduziert. Als eine gesunde und normale Schlafdauer gelten etwa sechs bis acht Stunden pro Nacht. Doch nicht nur die Schlafdauer ist entscheidend, vielmehr spielt die Schlafqualität bzw. die Schlafhygiene eine wesentlich entscheidendere Rolle. »Schlafhygiene« bezeichnet eine Reihe von Gewohnheiten und Verhaltensweisen, die den Schlaf verbessern können und somit auch für die Hautgesundheit von Bedeutung sind.

1 Regelmäßiger Schlafrhythmus: Ein konstanter Schlafrhythmus, auch am Wochenende, hilft, den natürlichen Schlafzyklus zu stabilisieren und somit die Schlafqualität zu steigern.

2 Optimale Schlafumgebung: Eine stille, dunkle und kühle Schlafumgebung fördert die Erholung. Auf Reisen sollten immer Ohrstöpsel im Gepäck sein, um störende Geräusche auszuschalten.

3 Regelmäßige Bewegung: Sportliche Aktivität, vorzugsweise einige Stunden vor dem Zubettgehen, fördert nicht nur die allgemeine Gesundheit, sondern erleichtert auch

das Einschlafen und Durchschlafen. Hierbei empfehle ich, Ausdauersportarten oder eine starke körperliche Belastung nicht mehr am Abend bzw. kurz vor dem Zubettgehen auszuüben. Denn eine erhöhte Herzfrequenz und aktive Stoffwechselprozesse arbeiten gegen das Schlafhormon Melatonin. Lege deswegen derartige sportliche Betätigungen in den Vormittag oder Nachmittag. Abends empfehlen sich Sportarten mit niedrigerer Beanspruchung des Herz-Kreislauf-Systems.

4 Entspannung am Abend: Mindestens eine Stunde vor dem Zubettgehen solltest du keine elektronischen Geräte mehr nutzen, wie Fernseher, Computer oder Handy. Deren Bildschirme haben einen hohen Blaulichtanteil, der die Melatoninproduktion stört, damit die Hirnareale aktiviert, die dich am Einschlafen hindern. Eine ruhige Abendroutine, wie zum Beispiel Lesen, unterstützt den Körper dabei, sich zu entspannen und auf den Schlaf vorzubereiten.

5 Alkohol als »Schlummertrunk«: Alkohol wird oftmals als Einschlafhilfe verwendet. Zwar erhöht ein gutes Gläschen Rotwein die Müdigkeit, doch stört Alkohol die Tiefschlafphasen und somit die nächtliche Regeneration.

Obwohl es natürlich hin und wieder Sonderfälle geben kann, solltest du im Durchschnitt sieben bis acht Stunden Schlaf pro Nacht anstreben. Natürlich kennt jeder von uns Ausnahmen und Zeiten, in denen der Schlaf ziemlich leidet, dann versuche einfach, nach diesen Phasen für Entspannung zu sorgen und nutze die Tipps, um wieder in eine gesunde Schlafhygiene zurückzufinden. Deine Haut wird es dir danken.

DIE BLUE-ZONES-THEORIE – DIE REGIONEN DER 100-JÄHRIGEN

Hast du dir schon einmal die Frage gestellt, welcher Lebensstil das Altern verlangsamen könnte? Und welcher vor allem die Zeichen der Hautalterung minimiert? In Trendmagazinen und auf Social Media werden diesbezüglich viele Versprechungen gemacht. Im Jahr 2004 ging der amerikanische Wissenschaftler und Journalist Dan Buettner mit einem Team aus Wissenschaftlern von National Geographic und dem National Institute on Aging (N. I. für Alterung) dieser Frage nach. Das Team identifizierte fünf Regionen auf der Welt, wo die Menschen messbar gesünder sind und deutlich länger leben.

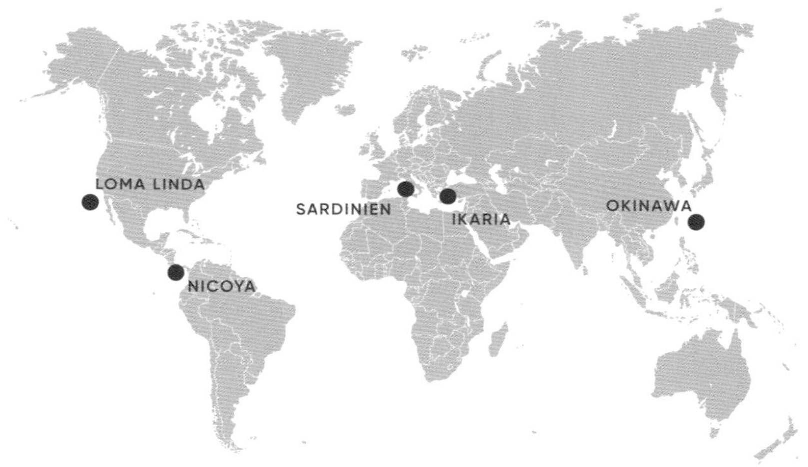

Abb. 4: Die von Dan Buettner so benannten »Blue Zones«.

- Okinawa (Japan)
- Ikaria (Griechenland)
- Sardinien (Italien)
- Nicoya (Costa Rica)
- die Seventh-Day-Adventist Community in Loma Linda (Kalifornien, USA)

Das Interessante an diesen Blue Zones: Die Menschen hier leben überdurchschnittlich lange und haben eine höhere Lebenserwartung. Vor allem haben die dort lebenden Menschen eine ausgedehnte Gesundheitsspanne und leiden weniger an kardiovaskulären, metabolischen oder anderen chronischen Erkrankungen (wie auch Alzheimer, Parkinson, Gicht, Arthritis, Übergewicht oder Diabetes). Auch wenn sich diese Regionen in unterschiedlichen Kontinenten und Klimabereichen befinden, so sind diese Zonen dennoch durch gemeinsame Merkmale gekennzeichnet, die als mögliche Faktoren für die außergewöhnliche Langlebigkeit der Bewohner angesehen werden können.

Die gemeinsamen Lebensstil-Merkmale der »Blue Zones«-Bewohner[3]:

- pflanzenbasierte Ernährung mit hohem Anteil an Gemüse, Hülsenfrüchten und Vollkornprodukten
- unverarbeitete Lebensmittel
- regelmäßige körperliche Aktivität
- starke soziale Bindungen und Gemeinschaften
- mäßiger Alkoholkonsum
- positive Lebenseinstellung

In Bezug auf das Altern spielen die Blue Zones eine wichtige Rolle, da sie zeigen, dass ein gesunder Lebensstil und bestimmte soziale und kulturelle Faktoren Einfluss auf die Lebensdauer und das Altern haben können. Durch die Übernahme der Lebensweise der Blue-Zones-Bewohner und die Integration gesunder Gewohnheiten – wie eine ausgewogene Ernährung, regelmäßige Bewegung, soziale Interaktion und wirksame Techniken zur Stressbewältigung – kann jeder den eigenen Alterungsprozess positiv beeinflussen, um eine höhere Lebensqualität im Alter zu erreichen. Die Blue-Zones-Theorie ermutigt uns also dazu, von den Gesundheitspraktiken und -gewohnheiten dieser Regionen zu lernen und sie in unseren eigenen Alltag einzubauen, um das Erreichen einer gesünderen und längeren Lebensspanne zu fördern. Im Rezeptteil findest du einfache und kreative Gerichte in Anlehnung an die Blue-Zones-Ernährung.

DIE BLUE-ZONES-ERNÄHRUNG – PFLANZENBASIERTE UND UNVERARBEITETE INHALTSSTOFFE

Die Menschen in allen fünf Regionen ernähren sich hauptsächlich pflanzenbasiert und von unverarbeiteten Lebensmitteln wie Obst, Gemüse, Hülsenfrüchten, Nüssen und Vollkornprodukten.

In den mediterranen Regionen, wie auf Ikaria und auf Sardinien, steht Fisch regelmäßig auf dem Speiseplan, der eine hervorragende Quelle für hochwertiges Eiweiß, langkettige Omega-3-Fettsäuren (DHA und EPA) und Mineralstoffe wie Zink bildet.

Fleisch kommt nur etwa einmal pro Woche auf den Tisch. Dabei wird mageres Fleisch – hauptsächlich von Rind, Lamm oder Geflügel aus Weide- bzw. Freilandhaltung – bevorzugt.

Eine derartige flexitarische, pflanzenbetonte Vollwerternährung bietet Schutz und Vorbeugung gegen die meisten chronischen Krankheiten und trägt dazu bei, das Risiko für Herzerkrankungen, Schlaganfall, Diabetes und neurodegenerative Erkrankungen zu verringern. Ebenso unterstützt diese Ernährungsweise in Kombination mit regelmäßiger Bewegung die Aufrechterhaltung starker, dichter Knochen, gesunder Muskeln, höherer Ausdauer, Flexibilität und der kognitiven Gehirnfunktion. Insgesamt bringt diese Ernährungsweise den Glow auf die Haut und lässt sie gesund und strahlend aussehen.

Die Blue-Zones-Ernährungshacks

Obst und Gemüse:
Obst und Gemüse sind eine hervorragende Quelle für antioxidativ wirkende Vitamine, Mineralien und Ballaststoffe. Der Verzehr von maximal zwei Portionen Obst und mindestens drei Portionen Gemüse pro Tag trägt zu einer ausgezeichneten kardiovaskulären Gesundheit bei, stärkt das Immunsystem und bekämpft Infektionen.

Hülsenfrüchte:
Hülsenfrüchte – Bohnen, Erbsen, Linsen und Kichererbsen – sind ausgezeichnete Eiweißlieferanten und wirken nachweislich entzündungshemmend, wodurch das Risiko von Herzinfarkten und Schlaganfällen reduziert wird. Zudem sind sie reine Ballaststoffbomben und füttern die gesundheitsförderlichen Darmbakterien, was auch wieder für ein strahlendes Hautbild sorgt.

Vollkorngetreide:
Vollkornprodukte, die reich an Ballaststoffen sind, tragen zur Senkung des Blutdrucks bei und vermindern das Risiko für Darmkrebs und Herzkrankheiten. Sie sind sehr reich an Mineralstoffen, wie Eisen, Magnesium, Zink und Phosphor, was für einen gesunden Zellstoffwechsel ausschlaggebend ist.

Nüsse:
Vollgepackt mit Proteinen, Ballaststoffen sowie mehrfach und einfach ungesättigten Fettsäuren. Der Verzehr von Nüssen wird mit einem geringeren Risiko für Herzkrankheiten und Typ-2-Diabetes sowie mit einer höheren Lebenserwartung in Verbindung gebracht.[4]

Fisch:
Die Omega-3-Fettsäuren in fettem Fisch wie Lachs, Hering, Sardine und Makrele tragen dazu bei, das Herzinfarktrisiko zu senken, schützen vor Krebs und verbessern die kognitiven Funktionen. Klinische Studien in Japan zeigen, dass Lachs sowohl die sportliche als auch die reproduktive Leistungsfähigkeit von Männern erhöht.[5]

ERNÄHRUNG FÜR EINE ZEITLOSE SCHÖNHEIT

Die Ernährung spielt eine wesentliche Rolle bei der Gesundheit und dem Aussehen unserer Haut. Bestimmte Nahrungsmittel und Ernährungsgewohnheiten können einen großen Einfluss auf die Hautalterung haben. Ein ausgewogener Speiseplan mit nährstoffreichen Lebensmitteln kann helfen, die Haut jugendlich und strahlend zu erhalten.

Nicht nur für die Haut, auch für unser Wohlbefinden bildet die Ernährung eine tragende Säule. Sie liefert Nährstoffe, die unser Körper für Wachstum und Erhaltung benötigt. Verschiedene Kulturen und Traditionen folgen unterschiedlichen Ansätzen bei der ausgewogenen Ernährung. Vor etwa 2600 Jahren legte der Gründer des chinesischen Kaiserreichs, Qin Shihuangdi, in seinem Buch »Der Gelbe Kaiser – Das Grundlagenwerk der Traditionellen Chinesischen Medizin« fest, dass eine ausgewogene Ernährung aus fünf Getreidesorten, fünf Früchten, fünf tierischen Produkten und fünf Gemüsesorten bestehen sollte. Auch die Lehre des berühmten griechischen Arztes Hippokrates von Kos (um 460–370 v. Chr.) stellte die Ernährung zur Gesunderhaltung des Menschen in den Mittelpunkt. So schrieb er: »Eure Nahrungsmittel sollen eure Heilmittel und eure Heilmittel eure Nahrungsmittel sein.« Diese alten Grundsätze betonen die Bedeutung einer vielfältigen und ausgewogenen Ernährung, und sie galten nicht nur damals, vor über 2600 Jahren, vielmehr sind sie auch in unserer Zeit von großer Bedeutung.

Die heutige Wissenschaft hat uns aufgezeigt, dass unsere Ernährung und Essgewohnheiten einen erheblichen Einfluss auf den Alterungsprozess unserer Haut haben können. Es stellte sich heraus, dass ein unausgewogenes Essverhalten und ungesunde Ernährungsgewohnheiten der vorzeitigen Hautalterung regelrecht den Boden bereiten können. Und damit hören die Überraschungen noch nicht auf! Selbst vermeintlich harmlose Gewohnheiten wie das gängige Snacken, sehr süße, salzige oder scharfe Speisen, aber auch der Trend zur extremen vegetarischen oder veganen Ernährung, könnten unschöne Spuren auf der Haut verursachen. Eine ausgewogene Ernährung steht somit in engem Zusammenhang mit der Hautgesundheit und ist für alle biologischen Prozesse der Haut erforderlich.

Der richtige Nährstoffgehalt und sinnvolle Essgewohnheiten können geschädigte Haut reparieren, eine falsche Ernährung und schlechte Essgewohnheiten können Schäden an der Haut verursachen. In den letzten Jahren hat eine Reihe von Menschen eine enge Verbindung zwischen Gesundheit, Ernährung, Essgewohnheiten und Hautgesundheit festgestellt. Außerdem haben klinische Forschung und Epidemiologie die Ernährung erfolgreich mit der Gesundheit von Geweben und Organen verbunden und bestätigt, dass der Nährstoffgehalt der konsumierten Lebensmittel sowie die Ernährung als solche und Essgewohnheiten einen gewissen Einfluss auf die Hautgesundheit und die Hautalterung haben.

Eine vielfältige und ausgewogene Ernährung ist also der Schlüssel! Denn bestimmte Nährstoffe unterstützen die Reparaturmechanismen der Haut. Dabei liegt der Fokus nicht nur auf den klassischen Kohlenhydraten, Fetten und Eiweißen, vielmehr benötigt unsere Haut auch die »kleinen Helfer« – die Mikronährstoffe wie Vitamine und Mineralien –, die entscheidend an der Aufrechterhaltung der Hautfunktionen beteiligt sind. Aber es gibt noch eine weitere »Hilfstruppe«, die wir miteinbeziehen sollten: Antioxidantien! Diese kleinen Radikalfänger sind wahre Superhelden für unsere Haut. Durch den Verzehr von Lebensmitteln, die viele Antioxidantien beinhalten, können wir unsere Hautgesundheit unterstützen und den Alterungsprozess verlangsamen. Was genau Antioxidantien sind und warum sie unserer Haut so viel Gutes tun, erfährst du auf den nächsten Seiten.

Schlussendlich bewährt sich eine antientzündlich wirkende Ernährung mit Lebensmitteln, die reich an hautschützenden Nährstoffen sind, und einen wesentlichen Einfluss auf die Gesunderhaltung und das Aussehen unserer Haut haben. Der Fokus liegt dabei auf meiner niedrigglykämischen antientzündlichen Ernährung, der GlykLich-Ernährung. Eine Ernährung, die aus saisonalen und frischen Lebensmitteln besteht, ohne dabei den Blutzuckerspiegel zu beeinflussen, eine Ernährung, die langfristig glücklich macht.

Tipp

Niedrigglykämisch

Eine niedrigglykämische Ernährung basiert auf der Auswahl von Lebensmitteln, die den Blutzuckerspiegel graduell und langsam ansteigen lassen. Dies zielt darauf ab, dass der Blutzuckerspiegel stabil gehalten wird, was lang anhaltende Energie liefert und Heißhunger vermeidet. Niedrigglykämische Lebensmittel sind in der Regel ballaststoffreich und enthalten komplexe Kohlenhydrate. Beispiele für solche Lebensmittel sind Vollkornprodukte, Hülsenfrüchte, Gemüse und einige Obstsorten wie Beeren. Eine niedrigglykämische Ernährung kann dabei helfen, Blutzuckerspitzen zu vermeiden, was der Hautgesundheit ebenso zugutekommt.

KOHLENHYDRATE, ZUCKER UND CO

Durch den Low Carb-Trend in unserer Gesellschaft hat sich eine Art »Zucker-« bzw. »Kohlenhydratphobie« herausgebildet. Doch Zucker ist die primäre Energiequelle für die meisten Körperzellen einschließlich der Hautzellen.

Kohlenhydrate sind im Grunde Zucker, aber diese Gruppe ist ziemlich vielfältig. Man unterteilt sie in Einfachzucker (Monosaccharide), Zweifachzucker (Disaccharide) und Mehrfachzucker (Polysaccharide), auch bekannt als »komplexe Kohlenhydrate«. Zur Gruppe der Einfach- und Zweifachzucker gehören Substanzen wie Haushaltszucker, Honig, Sirup, Fruchtzucker und Milchzucker. Kohlenhydrate wie Stärke in Kartoffeln und Vollkorngetreideprodukten sowie Ballaststoffe fallen in die Kategorie der komplexen Kohlenhydrate. Diese spielen eine wichtige Rolle in der niedrigglykämischen Ernährung. Wenn ich im folgenden Text das Wort »Zucker« verwende, dann beziehe ich mich auf die Einfachzucker, die den Blutzuckerspiegel sehr rasch ansteigen lassen.

Eine stark zuckerhaltige Ernährung hat nicht nur für den Stoffwechsel, sondern auch für die Haut Nachteile. Der übermäßige Konsum von Einfachzucker kann eine Vielzahl gesundheitlicher Probleme hervorrufen, darunter Gewichtszunahme, erhöhtes Risiko für chronische Krankheiten wie Typ-2-Diabetes und Herzerkrankungen sowie Entzündungen im Körper. Bei der Haut kann eine hohe Zufuhr von Zucker den Alterungsprozess beschleunigen. Eine sehr zuckerreiche Ernährung beeinträchtigt die Kollagen- und Elastinproduktion der Haut, und sie wird anfälliger für Falten und Hautunreinheiten.

Nach Empfehlung der Weltgesundheitsorganisation (WHO) sollte der maximale Zuckerkonsum bei etwa 10 % der täglichen Gesamtkalorienaufnahme liegen.[6] Die Grenze von 5 % der Gesamtkalorienaufnahme wäre ideal und natürlich noch vorteilhafter für die Gesundheit. Dies würde bedeuten, dass innerhalb einer täglichen Zufuhr von 2000 Kalorien nicht mehr als 25-50 Gramm (etwa 12 gestrichene Teelöffel) Zucker konsumiert werden sollten. Wie schnell man dies zusammen hat, zeigt die folgende Tabelle:[7]

2 Scheiben Toastbrot	1,9 g
1 EL Nuss-Nougatcreme	8,36 g
Müslimischung (40 g)	13 g
Fruchtjoghurt (150 g)	19,95 g

1 Haferfruchtriegel	22,4 g
Früchtequark (100 g)	14 g
Bio-Limonade (250 ml)	24 g
Cola (250 ml)	25 g
Apfelsaft (250 ml)	27 g

Tabelle 1

Es ist jedoch von großer Bedeutung, sich bewusst zu machen, dass viele von uns diese Empfehlungen für die Zuckeraufnahme gerne mal überschreiten. Ein perfektes Beispiel dafür ist der Genuss oft sehr verlockender Softdrinks. Schon eine einzige Dose Limonade kann uns mehr als die Hälfte der empfohlenen Zucker-Tagesdosis eintragen. Und damit nicht genug, der Konsum von zuckerhaltigen Snacks, verführerischen Desserts und verarbeiteten Lebensmitteln kann uns ganz schnell weit über die empfohlenen Grenzen hinausschießen lassen. Doch statt in Zucker zu ertrinken, sollten wir uns der Gefahren bewusst sein und unseren Zuckerkonsum kontrollieren. Es ist ratsam, unsere Aufmerksamkeit auf eine ausgewogene Ernährung mit weniger Zucker zu richten. Dadurch halten wir nicht nur unseren Stoffwechsel unter Kontrolle, sondern spendieren auch unserer Hautgesundheit den wohlverdienten Boost.

DER VERSTECKTE ZUCKER

Es ist wichtig zu wissen, dass Zucker in vielen verführerischen Formen daherkommt. Ob es nun der gute alte **Haushaltszucker** (Saccharose) ist oder andere verlockende Zuckerarten und Süßungsalternativen, sie alle können unserer Gesundheit schaden und unseren strahlenden Teint sowie ein jugendliches Hautbild beeinträchtigen.

»**Zuckeralternativen**« wie Kokosblütenzucker, Agavensirup oder Ahornsirup werden oft als gesündere Optionen angepriesen. Doch hier ist Vorsicht geboten, denn auch sie enthalten einen hohen Anteil an Fruchtzucker (Fruktose; bei Agavensirup sind es je nach Hersteller bis zu 92 %!) und Glukose, was ähnlich negative Auswirkungen auf unseren Körper haben kann. Diese vermeintlich gesünderen Alternativen können den Blutzuckerspiegel in die Höhe treiben, Entzündungen fördern und die Entwicklung chronischer Krankheiten begünstigen. Insbesondere Fruktose, die ausschließlich von der Leber verstoffwechselt wird, kann zu einer Verfettung der Leber führen. Das ist keine süße Angelegenheit! Aber **Zucker kann sich auch hinter anderen Namen verstecken:** Maissirup, Fruktosesirup, Glukosesirup, Maltose, Dextrose, Laktose und viele weitere Bezeichnungen verbergen den versteckten Zucker in einer Vielzahl von Lebensmitteln. Kekse, Frühstückscerealien, Fertigsaucen und sogar scheinbar herzhafte Produkte sind oft vollgepackt mit diesen versteckten »Süßstoffen«. Deshalb ist es von großer Bedeutung, die Zutatenliste aufmerksam zu studieren, um den tatsächlichen Zuckergehalt der jeweiligen Nahrungsmittel besser abschätzen zu können.

Und dann gibt es noch die sogenannten Zuckeraustauschstoffe und Süßungsmittel wie Aspartam, Saccharin, Sucralose oder Erythritol, die oft als kalorienarme oder zuckerfreie Alternativen beworben werden. Sie können helfen, den Zuckerkonsum zu reduzieren und beeinflussen den Blutzuckerspiegel weniger stark. Als sie in den 80er- und 90er-Jahren aufkamen, waren sie der absolute Hype und wurden vor allem in Diät- und fettreduzierten Produkten eingesetzt. Doch die Forschung der letzten Jahre hat gezeigt, dass diese kalorienarmen Süßstoffe negative Auswirkungen auf das Hunger- und Sättigungssignal sowie auf die Darmflora haben können. Es gibt Hinweise darauf, dass sie das Gleichgewicht des

Tipp

Magerquark oder Skyr, zwei proteinreiche Milchprodukte, sollten beispielsweise nicht mehr als 4 g Zucker pro 100 g enthalten. Doch Vorsicht, hier handelt es sich um den natürlichen Milchzucker (Laktose). Höhere Werte weisen auf zugesetzten Zucker oder andere Süßungsmittel hin. Schau genau hin und greife lieber zu Naturprodukten, die du selbst mit frischen Früchten und Gewürzen verfeinern kannst.

Darmmikrobioms stören und zu Verdauungsproblemen sowie Nahrungsmittelunverträglichkeiten führen können. Darüber hinaus können sie Heißhunger auf süße Lebensmittel verstärken und eine regelrechte Abhängigkeit vom süßen Geschmack fördern.

Achte also auf deinen Zuckerkonsum und sei dir bewusst, dass Süßes nicht immer so süß ist, wie es scheint.

Wie Süßstoffe das Gehirn austricksen!

Beim Essen bzw. schon beim »In-den-Mund-Nehmen« wird unser Verdauungstrakt auf die bevorstehende Arbeit vorbereitet. Ebenso wird dem Gehirn über hochspezialisierte Nervenzellen signalisiert, dass Nahrung in den Körper kommt. Spezifische Hormone, die von dafür zuständigen Verdauungsorganen wie der Bauchspeicheldrüse oder bestimmten Zellen im Magen-Darm-Trakt freigesetzt werden, wie Insulin und GLP-1, sorgen nicht nur für eine bessere Kohlenhydratverwertung, sondern signalisieren dem Gehirn auch »Sättigung«. Einfach ist dies am Beispiel des Insulins zu erklären: Insulin, ein Hormon, das in der Bauchspeicheldrüse produziert und abgesondert wird, ist essenziell für die Zuckeraufnahme. Es sorgt dafür, dass der Zucker in unsere Zellen, vor allem Fett- und Muskelzellen, aufgenommen wird und dort als Energiequelle dient. Insulin hat jedoch noch weitere wichtige Funktionen, zum Beispiel in der Leber, wo es Zucker- und Fettstoffwechsel reguliert. Bei Typ-2-Diabetes mellitus ist diese Funktion gestört, und so kommt es, dass die Zellen gar nicht mehr oder nur sehr eingeschränkt auf Insulin reagieren, und der ganze bzw. restliche Zucker bleibt im Blutkreislauf.

Ähnlich wirkt das Hormon GLP-1, das im Darm produziert wird. GLP-1 erhöht die Insulinausschüttung, verlangsamt die Magenentleerung und signalisiert dem Gehirn, dass der Körper gesättigt ist. Es trägt auch zur Regulierung des Blutzuckerspiegels bei.

Süßstoffe sind künstliche oder natürliche Substanzen, die einen intensiven süßen Geschmack bieten, jedoch mit einer geringen oder keiner Kalorienzufuhr verbunden sind. Süßstoffe beeinflussen bekanntermaßen den Anstieg des Blutzuckerspiegels gar nicht oder nur minimal. Dadurch werden die Insulinausschüttung und die Freisetzung von GLP-1 möglicherweise nicht im selben Umfang stimuliert wie von natürlichen Zuckern.

Dies kann bewirken, dass der Körper weiterhin nach Nahrung verlangt, obwohl er bereits mit ausreichend Kalorien gefüttert wurde. Dieser »Hunger nach mehr« kann letztendlich das Verlangen nach süßen oder kalorienreichen Lebensmitteln grundsätzlich verstärken, was die Gefahr eines ungesunden Essverhaltens in sich birgt. Dabei ist jedoch zu beachten, dass die Auswirkungen von Süßstoffen/Süßungsmitteln auf das Sättigungsgefühl individuell variieren können und für ein umfassendes Verständnis dieser Zusammenhänge weitere Forschung erforderlich ist. Insgesamt solltest du darauf abzielen, deinen Konsum von Zucker und Zuckeralternativen insgesamt zu reduzieren. Eine ausgewogene Ernährung, die auf natürlichen und unverarbeiteten Lebensmitteln basiert, ist für die Gesundheit von Haut und Stoffwechsel am vorteilhaftesten. Es ist auch wichtig, bewusst auf den Zuckergehalt verarbeiteter Lebensmittel zu achten und die Etiketten mit den Inhaltsstoffangaben sorgfältig zu lesen, um versteckten Zucker zu identifizieren und ihn meiden zu können.

DIE VERZUCKERUNG VON HAUTSTRUKTUREN

Nach der Oxidation (Stichwort »freie Radikale«) und hormonellen Veränderungen ist die sogenannte Glykierung der dritte – und am wenigsten geläufige – Hauptmechanismus des Alterns. Die Klebrigkeit von Cola oder Fanta an den Fingern oder auf dem Fußboden ist dir sicherlich bekannt. Aber wusstest du, dass ein ähnlich »klebriger« Zustand auch in unserem Körper auftreten kann? Wenn du zu viel Zucker konsumierst, kann dein Blut buchstäblich »klebrig« werden. Dies geschieht durch einen Prozess, die »Glykierung«, bei der sich überschüssiger Zucker an Enzyme sowie andere Protein- und Fettstrukturen in unserem Körper bindet und sogenannte Glykierungsendprodukte (AGEs) bildet. Diese AGEs entstehen nicht nur durch den Stoffwechsel im Körper, sondern können auch über die Nahrung aufgenommen werden, vor allem mit hochverarbeiteten Lebensmitteln sowie verarbeiteten tierischen Produkten wie Wurstwaren und frittierten Speisen.

Forscher sind sich einig, dass die Glykierung einen bedeutenden Faktor im Alterungsprozess darstellt und zur Entwicklung chronischer Krankheiten beitragen kann. Die »Glykierungs-Alterungstheorie« besagt, dass sich diese AGEs in der alternden Haut ansammeln und die Funktion der Proteine in der Dermis beeinträchtigen. Dies beschleunigt die Hautalterung und hat Falten, schlaffe Haut und ein insgesamt gealtertes Aussehen zur Folge.

Dieser »Verzuckerungsprozess« hat nicht nur Auswirkungen auf das äußere Erscheinungsbild, sondern spielt auch eine Rolle bei der Entstehung chronischer Krankheiten. So verdeutlichen Studien die enge Korrelation zwischen Bildung und Aufnahme von AGEs und dem Auftreten von Herz-Kreislauf-Erkrankungen. Die Entstehung von AGEs ist ein sehr ernst zu nehmender Risikofaktor für die Entwicklung von Diabetes mellitus. Durch die AGEs entstehen Zell- und Gewebeschäden, dadurch kann es zu Komplikationen wie einer diabetischen Retinopathie (Erkrankung der Netzhaut als Folge von Diabetes) oder Neuropathie (Nervenschädigungen) kommen. Es ist daher von großer Bedeutung, die Glykierung und die Bildung von AGEs einzudämmen, um die Hautalterung zu verlangsamen.

Durch eine gesunde Ernährung mit weniger Zucker und einen stark reduzierten Konsum zuckerhaltiger Lebensmittel und Getränke (v. a. Limonaden, Mixgetränke) können wir dazu beitragen, die »Verzuckerung« in Grenzen zu halten und somit unsere Hautgesundheit zu fördern. Und auch die Art und Weise, wie wir unsere Nahrung zubereiten, ist von Bedeutung. Das schonende Zubereiten von Lebensmitteln, wie Dämpfen, Garen, Dünsten oder sanftes Rösten, kann dabei helfen, die Bildung von AGEs zu verringern. Eine Reduzierung des Zuckerkonsums und eine sorgfältige Überwachung des Blutzuckerspiegels können tatsächlich die Entstehung glykierter Hautstrukturen wie »verzuckertes« Kollagen verringern. Zudem sorgt ein erhöhter Zuckerkonsum in Kombination mit der Bildung von AGEs für ein Herunterfahren des körpereigenen »Reinigungsmechanismus«, der sogenannten Autophagie (Abbau und Verwertung eigener Bestandteile durch die Zellen), sowie eine Zunahme entzündlicher Prozesse.

Diese Erkenntnisse verdeutlichen den Zusammenhang zwischen unserer Ernährung, der Art der Lebensmittelzubereitung und der Hautalterung. Indem wir bewusste Ernährungsentscheidungen treffen, können wir der Produktion von AGEs entgegenwirken und so unsere Hautgesundheit unterstützen.

DER HAUTGESUNDE ZUCKER – BALLASTSTOFFE UND CO

Hautgesunder Zucker? Ja, du liest richtig und wirst überrascht sein, zu erfahren, dass Zucker in Form von langkettigen komplexen Kohlenhydraten, wozu auch die Ballaststoffe zählen, in unseren alltäglichen natürlichen Lebensmitteln versteckt ist. Von Körnern und Samen über Hülsenfrüchte, Gemüse und Obst bis hin zu Milchprodukten – lass uns darüber reden, welche köstlichen Zutaten und Gerichte deine Haut glücklich machen können!

Komplexe Kohlenhydrate, wie es der Name bereits vermuten lässt, sind komplex und lang. Sie bestehen aus einer Aneinanderreihung von Einfachzuckern. Um die einfachen Zuckermoleküle aus den langen und komplexen Ketten herauszulösen, benötigt der Körper bei der Verdauung mehr Zeit, und dadurch sickern die einfachen Zuckermoleküle langsam in den Blutkreislauf und lassen den Blutzuckerspiegel auch nur sehr langsam ansteigen (siehe Abb. 5). Der langsame Anstieg sorgt dafür, dass der Blutzucker auch über einen längeren Zeitraum stabil gehalten werden kann und es nicht zu einem schnellen Energieeinbruch kommt. Zum Abbau dieser komplexen Kohlenhydrate besitzen wir bestimmte Verdauungsenzyme – sie zerschneiden die langen Ketten in »handliche« Teile. Doch sind auch unsere Enzyme irgendwann überfordert und können einige hochkomplexe Kohlenhydratketten nicht vollständig zerkleinern. Hier kommen nun unsere Darmmitbewohner ins Spiel und nutzen die nicht abbaubaren Nahrungsbestandteile als Futter. Dies zeigt, wie wichtig eine gesunde Darmbesiedlung ist. Auf die Verbindung der Darm-Haut-Achse komme ich im nächsten Abschnitt zu sprechen. Vorher aber noch ein paar Worte zum Thema Ballaststoffe, denn auch hier gibt es wichtige Unterschiede.

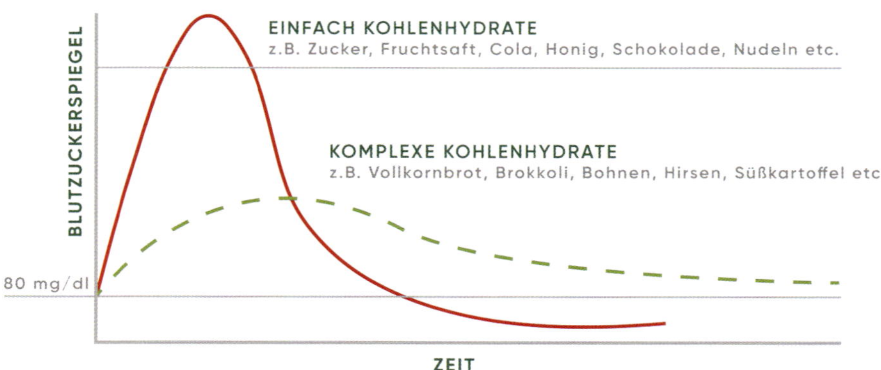

Abb. 5: Die Wirkung verschiedener Zuckerstrukturen auf den Blutzuckerspiegel. Lebensmittel mit hohem Anteil an einfachen Zuckern lassen den Blutzuckerspiegel rapide ansteigen und genauso schnell wieder abfallen, was zu Heißhunger, Konzentrationsschwäche und Energiemangel führen kann. Im Gegensatz dazu bewirken Lebensmittel mit komplexen Kohlenhydraten (Ballaststoffen) einen langsamen und stabilen Anstieg des Blutzuckerspiegels, verhindern einen abrupten Blutzuckerspiegelabfall und sorgen somit für anhaltende Sättigung.

BALLASTSTOFFE – ZWEI GRUPPEN MIT UNTERSCHIEDLICHER WIRKUNG

Ballaststoffe lassen sich grob in zwei Hauptgruppen unterteilen: lösliche und unlösliche Ballaststoffe. Diese Differenzierung basiert auf ihrer Fähigkeit, Wasser zu binden. Lösliche Ballaststoffe können Wasser aufnehmen und bilden eine gelartige Substanz, während unlösliche Ballaststoffe Wasser nicht absorbieren und den Verdauungstrakt weitgehend unverändert passieren.

Diese Unterschiede beeinflussen maßgeblich das Darmmikrobiom, das komplexe Gemeinschaften von Mikroorganismen im Darm umfasst. Lösliche Ballaststoffe dienen vor allem den »gesundheitsförderlichen« Darmbakterien als Nahrungsquelle. Diese Bakterien fermentieren die löslichen Ballaststoffe und verwandeln sie in kurzkettige Fettsäuren (Essig-, Propion- und Buttersäure).

Die unlöslichen Ballaststoffe hingegen vergrößern das Stuhlvolumen, fördern die Darmbewegungen (»Darmperistaltik«) und wirken einem trägen Darm entgegen. Beide Arten von Ballaststoffen sind entscheidend für eine gesunde Darmfunktion und tragen zur allgemeinen Körpergesundheit bei.

Die löslichen Ballaststoffe spielen vor allem eine wichtige Rolle bei der Bindung von Gallensäuren, überschüssigen Hormonen und Abbauprodukten sowie potenziell schädlichen Stoffen, die durch Nahrung und Medikamente in den Darm gelangen. Durch ihre Fähigkeit, Wasser zu binden, bilden lösliche Ballaststoffe eine gelartige Masse, die diese Stoffe »einfängt« und an sich bindet. Auf diese Weise werden diese schädlichen Substanzen im Darm gebunden und mit dem Stuhl ausgeschieden, anstatt vom Körper aufgenommen zu werden und in den Blutkreislauf zu gelangen. Durch diesen Vorgang wird die Belastung des Körpers mit schädlichen Substanzen reduziert, er kann auch dazu beitragen, den Cholesterinspiegel zu senken, da Gallensäuren aus Cholesterin hergestellt werden. Lebensmittel mit hohen Gehalten an Ballaststoffen sind in Tabelle 2 aufgelistet. Du findest sie auch in unseren Rezepten wieder, beim Frühjahrsputz für den Darm – wie wäre es mit »Spargelsalat mit Chimichurri, Rapsöl und Cashewkernen« (siehe S. 94)?

Lösliche Ballaststoffe	Unlösliche Ballaststoffe
Äpfel, Birnen, Pflaumen	Hülsenfrüchte, Saaten und Körner
Gerste, Hafer	Vollkornprodukte
Pilze, Grünkohl, Artischocken, Topinambur	Weizenkleie
Leinsamen, Flohsamen	erkaltete/r Kartoffeln oder Reis

Tabelle 2: Lebensmittel mit hohen Gehalten an löslichen oder unlöslichen Ballaststoffen

KURZKETTIGE FETTSÄUREN

Die Bildung kurzkettiger Fettsäuren im Darm, wie Essigsäure, Propionsäure und Buttersäure, erfolgt durch die Fermentation von Ballaststoffen durch spezifische Darmbakterien. Diese Fettsäuren spielen eine entscheidende Rolle für die Gesundheit des Darms und des gesamten Organismus. Ihre entzündungshemmenden Eigenschaften – die Stärkung der Darmbarriere, die Regulation des Immunsystems und die Unterstützung der Nährstoffaufnahme – sind von herausragender Bedeutung.

Die Hauptproduzenten dieser wertvollen Fettsäuren gehören zu den Bakteriengruppen *Firmicutes* und *Bacteroidetes,* wobei spezifische Arten wie *Faecalibacterium prausnitzii* und *Roseburia spp.* eine Schlüsselstellung einnehmen. Diese Mikroorganismen fermentieren die über die Nahrung aufgenommenen Ballaststoffe und wandeln sie in kurzkettige Fettsäuren um, darunter insbesondere die Buttersäure (Butyrat), die einen wesentlichen Beitrag zur Hautgesundheit leistet.

Butyrat, einmal produziert, gelangt in den Blutkreislauf und beeinflusst verschiedene Gewebe, darunter die Haut. Es moduliert den Stoffwechsel der Hautzellen, vor allem der epidermalen Hautzellen (Keratinozyten), und begünstigt die Produktion entscheidender struktureller Komponenten. Dies fördert die Bildung und Erhaltung einer gesunden Hautbarriere.

Die enge Interaktion zwischen Darmbakterien und Hautgesundheit unterstreicht die Bedeutung einer ausgewogenen Darmflora nicht nur für die Verdauung, sondern auch für die ganzheitliche Gesundheit, einschließlich der Haut. Eine unterstützende Darmflora, reich an Butyrat-produzierenden Bakterien, kann positiv auf die Hautgesundheit wirken und zum Aufbau einer widerstandsfähigen Hautbarriere beitragen.

Die Darm-Haut-Achse

In den letzten zehn Jahren hat die Erforschung des Darms und der darin ansässigen Bakterien eine enorme Bedeutung erlangt. Die Entdeckung des Mikrobioms, der komplexen Gemeinschaft von Mikroorganismen (Bakterien, Viren und Pilze) im Darm, hat unser Verständnis der vielfältigen Auswirkungen auf die Gesundheit revolutioniert. Eine faszinierende Verbindung, die in diesem Zusammenhang untersucht wird, ist die sogenannte Darm-Haut-Achse.

Die Darm-Haut-Achse bezeichnet die Kommunikation und Wechselwirkung zwischen dem Darm und der Haut. Als unser größtes Immunorgan spielt der Darm eine zentrale Rolle bei der Immunabwehr. Hier befinden sich etwa 80 % aller aktiven Immunzellen, weshalb er auch die Funktionen unserer Haut beeinflussen kann. Eine gestörte Darmflora kann Entzündungen im Körper fördern, die wiederum Hauterkrankungen wie Akne, Ekzeme oder Psoriasis verschlimmern können. Darüber hinaus können bakterielle Stoffwechselprodukte wie die kurzkettigen Fettsäuren auf die Hautgesundheit wirken. Die Darm-Haut-Achse ist ein aufregendes Forschungsgebiet, die Ergebnisse erweitern unser Verständnis von Gesundheit und Krankheit und bieten uns möglicherweise neue Ansätze für die Behandlung von Hauterkrankungen (siehe Abb. 6).

Die Verbindung zwischen Darm und Haut wird durch verschiedene Mechanismen hergestellt, darunter immunologische, hormonelle und neurologische Wechselwirkungen. Auf welche Art und Weise genau Darmbakterien mit der Haut kommunizieren, ist jedoch noch nicht vollständig geklärt und Gegenstand intensiver Forschung.

HAUTKRANKHEITEN
Akne
Neurodermitis
Psoriasis
ALLERGIEN
Atopie
ENTZÜNDLICHE ERKRANKUNGEN
Chronisch entzündliche Darmerkrankungen (CED)
Rheumatische Erkrankungen
GESTÖRTE DARMFLORA
DARMERKRANKUNGEN
Reizdarmsyndrom
Nahrungsmittelintoleranzen
STOFFWECHSELSTÖRUNGEN
Metabolisches Syndrom
Übergewicht
Diabetes
PSYCHE
Stress
Psychische Störungen

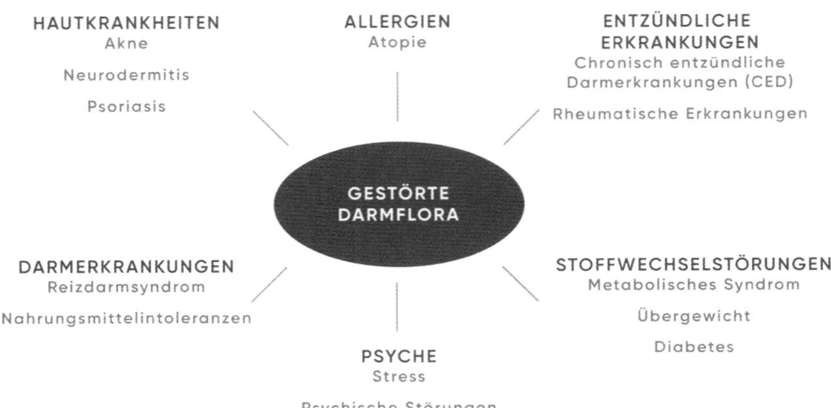

Abb. 6: Schematische Darstellung der Auswirkungen einer gestörten Darmflora (bakterielle Dysbiose) auf die allgemeine Gesundheit inklusive der Hautgesundheit.

Eine Möglichkeit der Kommunikation besteht darin, dass Darmbakterien das Immunsystem direkt beeinflussen, indem sie mit bestimmten Zellen in Kontakt treten und interagieren. Eine gestörte Darmflora und die damit einhergehende Dysbiose (bakterielle Fehlbesiedlung der Darmschleimhaut) kann zu einer übermäßigen Aktivierung des Immunsystems führen, was Entzündungen im Körper begünstigt. Diese Entzündungsreaktionen können sich auf die Haut auswirken und zur Entwicklung oder Verschlimmerung von Hauterkrankungen beitragen.

Eine weitere mögliche Verbindung zwischen Darm und Haut besteht in der Freisetzung von Hormonen und anderen Botenstoffen durch das Mikrobiom. Es wurde gezeigt, dass bestimmte Bakterien Vorstufen von Neurotransmittern wie GABA oder Dopamin bilden können, die direkt oder indirekt mit bestimmten Zentren im Gehirn interagieren und damit z. B. Hunger-Sättigung, Körpertemperatur und Stoffwechsel regulieren können. Diese Moleküle gelangen über den Blutkreislauf zu verschiedenen Organen, einschließlich der Haut, und können dort spezifische Reaktionen hervorrufen.

Obwohl die genauen Mechanismen der Kommunikation zwischen Darmbakterien und Haut noch erforscht werden, gibt es bereits Hinweise darauf, dass das Mikrobiom im Darm Einfluss auf die Gesundheit und den Zustand der Haut haben kann. Diese Erkenntnisse eröffnen möglicherweise neue Ansätze für Prävention und Behandlung von Hauterkrankungen durch die gezielte Beeinflussung der Darmflora.

PROBIOTIKA

Probiotika sind lebende Mikroorganismen, die, wenn in ausreichender Menge aufgenommen, unsere Gesundheit sehr fördern können. Ein gutes Probiotikum zeichnet sich dadurch aus, dass es lebensfähige Bakterienkulturen in ausreichender Menge bereitstellen und diese in den Darm transportieren kann, um dort das Gleichgewicht der Mikrobiota zu fördern.

Wissenschaftliche Studien haben gezeigt, dass Probiotika nicht nur den Darm beeinflussen, sondern auch eine bemerkenswerte Wirkung auf die Haut haben können. Die Haut ist nicht nur die äußere Hülle unseres Körpers, sondern auch ein lebendiges Ökosystem, das von einer Vielzahl von Mikroorganismen bewohnt wird.

Die Anwendung von Probiotika auf der Haut (probiotische Cremes) oder die Einnahme von Probiotika in Form von Pulver oder Kapseln kann dazu beitragen, das Mikrobiom der Haut zu verbessern. Diese »guten« Bakterien (siehe den folgenden Kastentext) interagieren mit der Hautflora und stärken die Abwehrmechanismen der Haut gegenüber schädlichen Mikroorganismen. Ein ausgewogenes Hautmikrobiom ist entscheidend für die Aufrechterhaltung der Hautgesundheit. Es kann das Hautbild verfeinern und dadurch der Hautalterung entgegenwirken.

Die Forschung hat gezeigt, dass Probiotika auch entzündungshemmende Eigenschaften haben, was vor allem Menschen mit Hauterkrankungen wie Ekzemen oder Akne Nutzen bringen kann. Durch die Regulation von Entzündungsreaktionen unterstützen Probiotika die Haut dabei, sich zu regenerieren und gesund zu bleiben.

Insgesamt spricht die wissenschaftliche Evidenz (der empirische Nachweis) dafür, dass die gezielte Anwendung von Probiotika eine vielversprechende Strategie für die Förderung der Hautgesundheit darstellt.[8] Die Integration von Probiotika in die Hautpflege und die Ernährung könnte somit nicht nur zu einem strahlenderen Hautbild beitragen, sondern das Wohlbefinden der Haut auch langfristig unterstützen.

Probiotika als Sonnenschutz für die Haut: Neue Erkenntnisse aus der Wissenschaft

Erste Studien weisen darauf hin, dass die Einnahme von *Lactobacillus acidophilus* als Nahrungsergänzung helfen kann, die Haut vor Schäden durch Sonneneinstrahlung zu schützen und vorzeitiger Hautalterung durch UVB-Strahlung vorzubeugen. Die Ergebnisse legen nahe, dass die Gabe von *Lactobacillus* die Faltenbildung und die Produktion von Pigmenten verringern kann. Dies geschieht durch die Regulierung bestimmter Hautproteine und die Förderung der Produktion von kollagenen Strukturen.[9]

Es wurde auch festgestellt, dass Probiotika nicht nur das Hautbild allgemein verbessern, sondern auch UV-bedingte Hautentzündungen reduzieren können. Darüber hinaus helfen sie, das Gleichgewicht des hauteigenen Immunsystems nach einer UV-bedingten Schwächung wiederherzustellen. Diese Entdeckungen legen

→

nahe, dass Probiotika nicht nur für ein schöneres Hautbild sorgen können, sondern auch langfristig die Widerstandsfähigkeit der Haut stärken und zu ihrer Gesundheit beitragen können.

Probiotische Lebensmittel

Probiotische Bakterien finden sich auch in einigen Lebensmitteln, vor allem in fermentierten Lebensmitteln, etwa in Joghurt, Kefir, Miso, Sauerkraut und anderem fermentiertem Gemüse, in Käse, Sauerteigbrot und fermentierten Getränken (wie Kombucha). Mit dem täglichen Verzehr probiotischer Lebensmittel kannst du einen entscheidenden Beitrag zu deiner Darm- und Hautgesundheit leisten. Wir wollen dir mit Rezepten wie »Rotkohlkimchi mit Kurkuma« (siehe S. 106) oder »Misosuppe mit Spitzkohl, Shiitake und Hühnchen« (siehe S. 164) erste Anreize liefern, diese Lebensmittel in deine Mahlzeiten zu integrieren.

FETTE FÜR EIN JUNGES HAUTBILD

Die Bedeutung von Fetten für ein jugendliches und strahlendes Hautbild wurde bereits vor langer Zeit in Tierexperimenten aufgezeigt. Hierbei wurde Ratten jegliches Fett in ihrer Ernährung entzogen. Das Ergebnis war erstaunlich: Die Ratten entwickelten sichtbare Hautanomalien, litten unter erhöhtem Wasserverlust durch die Haut, wuchsen langsamer, und ihre Fortpflanzungsfähigkeiten waren beeinträchtigt.[10]

Doch hier kommt die spannende Wendung: Die Forscher fügten schrittweise Öle mit spezifischen Fettsäurekombinationen der Nahrung der Ratten bei. Dabei entdeckten sie, dass Öle, die reich an bestimmten mehrfach ungesättigten Fettsäuren sind (wie zum Beispiel Leinöl), die Hautdefekte bei den mangelernährten Ratten tatsächlich rückgängig machen konnten. Öle hingegen, die nur gesättigte Fettsäuren enthielten (wie reines Kokosnussöl und Butter), waren unwirksam. Das belegt, wie entscheidend die richtigen Fettsäuren für die Hautgesundheit sind.

Interessanterweise spiegelt sich ein ähnlicher Effekt auch beim Menschen wider: Ein Mangel an essenziellen Fettsäuren kann sich klinisch als Dermatitis äußern – mit Schuppung und Trockenheit der Haut sowie erhöhtem Wasserverlust über die Haut.

Essenzielle Fettsäuren sind mehrfach ungesättigte Fettsäuren (PUFA= *polyunsaturated fatty acids*), die unser Körper nicht selbst herstellen kann und die wir daher über die Nahrung aufnehmen müssen. Diese Fette spielen nachweislich eine Rolle sowohl in der dermalen (unteren) als auch in der epidermalen (oberen) Schicht der Haut, und das Aussehen der Haut ist mit ihrer funktionellen Gesundheit verbunden. Die Klassen der mehrfach ungesättigten Fettsäuren werden wir im nächsten Abschnitt näher betrachten.

Also: Keine Angst vor Fett! Eine ausgewogene Zufuhr essenzieller Fettsäuren kann dazu beitragen, sich eine strahlende und gesunde Haut zu bewahren. Es ist erstaunlich zu sehen, wie sich die Erkenntnisse aus Tierexperimenten von vor fast einem Jahrhundert auch heute noch auf die moderne Hautpflege und Ernährung anwenden lassen. Die Forschung in diesem Bereich wird zweifellos dazu beitragen, unser Verständnis für die Hautgesundheit weiter zu vertiefen und neue Möglichkeiten zu finden, um sie zu unterstützen (siehe Abb. 7).

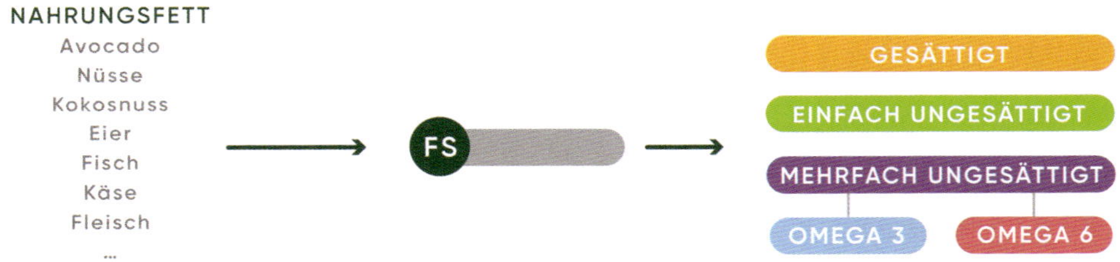

Abb. 7: Einteilung der unterschiedlichen Fette

SCHLECHTE ODER GUTE FETTE? – DAS STIGMA DER GESÄTTIGTEN FETTSÄUREN

Fette sind ein ständiges Diskussionsthema – gute, schlechte, zu viel oder zu wenig. Doch unabhängig von der Kontroverse – Fette sind für unseren Körper unverzichtbar. Sie dienen als Grundgerüst für Hormone, Signalstoffe und Zellhüllen und fördern die Aufrechterhaltung unserer Hautbarriere. Entscheidend ist, dass wir Fette in angemessenen Mengen und vor allem aus den richtigen Quellen zu uns nehmen, um das Risiko von Gewichtszunahme und Atherosklerose zu minimieren. Ungesättigte Fette haben hierbei einen besonders positiven Einfluss auf unsere Gesundheit und das Gewicht.

Doch wie steht es mit den oft als »böse Fette« bezeichneten gesättigten Fettsäuren? Obwohl sie ungünstig erscheinen mögen und ein übermäßiger Verzehr vermieden werden sollte, erfüllen sie wichtige Funktionen in unserem Körper und Stoffwechsel. Sie tragen zur Stabilität der Zellwände bei, unterstützen die Hormonproduktion und liefern wertvolle Energie. Allerdings haben zahlreiche Studien gezeigt, dass ein zu hoher Konsum von gesättigten Fettsäuren mit einem erhöhten Risiko für Herz-Kreislauf-Erkrankungen, Fettleibigkeit und anderen Gesundheitsproblemen verbunden sein kann.

Daher gilt es, ein ausgewogenes Verhältnis zu finden. Es ist jedoch ermutigend zu wissen, dass moderate Mengen gesättigter Fettsäuren aus gesunden Quellen positive Auswirkungen auf unseren Körper haben können. Hierzu gehören unter anderem Milchprodukte wie Milch, (Natur-)Joghurt und Käse, Eier sowie unverarbeitetes Fleisch von Rind, Lamm und Geflügel vorzugsweise aus Bio-Haltung. Diese Lebensmittel liefern nicht nur gesättigte Fettsäuren, sondern – wenn sie aus Freiland- und Biohaltung stammen – auch wertvolle Omega-3-Fettsäuren, dazu essenzielle Vitamine wie A und D und Mineralstoffe wie Calcium, Jod, Eisen und Vitamin B12.

Eine ausgewogene Ernährung mit der richtigen Fettzusammensetzung ist also der Schlüssel zu einem gesunden Lebensstil, der die vielfältigen Bedürfnisse unseres Körpers berücksichtigt. Indem wir uns bewusst für die richtigen Fettquellen entscheiden, können wir die Grundlage für eine optimale Gesundheit legen und gleichzeitig köstliche Lebensmittel genießen, die unserem Körper guttun.

In unseren Rezepten wirst du Lebensmittel mit hautgesunden gesättigten Fetten finden wie z. B. das »Sabich-Sandwich mit Hühnchen« (siehe S. 96), »Blumenkohl-Shakshuka« (siehe S. 122), Polpette (italienische Fleischbällchen; siehe S. 149), Skyr und Joghurt.

DER HAUTVERJÜNGENDE EFFEKT UNGESÄTTIGTER FETTSÄUREN

Insbesondere die antientzündlich wirkenden Fette, wie die einfach und mehrfach ungesättigten Fettsäuren, bieten zahlreiche Vorteile für unsere Hautgesundheit, denn sie können unter anderem dazu beitragen, Hautreizungen, Rötungen und Akne zu reduzieren. Sie spielen auch eine wichtige Rolle bei der Aufrechterhaltung der Hautbarriere, unser

Schutzschild gegen äußere Einflüsse wie unter anderem gefährliche Umweltverschmutzung und schädliche UV-Strahlen.

Einfach ungesättigte Fettsäuren kommen in verschiedenen Lebensmitteln vor: Avocados sind eine ausgezeichnete Quelle für einfach ungesättigte Fettsäuren und enthalten zudem Vitamin E, das antioxidativ wirkt und die Haut vor Schäden durch freie Radikale schützt. Der Nachteil der Avocados liegt darin, dass diese Powerfrüchte nicht sehr nachhaltig sind, zudem müssen wir sie auch noch von weit her importieren. Doch auch Nüsse, Samen, Oliven und deren Öle sind reich an diesen Fettsäuren.

Olivenöl ist ein hervorragender Lieferant einfach ungesättigter Fettsäuren, und qualitativ gutes Olivenöl (kaltgepresst oder »extra-vergine«) liefert zudem viele Polyphenole, die entzündungshemmende Eigenschaften haben (siehe dazu S. 78). Mandeln und Erdnüsse sind ebenfalls reich an einfach ungesättigten Fettsäuren, darüber hinaus enthalten sie wichtige Nährstoffe wie Vitamin E und Zink, die für eine gesunde Haut unerlässlich sind.

Bei den mehrfach ungesättigten Fettsäuren unterscheidet man zwei Klassen: Omega-6 (n-6)- und Omega-3 (n-3)-Fettsäuren. Linolsäure (LA) ist die Stammverbindung der Omega-6- Fettsäuren, α-Linolensäure (ALA) die Stammverbindung der Omega-3-Fettsäuren. Aus diesen beiden Ausgangsverbindungen synthetisiert der Körper längerkettige Derivate, die grundlegend positive Eigenschaften für eine gesunde Haut besitzen.

Omega-6-Fettsäuren findest du in verschiedenen Nahrungsmitteln, vor allem in Pflanzenölen wie Sojaöl, Maiskeimöl und Sonnenblumenöl, aber auch in Nüssen und Samen. Jedoch enthalten vor allem die hochverarbeiteten Produkte und Fertigprodukte mit den größten Anteil dieser Fette. Des Weiteren ist das meiste Tierfutter aus konventioneller Haltung mit Soja, Mais und Co. angereichert, sodass sich auch der Omega-6-Gehalt in den Erzeugnissen aus solchen Tieren erhöht hat.

Obwohl diese Fettsäuren wichtige Funktionen im Körper erfüllen, darunter die Beteiligung am Aufbau von Zellmembranen und die Regulation von Entzündungsprozessen, sind sie auch Vorläufer entzündungsfördernder Moleküle wie bestimmter Eicosanoide. Im Übermaß zugeführt, fördern diese Fette Entzündungsprozesse mit negativem Einfluss – nicht nur – auf das Hautbild.

Maßgeblich ist das Gleichgewicht zwischen Omega-6- und Omega-3-Fettsäuren. Eine Dysbalance zwischen diesen beiden Fettsäuretypen kann zu chronischen Entzündungen beitragen, die mit verschiedenen Gesundheitsproblemen in Verbindung stehen, einschließlich Herz-Kreislauf-Erkrankungen und entzündliche Erkrankungen. Es ist daher ratsam, die Aufnahme von Omega-6-Fettsäuren in einem gesundheitsfördernden Verhältnis zu dem Konsum von Omega-3-Fettsäuren zu halten, um die gesundheitlichen Vorteile zu maximieren und gleichzeitig die negativen Auswirkungen übermäßiger entzündlicher Reaktionen zu minimieren.

Tipp

Tipps für ein gesundes Omega-6- und Omega-3-Verhältnis in deiner täglichen Ernährung

1. Meide stark verarbeitete Produkte wie Instantsuppen, Fertiggerichte, Wurstwaren und Fleischersatzprodukte, auch Bio-Fertigerzeugnisse.

2. Lies die Zutatenlisten sorgfältig, um das Verhältnis von Omega-6 zu Omega-3 im Auge zu behalten.

3. Bevorzuge tierische Erzeugnisse aus Bio-, Freiland- und Weidehaltung, um ein gesundes Fettsäureprofil zu fördern (und natürlich aus tierethischen Gründen).

4. Verwende Raps- und Olivenöl in der warmen Küche für Temperaturen bis zu 175 °C.

5. Setze in der kalten Küche auf extra natives Olivenöl, Leinöl, kaltgepresstes Rapsöl oder Walnussöl für eine optimale Omega-3-Zufuhr.

6. Nutze spezielle Bratöle auf Rapsölbasis oder nimm Butter/Butterschmalz aus Weidehaltung für das Braten mit höheren Temperaturen.

7. Erwäge bei Bedarf eine Nahrungsergänzung mit Fisch- oder Algenöl im Bereich von etwa 1–2 Gramm pro Tag, um das Omega-6- und Omega-3-Verhältnis in deinem Körper in einer guten Balance zu halten.

Omega-3-Fettsäuren spielen eine entscheidende Rolle für unsere Hautgesundheit, weil sie die Haut mit Feuchtigkeit versorgen und den Feuchtigkeitsverlust reduzieren. Darüber hinaus verbessern sie die Hautelastizität, was zu einem jugendlichen Erscheinungsbild beiträgt. Diese wertvollen Fette sind in pflanzlichen und tierischen Produkten enthalten, die pflanzliche Variante, Alpha-Linolensäure, in Nüssen, Leinsamen, Raps und ihren Ölen. Diese Fettsäure ist auch essenziell, d. h. wir müssen sie mit unserer Nahrung aufnehmen.

Man muss jedoch beachten, dass die Umwandlung von Alpha-Linolensäure in die längeren Formen von Omega-3, DHA (Docosahexaensäure) und EPA (Eicosapentaensäure), nur sehr ineffektiv in unseren Zellen stattfindet, etwa 0,5 % bis maximal 5 %. DHA und EPA sind die Omega-3-Fettsäuren mit entscheidender antientzündlicher Wirkung, die vor allem in marinen Quellen wie fetten Fischarten (Lachs, Sardine, Makrele, Hering) und bestimmten Algen vorkommen. Studien deuten darauf hin, dass der Verzehr dieser Fettsäuren dazu beitragen kann, Hautirritationen zu lindern und das Auftreten von Hautunreinheiten zu verringern. Damit spielen Omega-3-Fettsäuren eine Schlüsselrolle bei der Förderung einer gesunden und strahlenden Haut, und du bist gut beraten, deinen Fokus auf die marinen Omega-3-Lieferanten zu legen und ggf. zu supplementieren.

FUNKTIONEN DER FETTE IN DEN HAUTSCHICHTEN

Fette für die Epidermis (oberste Hautschicht)

Zellen der Oberhaut und Unterhaut benötigen Fette, um ihre Funktionen optimal zu erfüllen. Die Hautzellen, auch bekannt als Keratinozyten, sind ständig damit beschäftigt, sich zu teilen, zu wachsen und ihren Stoffwechsel aufrechtzuerhalten. Dieser Prozess der Zellerneuerung in der äußeren Hautschicht dauert etwa 28 Tage, während neue Hautzellen von der tiefsten Schicht der Epidermis in die oberste wandern. Hierbei spielen essenzielle Fettsäuren eine entscheidende Rolle. Sie werden vor allem in die Zellmembranen eingebaut und tragen dazu bei, die Hautelastizität und -spannung zu bewahren. Während die Keratinozyten sich entwickeln, geben sie spezielle Fette über Lamellenkörper an das Stratum corneum (Hornschicht) ab, die die Barrierefunktion unserer Haut unterstützt und vor Schäden schützt. Das Stratum corneum, die oberste Schicht der Epidermis, besteht aus abgestorbenen Hautzellen, den sogenannten Korneozyten, die von einer Mischung aus Proteinen und Fetten umhüllt sind. Diese Mischung bildet eine Art »Schutzschild« für unsere Haut. In diesem Zusammenhang ist die Linolsäure (LA) wichtig, die in der Epidermis häufig vorkommt und gezielt in Ceramide, wichtige Bestandteile des Stratum corneum, integriert wird. Diese Ceramide bilden die Schutzmauer unserer Haut. Linolsäure und andere essenzielle Fettsäuren sind wesentlich für die Gesundheit unserer Haut. Ein Mangel kann zu Problemen mit der Hautbarriere führen, daher ist es wichtig, uns diese Fette ausreichend mit unserer Ernährung zuzuführen, um die Haut strahlend und geschützt zu halten. Eine weitere entscheidende Fettsäure in unserer Haut ist die Arachidonsäure (AA), die etwa 9 % der Fettsäuren in der äußeren Hautschicht ausmacht. Doch auch hier Achtung: Linolsäure und Arachidonsäure sind Omega-6-Fettsäuren, der übermäßige Verzehr dieser Fettsäuren sollte also vermieden werden. Im Gegensatz dazu machen Omega-3-Fettsäuren (n-3-Fettsäuren) weniger als 2 % der Hautfettsäuren aus. Obwohl sie sich nicht stark in der Haut anreichern, regulieren sie dennoch unser Immunsystem. Durch die Ergänzung unserer Ernährung mit langkettigen Omega-3-Fettsäuren können sie in der Haut angereichert werden und die Fettsäurezusammensetzung in der Haut sowie den Gehalt an entzündlichen Botenstoffen verändern.

Omega-6

LA (Linolsäure)	AA (Arachidonsäure)
Traubenkernöl	Wurst
Distelöl	Verarbeitete Fleischwaren
Maiskeimöl	Käse und Milchprodukte aus konventioneller Tierhaltung/-fütterung
Sonnenblumenöl	
Sesamöl	
Margarine	

Omega-3

ALA (Alpha-Linolensäure)	EPA und DHA (Eicosapentaensäure und Docosahexaensäure)
Leinöl	Fetter Fisch und Fischöl
Hanföl	Algenöl
Rapsöl	
Walnussöl	

Tabelle 3: Übersicht Omega-6- und Omega-3-Fettsäuren

Fette für die Dermis (untere Hautschicht)

Die Dermis, das ist die tiefer liegende Hautschicht, hat eine wichtige Aufgabe: Sie versorgt die Epidermis, also die äußere Hautschicht, mit Nährstoffen und hält sie stabil. Interessanterweise spielen bestimmte Fette, die essenziellen Fettsäuren, auch eine Rolle bei der Vermittlung von Entzündungsreaktionen in der Dermis.

Die Dermis enthält Kollagen, das für ihre Elastizität verantwortlich ist. Schädigungen der Kollagenfasern tragen zur Hautalterung bei. Doch hier kommt etwas Spannendes: Omega-3-Fettsäuren können helfen, die von der Sonne verursachte Hautalterung zu mildern, indem sie spezielle antioxidative Signalwege aktivieren, welche die Schäden am Kollagen reduzieren.

Darüber hinaus gibt es Hinweise darauf, dass bestimmte Fettsäure-Stoffwechselprodukte, die in der Dermis produziert werden, Einfluss haben auf Zellen in der äußeren Hautschicht, der Epidermis. In Studien mit menschlicher Haut wurden Produkte mehrfach ungesättigter Fettsäuren als entzündungshemmend identifiziert. Diese wirken sich positiv auf die Epidermis aus, indem sie die Entstehung entzündungsfördernder Produkte hemmen.

Die Kommunikation und Interaktion zwischen Dermis und Epidermis scheint vor allem bei der Entstehung von Hautkrankheiten eine wichtige Rolle zu spielen. Psoriasis ist eine entzündliche Hautkrankheit, die durch übermäßiges Wachstum der Epidermis und die Bildung von Plaques gekennzeichnet ist. Das Zusammenspiel zwischen diesen beiden Hautschichten scheint also eine zentrale Bedeutung für das Verständnis und die Behandlung bestimmter Hauterkrankungen zu haben.

DIE FLIESSFÄHIGKEIT DER ZELLHÜLLEN

Die Fette, die in den Zellhüllen unserer Zellen enthalten sind, spielen eine entscheidende Rolle für deren Fließfähigkeit und Flexibilität. Wenn wir uns mit unserer Nahrung zu viele gesättigte Fettsäuren zuführen, werden die Zellmembranen steif und unflexibel. Das kann die Kommunikation innerhalb der Zellen stören und den Energiestoffwechsel beeinträchtigen.

Ungesättigte Fettsäuren dagegen, insbesondere die mehrfach ungesättigten, sorgen für eine erhöhte Fließfähigkeit der Zellhüllen. Sie sind flexibler und ermöglichen eine reibungslose Bewegung der Zellmembranen. Dadurch können die Zellen besser miteinander kommunizieren und Nährstoffe austauschen. Wenn wir genug ungesättigte Fette essen, unterstützen wir also die Gesundheit unseres Zellstoffwechsels.

Diese Auswirkungen der Fettzusammensetzung in den Zellhüllen haben auch Einfluss auf unser Hautbild. Eine gesunde und flexible Hautzellmembran kann Nährstoffe besser aufnehmen und Zell-Abfallprodukte effizienter ausscheiden. Das Ergebnis ist eine strahlende und gesündere Haut. Im Gegensatz dazu kann ein gestörter Energiefluss in den Zellen eine müde und fahle Haut zur Folge haben.

Um die Fließfähigkeit der Zellhüllen zu unterstützen, ist es wichtig, unsere Ernährung durch ausreichend ungesättigte Fettsäuren zu ergänzen. Mit unseren Rezepten bieten wir dir eine einfache und leckere Möglichkeit, deiner Haut etwas Gutes zu tun. Wie wäre es mit »Linsensalat und knuspriger Lachshaut« (siehe S. 104), »Ceviche vom Lachs« (siehe S. 129) oder einen Salat mit Kurkumaöl (siehe S. 184)?

Kein Eiweiß, kein Kollagen: Die essenzielle Verbindung für straffe Haut und zeitlose Schönheit!

Eiweiß, auch bekannt unter seinem wissenschaftlichen Namen Protein, spielt eine wesentliche Rolle für die Gesundheit der Haut. Proteine sind große chemische Verbindungen, sogenannte Makromoleküle. Stell dir diese Verbindung als ein langes Perlenarmband vor, bei dem jede Perle ein einzelnes Bausteinmolekül (eine Aminosäure) ist. Die Kette kann aus Hunderten von Perlen bestehen. Diese Ketten aus Aminosäuren werden letztendlich als »Eiweiß« oder »Protein« bezeichnet.

In unserer Haut sind Proteine für Struktur, Festigkeit und Elastizität entscheidend. Ihre wichtigsten physiologischen Funktionen sind der Aufbau und die Reparatur von Geweben, die Vermittlung physiologischer Funktionen und die Bereitstellung von Energie. Alle Gewebezellen im Körper – inklusive der Haut – werden ständig erneuert, und nur eine angemessene Proteinzufuhr kann eine normale Gewebeerneuerung und -reparatur gewährleisten. Wie du bereits erfahren hast, bildet die Haut hier keine Ausnahme.

Ein Mangel oder eine übermäßige Aufnahme von Proteinen kann zu Stoffwechselstörungen führen und die körperliche Gesundheit beeinträchtigen. Ein übermäßiger Verzehr von Eiweiß erhöht die Belastung der Nieren, das Risiko von Gicht und Osteoporose. Umgekehrt verursacht Eiweißmangel eine Reihe von Krankheiten, etwa verminderte Widerstandskraft, langsames Wachstum, Gewichtsverlust, Apathie, Reizbarkeit, Anämie, Muskelverlust und Ödeme. Die optimale Proteinzufuhr variiert je nach Alter, Geschlecht, Beruf und physiologischem Zeitraum – es braucht eine individuelle Anpassung für maximale Vitalität!

Essenzielle Aminosäuren für Eiweißqualität

Aminosäuren sind die Bausteine, aus denen Proteine gebildet werden. Ein hochwertiges Eiweiß zeichnet sich durch eine ausgewogene Kombination aller essenziellen Aminosäuren aus. Genaugenommen sind es acht Aminosäuren, die der Körper nicht selbst produzieren kann und die daher über die Ernährung aufgenommen werden müssen. Ein Mangel an bestimmten Aminosäuren kann zu einer Beeinträchtigung der Hautgesundheit führen (siehe Abb. 8, Seite 38).

Vor allem legen die Aminosäuren das Fundament für den Aufbau und die Stärkung von Kollagen- und Elastinfasern. Kollagen ist ein Protein, das der Haut Struktur und Festigkeit verleiht, während Elastin für ihre Elastizität und Flexibilität sorgt.

Darüber hinaus ist Eiweiß auch für die Regeneration und Reparatur der Hautzellen wichtig. Es unterstützt den Heilungsprozess von Hautverletzungen und kann helfen, die Hautbarriere zu stärken, was wiederum vor schädlichen äußeren Einflüssen und Feuchtigkeitsverlust schützt.

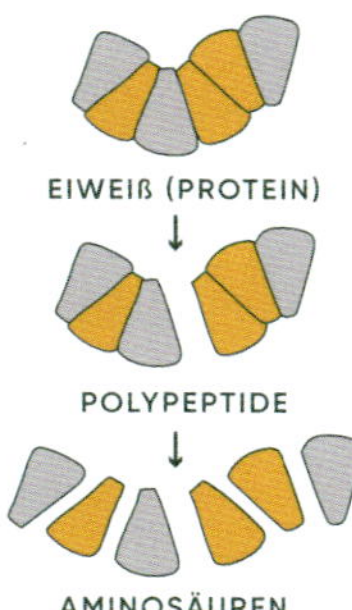

Abb. 8: Eiweiße sind zusammengesetzt aus verschiedenen Aminosäuren (»Perlen«). Diese bilden zunächst kleinere Polypeptidketten (»Perlenkettenstücke«). Aus diesen Ketten wird dann ein ganzes Eiweiß zusammengesetzt.

Die Qualität der Proteine

Die Qualität eines Proteins wird durch seine Aminosäurezusammensetzung und seine Bioverfügbarkeit bestimmt. Eine hohe Qualität bedeutet, dass das Protein alle essenziellen Aminosäuren in ausreichender Menge enthält und vom Körper gut aufgenommen und verwertet werden kann

Tierisches Eiweiß wird oft als qualitativ hochwertiger angesehen, da es eine optimale Aminosäurezusammensetzung aufweist, die den Bedürfnissen des menschlichen Körpers entspricht. Tierische Proteinquellen wie Fleisch, Geflügel, Fisch, Eier und Milchprodukte enthalten alle essenziellen Aminosäuren in guter Balance. Dadurch werden eine effiziente Proteinverwertung und eine optimale Unterstützung des Körperwachstums, die Reparatur von Geweben und andere wichtige Funktionen gesichert.

Pflanzliche Proteine besitzen ihre eigenen besonderen Merkmale, die sie von tierischen Proteinen unterscheiden. Hierbei ist wichtig, dass bestimmte Aminosäuren in pflanzlichen Produkten in nur begrenzter Menge vorkommen können, was ihre Gesamtqualität etwas herabsetzt.

Diese Aminosäuren, deren Gehalt in pflanzlichen Lebensmitteln im Verhältnis zum Bedarf unseres Körpers begrenzt ist, werden »limitierende Aminosäuren« genannt, und sie variieren je nach Ursprung der pflanzlichen Proteine. Beispielsweise ist Lysin in Getreide wie Weizen, Methionin in Hülsenfrüchten wie Linsen und Tryptophan in Mais nur begrenzt vorhanden (siehe Abb. 9, Seite 39). In Hülsenfrüchten hingegen steckt ausreichend Lysin.

Aber für dieses Problem kennen wir eine interessante Lösung! Man kann den Mangel an diesen limitierenden Aminosäuren ausgleichen und eine vollständige Aminosäurezusammensetzung erreichen, indem man verschiedene pflanzliche Lebensmittel kombiniert. Zum Beispiel passen Getreideprodukte wie Reis, Hafer oder Weizen gut mit Hülsenfrüchten wie Linsen oder Bohnen zusammen. Wie wäre es zum Beispiel mit unserem »Buchweizengranola« (siehe S. 110) mit Kernen und Nüssen gemischt; dem »Rote-Bete-Hummus« (Kombi aus Hülsenfrucht und Samen) (siehe S. 118) oder »Hausgemachte Tagliatelle mit Limetten-Mandel-Sauce« (Getreide und Nuss) (siehe S. 126)?

Diese Art der Kombination ist besonders wichtig für Menschen, die eine vegetarische oder vegane Ernährung bevorzugen. Durch ihre bewusste Auswahl pflanzlicher Proteinquellen können sie jedoch sicherstellen, dass sie die Nährstoffe erhalten, die sie brauchen, um ihre Ernährung ausgewogen und gesund zu gestalten.

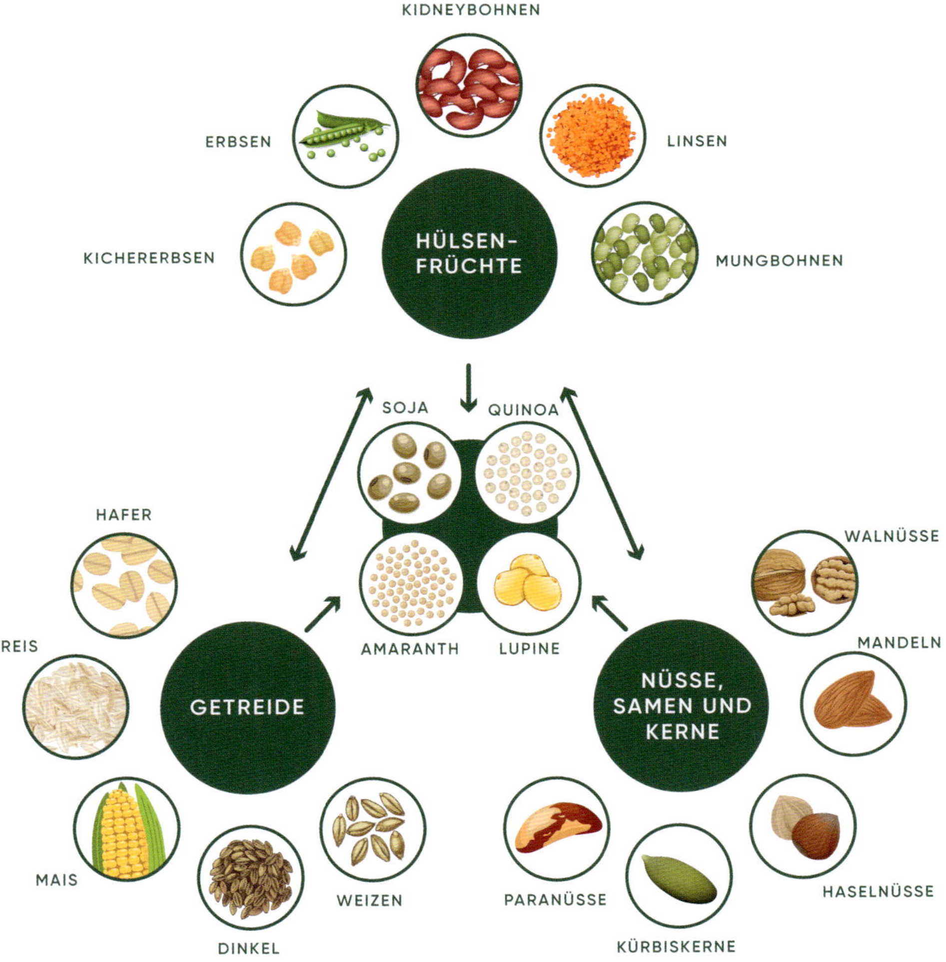

Abb. 9: Übersicht der pflanzlichen Proteinkombinationen für eine optimale Bioverfügbarkeit nach Nahrungsmittelgruppen

KOLLAGEN – DAS WUNDER-PROTEIN FÜR STRAHLENDE HAUT

Nahrungsergänzungsmittel auf Kollagenbasis haben sich zu einem wichtigen Helfer bei der Behandlung des Alterungsprozesses entwickelt, da sie nachweislich in der Lage sind, Hautschäden zu reparieren und der Haut ein jugendliches, gesundes Aussehen zu verleihen.

Kollagen ist ein wahrer Superstar im menschlichen Körper und macht ganze 30 % aller Proteine aus. Es ist das essenzielle Struktur-Protein, das unseren Knochen, Gelenken, Muskeln und Sehnen festen Halt gibt – ganz ähnlich einem Gerüst, das uns zusammenhält.

Aber das ist noch nicht alles! Kollagen spielt auch eine entscheidende Rolle für die jugendliche Elastizität unserer Haut und unseres Bindegewebes. Es verleiht uns diese sprichwörtliche Spannkraft und Flexibilität, die wir mit strahlender Haut assoziieren.

Wie jedes andere Protein besteht auch das Kollagen aus kleinsten Eiweißbausteinen, den Aminosäuren. Kollagene setzen sich zu 33 % aus Glycin, zu 12 % aus Prolin und zu 10 % aus Hydroxyprolin zusammen.

Da diese drei Aminosäuren nicht zu den essenziellen gehören, ist unser Körper ein wahrer Meister der Kollagenproduktion. Er stellt dieses wertvolle Protein ständig selbst her. Dieser faszinierende Prozess trägt maßgeblich dazu bei, dass wir vital und gesund bleiben.

Gebildet wird Kollagen von Bindegewebszellen (den sogenannten Fibroblasten), die sich über 1.000 Aminosäuren zu einer Kette zusammenfügen. Dabei werden 3 Ketten helixartig ineinander verdreht und bilden eine Einheit (siehe Abb. 10 und 11). Diese verbindet sich mit mehreren Einheiten, und die können sich in dicke Kollagenfasern verwandeln. Diese Kollagenfasern können aufgrund ihrer Dicke an Festigkeit, Elastizität und Stabilität gewinnen.

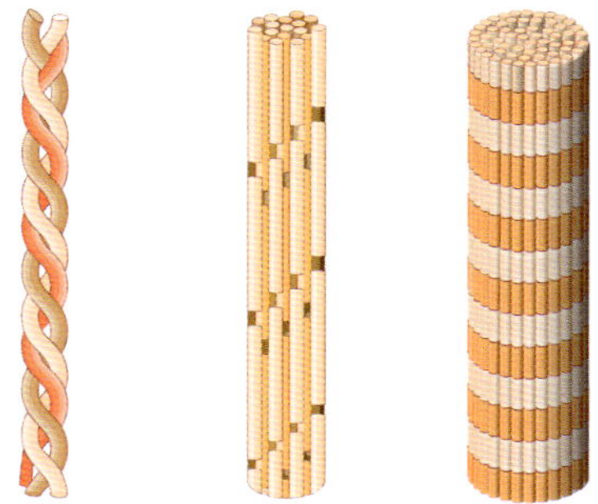

Abb. 10: Der Strukturaufbau des Kollagens, von der Aminosäurekette hin zum Kollagen und der Triplehelix-Struktur

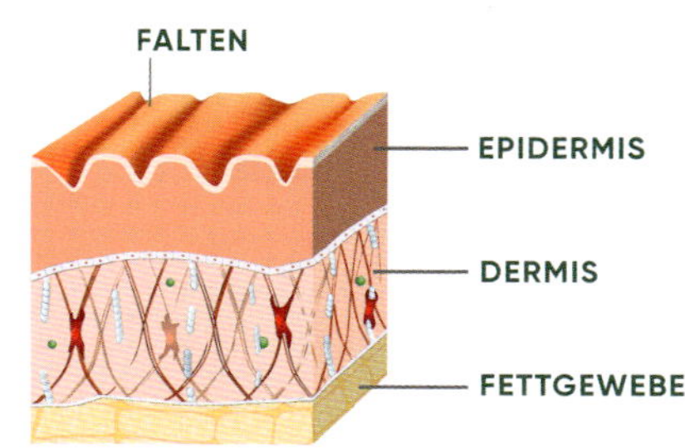

Abb. 11: Kollagen- und Elastinstrukturen in der Dermis. Zwischen diesen Bindegewebsmolekülen liegen die Fibroblasten (Bindegewebszellen).

DIE KOLLAGENFASERN UND IHRE ALTERUNG

Je nachdem, wo die kollagenen Fasern in unserem Körper vorkommen, werden sie in unterschiedliche Kollagentypen eingeteilt:

- Typ 1: Sehnen, Knochen, Haut, Faszien, Gefäße, innere Organe
- Typ 2: Glaskörper, Knorpel
- Typ 3: Blutgefäße, Uterus, Haut
- Typ 4: Augenlinse, Nieren
- Typ 5: Muskeln

Bindegewebszellen in der Unterhaut, der Dermis, produzieren Kollagen vom Typ I und III sowie andere Bindegewebsbestandteile wie Elastin. Wie in Abbildung 1 (siehe S. 5) sichtbar, ist die Dermis von Blutgefäßen durchzogen, welche die Versorgung mit Nährstoffen – unter anderem mit den Bausteinen für die Kollagenbildung – gewährleisten.

Wie bereits am Anfang beschrieben, geht die Hautalterung mit erheblichen Veränderungen einher. Ähnlich wie im Darm kann es bei einer reduzierten Barrierefunktion der Haut geschehen, dass »unwillkommene« Bestandteile wie auch Umweltgifte oder krankmachende Bakterien und Viren in den Körper eindringen.

In der Dermis kommt es zu einem fortschreitenden und allmählichen Abbau der Komponenten des Bindegewebes, vor allem der strukturellen Komponenten wie Kollagen und Elastin. Der Rückgang des Kollagens ist das Ergebnis einer verminderten Produktion und eines verstärkten Abbaus. Der verstärkte Kollagenabbau in der alternden Haut geht in erster Linie auf eine erhöhte Konzentration von Kollagen abbauenden Enzymen zurück, die bekanntermaßen das Kollagen spalten.

Diese strukturellen Veränderungen und die erhöhte Aktivität der Kollagen abbauenden Enzyme werden durch erhöhte Werte reaktiver Sauerstoffspezies (ROS), oxidative Schäden, Entzündungen und die Freisetzung proentzündlicher Signalstoffe verursacht, die durch innerliche und äußerliche Faktoren im Zusammenhang mit der Alterung hervorgerufen werden. Eine verringerte Produktion von Kollagen und elastischen Fasern ist für die Entstehung von Falten und den Verlust von Elastizität verantwortlich.

Auch während der Schwangerschaft und nach der Geburt kommt es durch die hormonellen Veränderungen zu Veränderungen der Kollagensynthese und des Kollagenabbaus. Kollagen und Elastin nehmen während der Schwangerschaft aufgrund der Erhöhung von Östrogen und Progesteron deutlich zu, der rasante Östrogenabfall während der Rückbildung bewirkt folglich einen enormen Abbau des Kollagens. Manche schwangeren Frauen erfahren Störungen des Hautbildes, darunter Hautdehnung und Haarausfall (vor oder nach der Geburt).

Mit dem Fortschreiten der Schwangerschaft dehnt sich die Haut im Bauchbereich, an den Hüften, den Oberschenkeln und der Brust aus, und viele Frauen entwickeln Dehnungsstreifen. Schwangerschaftsstreifen *(Striae gravidarum)* sind in späteren Stadien häufig und betreffen bis zu 90 % der Frauen; ihre Ausprägung hängt von den viskoelastischen Spannungskräften der Haut ab. Während der Schwangerschaft erweichen die Hormone die Kollagenfasern, indem sie die Bindung dazwischen verringern und das Auftreten von Dehnungsstreifen verstärken. Eine Ergänzung mit Kollagen während und nach der Schwangerschaft (insbesondere während der Stillzeit) kann den Frauen eine Hilfestellung für die immensen Veränderungen geben, die ihr Körper in dieser Zeit durchläuft. Eine extra Kollagenzufuhr unterstützt eine hydratisierte und elastischere Hautarchitektur. Zudem bietet Kollagen auch zahlreiche Vorteile für Gelenke, Bänder und Muskeln, welche im 2. und vor allem im 3. Schwangerschaftstrimester ziemlich beansprucht werden.

Kollagensynthese und -abbau sind somit sehr genau kontrolliert und ein sehr komplexer biochemischer Vorgang, der entscheidend ist für die Gewebeentwicklung, die Gewebereparatur nach Schädigung und die Gewebeaufrechterhaltung.

Sind Kollagensupplemente sinnvoll?

Kollagen zu supplementieren, ist zu einer vielversprechenden Vorgehensweise geworden, den Körper mit diesem wesentlichen Protein zu versorgen. Das extrazelluläre Strukturprotein Kollagen verleiht nicht nur unseren Knochen, Gelenken, Muskeln und Sehnen, sondern auch unserer Haut die notwendige Festigkeit und Stabilität.

Zwar reicht die Anzahl der evidenzbasierten Studien zu Kollagensupplementen noch nicht aus, doch sollte beim Kauf eines solchen Ergänzungsmittels auf jeden Fall die Qualität im Fokus stehen. Die Behauptung, dass Kollagenpräparate die Kollagenproduktion anregen können, mag zwar teilweise zutreffen, doch es ist entscheidend, nicht an der Qualität zu sparen.

Besonders vielversprechend sind sogenannte hydrolysierte Kollagenpeptide, da sie im Vergleich zum stabilen Kollagenprotein vom Körper leichter verarbeitet werden können. Diese Peptide sind hoch resorbierbar und gelangen schnell ins Blut, was ihre Wirksamkeit erhöht. Hydrolysierte Kollagenpeptide sind eine praktische und effektive Alternative, um von den Vorteilen dieses Proteins zu profitieren.

Die Herstellung von Kollagenhydrolysaten erfolgt durch enzymatische Hydrolyse von nativem Kollagen, das in kleinere Fragmente (Peptide) zerlegt wird. Diese Peptide werden schnell von der Darmschleimhaut absorbiert und sind bereits eine Stunde nach der Einnahme im Blut nachweisbar. Die Aufnahme aus festen Lebensmitteln dauert im Vergleich deutlich länger.

Sind sie erst einmal im Blutkreislauf, werden die Kollagenbausteine im gesamten Körper verteilt. Eine ausreichende Aufnahme der einzelnen Bausteine ist entscheidend, da fehlende essenzielle Baustoffe die Wirksamkeit beeinträchtigen können. Die Vorstellung eines Bauplans verdeutlicht dies: Fehlt eine tragende Wand, kann der gewünschte Aufbau nicht erfolgen.

Hydrolysiertes Kollagen aus marinen Quellen wie Fisch, ist im Vergleich zu Kollagenhydrolysaten von Rind oder Schwein besser bioverfügbar und wird schneller absorbiert. Studien belegen die Vorteile, wie eine schnelle Absorption im Verdauungstrakt, den Übergang

KOLLAGEN
Denaturierung
Enzymspaltung
KOLLAGENHYDROLYSATE
Denaturierung
Enzymspaltung
HOHE ELASTIZITÄT
WUNDHEILUNG
VERBESSERTE HAUTSTRUKTUR

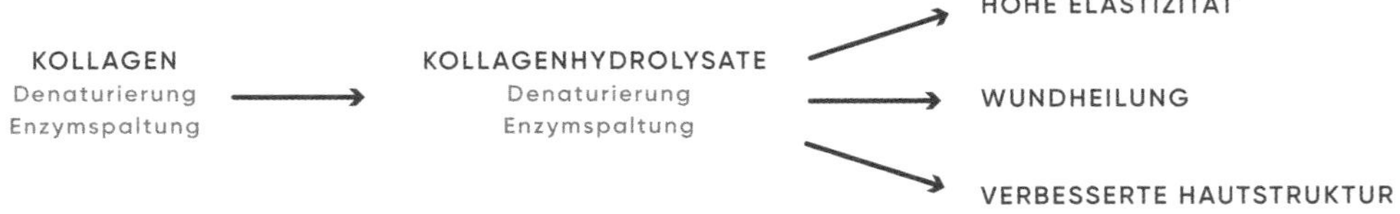

Abb. 12: Die Denaturierung des Kollagens führt zur Spaltung in kleinere Peptidfragmente. Diese Kollagenhydrolysate gelangen in den Blutkreislauf und werden von den Körperzellen aufgenommen. Speziell in den Hautzellen erhöhen sie die Elastizität, Wundheilung und verbessern die Hautstruktur (speziell der Dermis).

in den Blutkreislauf als kleine Peptide und die Akkumulation (Ansammlung) in der Haut, wo die Wirksamkeit nachgewiesen werden kann.[11]

Obwohl die Kollagenforschung noch neu ist, haben Untersuchungen erbracht, dass diese Kollagenpeptide die Elastizität und Dichte der Haut unterstützen können und den Feuchtigkeitsgehalt erhöhen. Bindegewebszellen werden durch das Kollagenhydrolysat aktiviert, d. h. sie werden dazu angeregt, die Produktion von Kollagen zu steigern. Es wurde gezeigt, dass Kollagenpeptide bis zu 14 Tage nach Einnahme in der Dermis verbleiben, was einem Rundumschutz der Haut dient. Die Wirkung der Kollagenpeptide auf die Hautalterung ist vielschichtig.

- Schutz vor Sonnenlicht und Reduktion oxidativer Schäden
- Verbesserung der Feuchtigkeitsspeicherung
- Reparatur der körpereigenen Elastin- und Kollagenfasern
- Unterstützung der Kollagensynthese

Kollagenhydrolysate kannst du problemlos zum Backen, Kochen und für deinen Kaffee verwenden. Natürlich denaturieren Kollagenproteine bei höheren Temperaturen (60–65 °C), allerdings ist die Denaturierung von Proteinen an sich kein Problem, da sie bei der Verdauung auch im Körper stattfindet. Denaturiertes Kollagen wird nach der Einnahme durch die Körpertemperatur, Enzyme und Magensäure verändert und vom Körper aufgenommen.

Im Handel sind hydrolysierte Kollagensupplemente unter verschiedenen Bezeichnungen erhältlich, wie zum Beispiel Kollagenhydrolysat, Hydrolyzed Collagen oder Kollagenpeptide. Diese Produkte bieten eine Möglichkeit, die Gesundheit der Haut und des Bindegewebes zu unterstützen und unser Wohlbefinden von innen heraus zu fördern.

Was sagt die Wissenschaft?

Weitere Berichte zeigten, dass die orale Einnahme von Fisch-Kollagenpeptiden zu einer erhöhten Hautfeuchtigkeit, -elastizität und einer Reduktion der Faltenbildung führte.[12] Zusätzlich stellten Studien fest, dass die Zufuhr von Kollagenpeptiden die Kollagendichte in der Haut erhöhte und die Kollagenfragmentierung verringerte, was zu einer gesünderen Hautstruktur beitrug.

Marine Kollagenpeptide wurden auch mit der Unterdrückung von oxidativem Stress, Entzündungen und proinflammatorischen Zytokinen (entzündungsfördernde Signalproteine, wichtig für die Immunabwehr) in Verbindung gebracht. Es wurde gezeigt, dass marine Kollagenpeptide den Glukosestoffwechsel und diabetische Parameter verbessern, die eine wichtige Rolle bei der vorzeitigen Hautalterung spielen. Andere Studien bestätigen die positive Wirkung von Kollagenpeptiden auf Hautfeuchtigkeit und Hautelastizität.

Insgesamt zeigen diese Ergebnisse, dass Kollagenpeptide, insbesondere die aus Fisch gewonnenen, große Vorteile für die Hautgesundheit haben und eine natürliche Möglichkeit bieten, die Hautfeuchtigkeit, Elastizität sowie die Tiefe und Ausprägung von Falten zu verbessern.

Nährstoffe, die zur Kollagenproduktion und -bildung beitragen

Kollagen selbst besteht aus Aminosäuren, doch um den komplexen Prozess der Kollagenproduktion effizient zu unterstützen, sind weitere Nährstoffe, vor allem Mikronährstoffe, von großer Bedeutung. Bestimmte Vitamine und Mineralien sind unverzichtbar, um die Produktion und den Erhalt von gesundem Kollagen zu fördern. Wir werden einen Blick darauf werfen, welche Nährstoffe für eine optimale Kollagensynthese von Bedeutung sind und wie sie zu einer strahlenden Haut und einem vitalen Körper beitragen können.

Vitamin C ist einer der wichtigsten Nährstoffe für den Aufbau von Kollagen. Allerdings baut das Vitamin das Kollagen nicht selbst auf, sondern fungiert vielmehr als Kofaktor für Enzyme, die für den Aufbau des Kollagens verantwortlich sind. Dass das Kollagen und das Vitamin C stets in einem engen Zusammenhang stehen, macht das Auftreten von Skorbut in der Vergangenheit deutlich. Durch den Mangel an Vitamin C litten die damaligen Seefahrer unter Muskel- und Zahnfleischschwund, Hautproblemen und Haarausfall.

Silizium, auch Kieselerde genannt, ist wichtig für die Entstehung von Kollagen. Kieselerde ist sozusagen ein Baustein im Bindegewebe, und man findet es da in Form von Glykoproteinen sowie Glykosaminoglykanen wie Chondroitin und Hyaluronsäure. Diese Stoffe sind entscheidend für die Struktur und Funktion unseres Bindegewebes. Sie sind gewissermaßen die Bausteine, die unserem Gewebe Festigkeit und Funktionalität geben.

Zink ist der Dirigent, der die Reparatur und Erneuerung der Haut leitet. Die meisten von uns betrachten Zink hauptsächlich als Immunsystem-Booster, doch dieses vielseitige Mineral hat noch so viel mehr zu bieten. Es wirkt als unentbehrlicher Partner für den Proteinstoffwechsel (-aufbau), ist unerlässlich für die Produktion von Kollagen, speziell eines Enzyms namens Kollagenase. Kollagenase hilft dem Körper, abgenutztes oder verletztes Gewebe abzubauen und zu erneuern, um eine Produktion gesunden Kollagens zu ermöglichen. Ein Zinkmangel könnte das ganze harmonische Zusammenspiel beeinträchtigen. Die Forschung hat ergeben, dass ein Absinken des Zinkspiegels zu einer Reduzierung der Kollagenaseleistung um bis zu 80 % führen kann.[13] Somit scheint Zink ein wichtiger Faktor hinter strahlender Haut und einem gesunden Bindegewebe zu sein.

Kupfer ist ein entscheidendes Element bei der Kollagensynthese. Hier dient dieses Spurenelement als Kofaktor des Enzyms Lysyl-Oxidase. Lysyl-Oxidase katalysiert die strukturelle Umwandlung von Kollagen- und Elastin-Vorläufermolekülen, es erlaubt die Bildung wichtiger Querverbindungen zwischen den Kollagen- und Elastinfasern, die für die Stabilität und Elastizität der Haut unentbehrlich sind. Diese Querverbindungen dienen als eine Art »Grundgerüst« für ein starkes Netzwerk aus Fasern, das die Struktur des Bindegewebes fest zusammenhält und gleichzeitig die Flexibilität gewährleistet, die bei den Belastungen der Haut erforderlich ist. Ebenso ist Kupfer ein wichtiger Bestandteil in den Enzymen, die Melanin produzieren, ein Pigment, das die Hautfarbe bestimmt. Ein Kupfermangel kann eine geringere Hautflexibilität (Faltenbildung und Dehnungsstreifen) und auch einen blassen Teint zur Folge haben.

Mangan fungiert als essenzieller Kofaktor für das Enzym Prolidase, das wiederum maßgeblich an der Aufrechterhaltung der Integrität des Kollagens beteiligt ist. Dieser Regulation kommt eine besondere Bedeutung zu, da Kollagen ein dynamisches Protein ist, das einem kontinuierlichen Auf- und Abbau unterliegt. Die Präsenz von Mangan optimiert die Funktionalität von Prolidase und gewährleistet somit eine präzise und zielgerichtete Kollagensynthese.

Wasser ist lebens- bzw. kollagenwichtig, da die kollagenen Fasern sehr viel Flüssigkeit binden können. Trinkst du über den Tag verteilt zu wenig, kann dies den Kollagengehalt deiner Haut beeinträchtigen. Zum Wasser später noch mehr.

Diese Ausführungen verdeutlichen die Wichtigkeit scheinbar kleiner Elemente und deren bedeutenden Einfluss auf die Strukturen und Funktionen unserer Haut. Einige Hersteller fügen ihren Kollagenprodukten einen ausgewogenen Mix an Mikronährstoffen hinzu, um die Kollagenproduktion zu steigern.

Des Weiteren sei angemerkt, dass Kollagenpeptide von Natur aus nicht vegan sind – und daher möglicherweise nicht zu jemandem passen, der sich streng nach dieser Diät richtet. Das liegt daran, dass es keine pflanzliche Quelle für Kollagen gibt, da das Protein im Pflanzenreich nicht vorkommt. Wenn du ein Kollagenprodukt siehst, auf dessen Verpackung steht, es sei »vegan«, solltest du wissen, dass es nicht das Kollagen selbst enthält. Vielmehr sind verschiedene kollagenunterstützende und -verstärkende Inhaltsstoffe darin, die wir im vorangegangenen Abschnitt beschrieben haben, etwa Vitamin C und Zink.

Qualität

Das Angebot der Produkte auf dem Markt ist groß. Hier sind einige wichtige Punkte, die du beim Kauf von Kollagenprodukten beachten solltest:

- **Herkunft und Art des Kollagens:** Achte auf Marken, die genau angeben, woher das Kollagen stammt. Zum Beispiel »grasgefüttertes Rinderkollagen«, »aus Weidehaltung« oder »Fisch aus nachhaltiger Herkunft und Wildfang«. Du kannst auch nach den enthaltenen Kollagentypen suchen, wie Typ I, II oder III.

- **Aminosäureprofil:** Idealerweise sollte das Aminosäureprofil aufgeführt sein, da es dir eine bessere Vorstellung von der Qualität des Kollagens vermittelt.

- **Pulverform:** Kollagen in Pulverform liefert die größte Menge an Kollagen und bietet dir eine praktische Möglichkeit, es in deine Ernährung einzubauen, etwa in Smoothies, Joghurt, Kaffee oder andere Getränke einzurühren.

- **Andere Darreichungsformen:** Kollagen in Form von Fertiggetränken, Tonika, Kapseln oder Gummibärchen enthält möglicherweise nicht die adäquaten Mengen. Außerdem sind diese Produkte oft gesüßt und mit Zusatz- sowie Konservierungsstoffen angereichert. Hier empfiehlt es sich, genau auf die **Zutatenliste** zu schauen.

- **Hitzebeständigkeit:** Kollagen ist hitzebeständig. Die Kollagentypen I und III sind besonders hitzebeständig und behalten ihre Integrität bis zu 300 °C.

- **Vorteile von Rinder- und Meereskollagen:** Rinderkollagen enthält sowohl den Typ I als auch den Typ III, während Meereskollagen hauptsächlich aus Typ I besteht. Die Effektivität dieser Kollagentypen ließ sich zudem anhand ihrer Eigenschaft, Haut und Haare zu stärken, nachweisen.

Nahrungskollagen

Da Kollagen ein wichtiges Strukturprotein im Körper ist, das in Haut, Gelenken, Sehnen und Knochen vorkommt, liegt es auf der Hand, dass wir dieses Strukturprotein auch mit unserer Nahrung aufnehmen können.

Es gibt Lebensmittel, die von Natur aus Kollagen enthalten oder die Produktion dieses wichtigen Proteins im Körper unterstützen können. Natürlich vorkommendes Kollagen befindet sich ausschließlich in tierischen Produkten. Diese liefern die nötigen Aminosäuren in ausreichender Menge, um Kollagen aufzubauen. Fisch und Meeresfrüchte sind beispielsweise hervorragende Quellen für Kollagen. Haut und Knochen dieser Meerestiere enthalten reichlich Kollagen, insbesondere die von Fischarten wie Lachs, Thunfisch und Sardinen. Daher ist es nicht nur ein Genuss, diese leckeren Meeresdelikatessen zu verzehren, sondern kann auch dazu beitragen, die Kollagenversorgung in deinem Körper zu unterstützen.

Kleiner Tipp zum Lachs

Entsorge beim Kochen die Lachshaut nicht, sondern verwende sie, um andere Gerichte damit aufzuwerten, wie beispielsweise in unserem Rezept »Linsensalat mit knuspriger Lachshaut« (siehe S. 104). Dies tut nicht nur deiner Haut gut, sondern verringert auch die Lebensmittelverschwendung.

Ein weiterer bedeutender Lieferant für Kollagen ist die beliebte Knochenbrühe. Hautfreundliche Rezepte findest du im Rezeptteil (siehe S. 181 und 182).

Beim Kochen der Rinder- oder Geflügelknochen (bevorzugt aus Weide- oder Biohaltung) ist Essig ein wichtiger Bestandteil, da er die Freisetzung von Kollagen und wertvollen Mineralien unterstützt, wie Eisen, Zink, Calcium, Magnesium und Phosphor. In einer Studie, für die man Brühe aus Schweineknochen zubereitete, wurden nach 12 Stunden Proben entnommen, eine mit Essig und eine andere Variante ohne Essig. Erstaunlicherweise erhöhte die Zugabe von Essig die Werte von Calcium und Magnesium um das 10- bzw. 20-Fache.[14]

Wenn du also eine hochwertige Brühe erhalten möchtest, dann kochst du sie am besten selbst. Denn du bestimmst zum einen die Qualität der Bestandteile, zum anderen kannst du den Kochprozess kontrollieren und darauf achten, dass die Zutaten bei niedrigen Temperaturen lange genug gekocht wurden (~48–72 Stunden). Nur so kannst du sichergehen, dass genügend Mineralstoffe, Vitamine und vor allem Kollagen bzw. dessen Aminosäuren freigesetzt werden.

Auch solltest du unbedingt Gemüse mitkochen, denn dieses liefert zusätzliche Vitamine und Mineralien, wobei die hitzeempfindlichen Vitamine allerdings schnell dahin sind (ab etwa 49 °C). Deswegen sind niedrige Kochtemperaturen sehr wichtig. Gib das Gemüse frühestens 2 Stunden vor Beendigung des Kochvorgangs hinzu. Für zusätzliches Vitamin C empfehle ich, etwas Rohkost wie Paprikastreifen oder etwas Sauerkraut beim Anrichten auf die Brühe zu geben. Dieses essenzielle Vitamin spielt eine entscheidende Rolle bei der Synthese von Kollagen.

Noch ein Tipp: Seihe das Gemüse nicht ab, sondern iss es mit, denn hierin verstecken sich die meisten Mineralien, wie z. B. Calcium.

Für Fleischliebhaber gibt es ebenfalls gute Nachrichten: Fleischsorten wie Rindfleisch oder Geflügel enthalten Kollagen in ihren Bindegeweben. Deswegen solltest du ruhig ab und an mal einen zarten Schmorbraten, saftiges Hühnerfleisch oder Brathähnchen genießen.

Aber auch für Vegetarier und Veganer gibt es pflanzliche Alternativen, die wichtige Aminosäuren für die Kollagenbildung liefern. Hülsenfrüchte wie Bohnen und Linsen, Sojaprodukte und Nüsse sind einige Beispiele für kollagenfördernde Lebensmittel aus pflanzlichen Quellen.

Du solltest jedoch wissen, dass der direkte Verzehr von Kollagen aus Lebensmitteln nicht zwangsläufig eine direkte Auswirkung auf deine Haut oder die Gelenke hat, denn im Verdauungsprozess im Magen wird das Kollagen in seine einzelnen Aminosäuren zerlegt und diese anschließend im Körper dort verteilt, wo sie am dringendsten benötigt werden. Dennoch wird eine kollagenreiche Ernährung als Teil eines gesunden Lebensstils und einer ausgewogenen Ernährung empfohlen.

Zusammenfassend lässt sich sagen, dass die Integration kollagenreicher Lebensmittel in deine Ernährung einen positiven Beitrag zur Gesundheit deiner Haut und Gelenke leisten kann. Es ist jedoch wichtig, eine ausgewogene Ernährung und einen gesunden Lebensstil auf Dauer beizubehalten, um dein Wohlbefinden langfristig zu fördern. Also genieße die Vielfalt kollagenreicher Lebensmittel, damit deine Haut strahlt und deine Gelenke geschmeidig bleiben!

Die besten einheimischen Vitamin-C-Lieferanten zur Unterstützung der Kollagensynthese:

Hagebutten	Johannisbeeren, schwarz
Sanddornbeeren	Kräuter, v. a. Thymian, Petersilie, Bärlauch
Brennnesselblätter	Paprika, rot

Tabelle 4

HAUTZELLEN UND KOLLAGEN BRAUCHEN WASSER

Wasser spielt eine entscheidende Rolle für die Gesundheit und das Erscheinungsbild unserer Haut. Unsere Zellen bestehen größtenteils aus Wasser, und sie benötigen eine ausreichende Durchfeuchtung, um optimal zu funktionieren.

Wassermangel im Körper kann zur Austrocknung des Gewebes und zu Funktionsstörungen (wie Alterung und Entzündungen) führen. Die Haut bildet da keine Ausnahme, und das Erscheinungsbild der Haut an Lippen, Händen und Füßen spiegelt den Feuchtigkeitszustand eines Körpers unmittelbar.

Die Hydratation der Hautzellen ist von großer Bedeutung, da Wasser für Nährstoffe und Sauerstoff als »Vehikel« dient und zudem die Durchblutung fördert. Es sorgt für den reibungslosen Transport dieser wichtigen Substanzen zu den Zellen und unterstützt somit Stoffwechselprozesse, welche für die Bewahrung einer gesunden Haut unerlässlich sind.

Darüber hinaus spielt Wasser eine wichtige Rolle bei der Aufrechterhaltung der Hautelastizität und -festigkeit. Eine ausreichende Hydratation hilft dabei, das Gewebe der Haut zu straffen und Faltenbildung vorzubeugen, was ihr ein frisches und strahlendes Aussehen verleiht.

Zudem ist Wasser ein integraler Bestandteil von Kollagen und macht im natürlichen Zustand rund 60 % des Gewichts des Kollagens aus. Die Wassermoleküle fügen sich nahtlos in die Struktur des Kollagens ein und ermöglichen die Bildung stabiler und flexibler Kollagenfasern. Folglich ist es nicht überraschend, dass ein Wassermangel dramatische Auswirkungen hat. Wenn dem Körper Wasser entzogen wird, kann dies zu einer Veränderung der Kollagenstruktur führen, wodurch die Haut an Festigkeit und Elastizität verliert – und das begünstigt die Bildung von Fältchen.

Der Entzug von Wasser beeinträchtigt nicht nur die Struktur, sondern auch die Funktion des Kollagens.

Um die Kollagensynthese und die Gesundheit der Haut zu unterstützen, ist es daher unerlässlich, über den Tag immer genug zu trinken. Ein gesunder Wasserhaushalt hilft, die Kollagenstruktur aufrechtzuerhalten und die Haut mit Feuchtigkeit zu versorgen.

Wie viel Wasser pro Tag braucht unsere Haut also? Der Körper verliert rund 2,5 Liter Flüssigkeit pro Tag über die Nieren (Urin), den Darm (Stuhl), die Haut (Schwitzen) sowie über die Lunge – durch das Atmen. Daher ist eine regelmäßige und ausreichende

Wasserzufuhr lebensnotwendig. Die empfohlene tägliche Flüssigkeitsmenge variiert je nach den individuellen Bedürfnissen (Alter, Beruf), körperlicher Aktivität und Umgebungseinflüssen (Hitze; Kälte; Innenraumluft). Um die verlorenen 2,5 Liter wieder aufzufüllen, wird eine Wassermenge von 35 ml pro kg Körpergewicht pro Tag für einen gesunden Erwachsenen empfohlen. Dabei kommt bei einer gesunden Mischkost ein Drittel des Wassers aus der Nahrung. Um den Rest der verlorenen 2,5 Liter wieder aufzufüllen, musst du jedoch 1–1,5 Liter Wasser pro Tag trinken (laut den DGE-Referenzwerten).

Nahrungsmittel wie Obst und Gemüse haben einen hohen Wasseranteil und tragen damit maßgeblich zur Flüssigkeitszufuhr bei. Diese Lebensmittel können auch wichtige Nährstoffe – wie Antioxidantien und Vitamine – liefern, die für die Gesundheit der Haut vorteilhaft sind. Vor allem im Winter, wo die Haut insbesondere durch die trockene Heizungsluft beansprucht wird, macht es Sinn, öfter mal eine wärmende Suppe zu genießen, wie z. B. unsere »Misosuppe mit Hühnchen und Spitzkohl« (siehe S. 164) oder die »Rinderbrühe mit Sauerkraut« (siehe S. 165), diese Suppen leisten nicht nur einen wesentlichen Beitrag zu deinem Wasserhaushalt, denn mit ihren vielen Mineralstoffen und Vitaminen sorgen sie dafür, dass deine Haut auch im Winter erstrahlt.

MIKRONÄHRSTOFFE

Veränderungen im Hautbild wurden bereits lange vor der Entdeckung der biochemischen Zusammenhänge mit einer ungesunden Ernährung in Verbindung gebracht. Einer der Ersten, der diese Zusammenhänge erkannte, war der schottische Schiffsarzt James Lind. Er beschrieb, wie Zahnfleischbluten, Hautverfärbungen, abnormales Haarwachstum und schlechte Wundheilung in Zusammenhang mit einem Vitamin-C-Mangel auftraten – eine Krankheit, die Seeleute auf ihren langen Fahrten heimsuchte und die als Skorbut bekannt ist.

Andere Forscher entdeckten bald ähnliche Hautveränderungen bei Vitaminmangelkrankheiten wie Pellagra (Vitamin-B3-Mangel) und Ariboflavinose (Vitamin-B2-Mangel). Man stellte jedoch fest, dass diese Probleme durch eine geeignete Ernährung behoben werden können. Ebenso können sich bereits kleinere Defizite an Mineralien und Vitaminen auf der Haut bemerkbar machen – z. B. geht eine trockene und blasse Haut unter Umständen auf Defizite im Zink- oder Jodhaushalt zurück. Tatsächlich wurden viele wichtige Mikronährstoffe anhand ihrer Auswirkungen auf die Hautgesundheit identifiziert.

Diese Entdeckungen zeigen, wie eng unsere Ernährung mit unserer Hautgesundheit verbunden ist. Sie verdeutlichen auch die Bedeutung einer ausgewogenen und an Mikronährstoffen reichen Ernährung, um unsere Haut in Bestform zu halten. Es ist erstaunlich, wie weit wir in unserem Verständnis der Verbindung zwischen Ernährung und Hautgesundheit gekommen sind, und welche wichtige Rolle dies bei der Pflege unserer Haut spielt. So sind viele kosmetische Cremes und Lotionen mit Mikronährstoffen wie Niacin (Vitamin B3), Vitamin C oder sekundären Pflanzenstoffen wie Carotinoiden angereichert. Damit wird jedoch nur die oberste Hautschicht versorgt, ein Durchdringen bis in die untersten Hautschichten findet meist nicht statt. Auch deshalb kommt der Ernährung, d. h. welche Nährstoffe sie den tiefen Hautschichten liefert, ein großer Stellenwert zu:

Iss dich glykLich und schön von innen heraus.

Mikronährstoffe sind essenzielle Nährstoffe, die im Körper nur in kleinen Mengen benötigt werden, die dafür aber eine große Rolle bei unserer Gesunderhaltung spielen. Im Gegensatz zu den Makronährstoffen, Kohlenhydraten, Proteinen und Fetten, die als Hauptenergielieferanten dienen, liefern Mikronährstoffe keine direkte Energie, sondern sind für die Regulierung und Aufrechterhaltung zahlreicher physiologischer Prozesse verantwortlich. Sie dienen meist als Unterstützer und Bausubstanzen für diverse Enzyme und Hormone, so ist Eisen beispielsweise ein wichtiger Bestandteil von Enzymen zur Energiebereitstellung oder Jod als Bausubstanz für die Schilddrüsenhormone. Fehlen diese, können wichtige Prozesse in Zellen nur noch eingeschränkt ablaufen, was sich wiederum negativ auf den Energiestoffwechsel und somit auf die Hautgesundheit auswirkt.

Zu den Mikronährstoffen zählen Vitamine, Mineralstoffe und sekundäre Pflanzenstoffe. Vitamine wie Vitamin A, C, D, E und K sowie verschiedene B-Vitamine sind für den Stoffwechsel, das Immunsystem, die Zellregeneration und andere wichtige Funktionen im Körper von entscheidender Bedeutung. Wobei Vitamin D aufgrund seiner Funktionen eher den Hormonen zuzuordnen ist. Aber dazu später mehr. Gehen wir nun auf die einzelnen Vitamin-Gruppen näher ein.

Vitamine

Vitaminmangel wirkt sich auf die Gesundheit der Haut aus. Ein Mangel an Vitaminen im Körper kann – wie vorab bereits beschrieben – Hautkrankheiten hervorrufen. Ein Vitamin-C-Mangel verursacht zum Beispiel die Symptome von Skorbut, etwa brüchige Haut und eine gestörte Wundheilung. Vitamine sind antioxidativ, sie agieren als Schutzstoffe der Haut und werden hauptsächlich über die Nahrung aufgenommen, weshalb der Vitamingehalt der Ernährung in engem Zusammenhang mit der antioxidativen Kapazität der Haut gegen oxidativen Stress und ihren physiologischen Funktionen steht. Es sei jedoch darauf hingewiesen, dass ein ungesunder Lebensstil mit Dauerstress (erhöhtes Cortisol), Schlafmangel, Rauchen oder hohem Alkoholkonsum zum Ausgleich eine erhöhte Zufuhr dieser Schutzstoffe benötigt und daher gewisse Defizite leichter auftreten können.

Antioxidantien, freie Radikale und Reaktive Sauerstoffspezies (ROS)

Der Begriff »antioxidativ« bezieht sich auf die Fähigkeit von Substanzen, die schädlichen Auswirkungen sogenannter freier Radikale zu reduzieren oder sogar zu verhindern.

Freie Radikale sind Sauerstoffmoleküle mit einem ungepaarten, also einzelnen Elektron, daher instabil und hochgradig reaktiv. Sie können im Körper auf natürliche Weise entstehen, aber auch durch Einflüsse wie UV-Strahlung, Umweltverschmutzung, Rauchen oder auch körperliche Überlastung induziert werden. Freie Radikale verursachen Schäden an Zellen, indem sie Moleküle wie Proteine, Lipide oder DNA angreifen, mit dem Ziel, ihnen ein Elektron zu »rauben«, mit dem sie reagieren und neue Radikale bilden; das setzt sich dann fort. Diese Kettenreaktion wird als »oxidativer Stress« bezeichnet und steht im Zusammenhang mit verschiedenen Krankheiten, einschließlich Hautkrankheiten.

Zur Gruppe der freien Radikale zählen auch gewisse Reaktive Sauerstoffspezies *(Reactive Oxygen Species*, ROS). Diese sind hochreaktive Moleküle, die Sauerstoff enthalten und als Nebenprodukte des Stoffwechsels entstehen. Sie spielen eine Rolle in normalen zellulären Prozessen, können jedoch bei Überproduktion oxidativen Stress verursachen. Dieser Stress kann Hautzellen schädigen und zu vorzeitigem Altern, Entzündungen und anderen Hautproblemen beitragen.

Antioxidantien neutralisieren freie Radikale, indem sie ihnen Elektronen zur Verfügung stellen, wodurch ihre Reaktivität verringert und folglich ihre schädliche Wirkung gemindert wird.

Viele Vitamine wurden auf ihre antioxidativen Eigenschaften hin untersucht. Sie können ROS in alternden Hautzellen in ihrer schädlichen Wirkung hemmen. Die meisten Forschungen haben sich auf die Vitamine A, B (B3, B12), E, D, C sowie die vitaminähnliche Substanz Coenzym Q10 konzentriert.

Auch wenn du ohnehin Wert auf eine nährstoffreiche Ernährung legst – es gibt wichtige Punkte, die du in Bezug auf die »Langlebigkeit« von Vitaminen beachten solltest.

Die Lebensdauer der Vitamine

Vitamine sind äußerst empfindlich und verlieren schnell ihre Stabilität. Sie können leicht aus Lebensmitteln entweichen oder durch äußere Einflüsse wie Luft und hohe Temperaturen beeinträchtigt werden. Eine Langzeitlagerung führt zu drastischen Verlusten an Vitaminen, und auch die Verarbeitung von Lebensmitteln hat Auswirkungen. Selbst ein aufgeschnittener Apfel büßt in kürzester Zeit einen erheblichen Anteil seiner Vitamine ein. Besonders die Vitamine C, A und E leiden unter dem Einfluss von Sauerstoff, während Lichteinfall den Gehalt von Niacin (B3) und Folsäure beeinflusst.

Die Wahl der Koch- und Garmethode spielt eine entscheidende Rolle. Hohe Temperaturen, vor allem in Wasser, können den Vitamingehalt eines Lebensmittels um ein Vielfaches reduzieren, im Gegensatz zu schonenden Methoden wie Dampfgaren, Dünsten oder leichtes Rösten. Obwohl fettlösliche Vitamine (A, D, K und E) nicht leicht ins Kochwasser übergehen, können sehr hohe Temperaturen ihre Struktur verändern, was die Funktionsfähigkeit beeinträchtigt.

In Bezug auf Lagerung und Transport ist zu beachten, dass kürzere Transportwege und Lagerzeiten, wie es bei regionalen Lebensmitteln der Fall ist, die Vitaminintegrität besser bewahren. Daher solltest du auf lokale Produkte zurückgreifen, anstatt von weit her importierte Waren zu kaufen. Bei unseren Rezepten haben wir Wert auf die Verwendung überwiegend regionaler und vor allem saisonaler Lebensmittel gelegt.

Vitamin A

Vitamin A, auch als Retinol bekannt, ist ein essenzielles Mitglied der Gruppe der Retinoide – dies sind chemische Substanzen, die dem Retinol (Vitamin A) stark ähneln. Die Gruppe umfasst Retinol und andere Verbindungen mit vergleichbarer biologischer Wirkung. Der menschliche Körper kann Retinol auch aus Carotinoiden wie etwa Beta-Carotin synthetisieren. Die Umwandlungsrate variiert jedoch je nach Lebensmittel und Carotinoid-Klasse. Carotinoide, die in Vitamin A umgewandelt werden können, werden als »Provitamin A« bezeichnet, wobei Beta-Carotin ein sehr bekannter Naturfarbstoff ist, der Karotten ihre leuchtende orange Farbe verleiht. Carotinoide sind sekundäre Pflanzenstoffe und werden in diesem Kapitel nochmals näher beschrieben (siehe S. 85).

Einfluss auf die Haut

Die Wirkung von Retinoiden, zu denen auch Vitamin A gehört, erstreckt sich über die Regulierung des Zellwachstums, der Zellentwicklung und der Apoptose (programmierter Zelltod). Retinol dringt aufgrund seiner fettlöslichen Eigenschaften tief in die Haut ein, wo es die Kollagenbildung stimuliert, die Zellregeneration beschleunigt und zur Korrektur von Unebenheiten und Falten beiträgt. Die positiven Effekte von Carotinoiden auf die Haut sind auf ihre antioxidativen Eigenschaften zurückzuführen. Die Umwandlung von Carotinoiden in aktive Retinoidformen ist essenziell, um physiologische Hautfunktionen zu unterstützen. In Laboruntersuchungen konnte gezeigt werden, dass Retinol die Hautkollagenproduktion steigert, indem es Kollagen abbauende Enzyme hemmt.[15] Topische Retinoidbehandlungen, d. h. die äußerliche Anwendung von Vitamin-A-haltigen Cremes, schützen nachweislich vor durch UV-Strahlen verursachtem Kollagenabbau, sie fördern das Wachstum von Hautzellen und kleinen Gefäßzellen. Dies wiederum wirkt der Hautalterung durch Licht und Lichtschäden entgegen. Die krebsvorbeugende Wirkung von Retinol wurde bereits in einigen zell- und tierexperimentellen Studien belegt, wobei die Aufnahme von Vitamin A mit dem Hautkrebsrisiko zu korrelieren scheint, das heißt, eine erhöhte Zufuhr von Vitamin A soll das Krebsrisiko senken können.

Aufnahme

Während tierische Produkte uns hauptsächlich Retinoide liefern, finden sich Provitamin-A-Carotinoide, darunter Beta-Carotin, vermehrt in pflanzlichen Nahrungsmitteln.

Da die in Lebensmitteln vorkommenden Vitamin-A-Verbindungen vom menschlichen Körper unterschiedlich aufgenommen und verstoffwechselt werden, ist es üblich, für die Angaben der Gehalte das Retinolaktivitätsäquivalent (RAE) heranzuziehen. Die Provitamin-A-Carotinoide wie Beta-Carotin unterliegen Wechselwirkungen mit anderen Nahrungsinhaltsstoffen, besitzen eine unterschiedliche Bioverfügbarkeit und Umwandlungsraten in die Vitamin-A-Wirkform Retinol. Man geht von einer Umwandlungsrate von 12:1 aus. Das bedeutet, es werden 12 Einheiten Beta-Carotin aus Pflanzen benötigt, um eine aktive Retinol-(Vitamin A)-Einheit herzustellen. Ein Vitamin-A-Mangel ist unwahrscheinlich, wenn du dir täglich Lebensmittel wie Joghurt, Käse oder Fisch für Vitamin A sowie Gemüse und Obst für Beta-Carotin auf den Teller packst.

Tierische Quellen		Pflanzliche Quellen	
Lebensmittel, 100 g	Gehalt µg RAE	Lebensmittel, 100 g	Gehalt µg RAE
Schweineleber	36.300	Karotte	775
Hühnerleber	33.500	Grünkohl	433
Rinderleber	17.900	Spinat	400
Leberwurst	10.500	Feldsalat	325
Thunfisch, rot (Blauflossenthunfisch)	655	Mangold	292
Butter	622	Paprika, rot	177
Camembert (60 % Fett i. Tr.)	527	Aprikose	140
Crème fraiche (40 % Fett)	460	Kaki	133
Hühnerei	277	Brokkoli	71
Gouda (mind. 30 % Fett i. Tr.)	174	Kürbis	64
Makrele	100	Tomate	49
Joghurt (3,5 % Fett)	31	Spargel, weiß	43
Hühnerbrust (ohne Haut)	27	Erbsen, grün, gekocht	35
Lachs	26	Gurke	31

Tabelle 5: Die RAE-Gehalte einiger tierischer und pflanzlicher Nahrungsmittel[16]
1 µg RAE (Retinolaktivitätsäquivalent, retinol activity equivalent) = 1 µg Retinol = 12 µg Beta-Carotin = 24 µg andere Provitamin-A-Carotinoide (Beta-Carotin, Alpha-Carotin und Beta-Cryptoxanthin.

Auch wenn Vitamin A das neue Anti-Aging-Wundermittel der Kosmetikindustrie zu sein scheint: Die intensive orale Behandlung mit Retinol muss aufgrund von dessen Toxizität begrenzt bleiben. Hohe Dosen von Vitamin A können eine Erhöhung des Hirndrucks verursachen und dadurch akut Kopfschmerzen, Schwindel, Übelkeit oder Erbrechen hervorrufen. Ein chronischer Vitamin-A-Überschuss zeigt sich vor allem durch Hautveränderungen wie Verhornung und Austrocknung, typischerweise begleitet von Gelbsucht. Zu den möglichen weiteren Symptomen zählen Geruchsstörungen, Knochenschmerzen, Lichtempfindlichkeit, Haarausfall und eingerissene Mundwinkel.

Die empfohlene Zufuhr liegt für Frauen bei 700 µg und für Männer bei 850 µg Retinolaktivitätsäquivalent (RAE) pro Tag. Die tolerierbare Höchstmenge liegt bei 3 mg (3000 µg). Hier ist vor allem Vorsicht bei der zusätzlichen Einnahme von Nahrungsergänzungsmitteln geboten!

Der übermäßige Verzehr Vitamin-A-reicher Lebensmittel während der Schwangerschaft kann zu Fehlbildungen beim Ungeborenen führen. Insbesondere in den ersten drei Schwangerschaftsmonaten sollten werdende Mütter auf den übermäßigen Verzehr Vitamin-A-reicher Lebensmittel, insbesondere von Leber, verzichten.

Bei einer erhöhten Aufnahme von Beta-Carotin und anderen Provitamin-A-Carotinoiden sind bisher keine nachteiligen gesundheitlichen Auswirkungen bekannt. Für diese Lebensmittel gelten daher keine festgelegten tolerierbaren Gesamtzufuhrmengen pro Tag.

Gerade im Frühjahr lohnt es sich, die Bildung frischer Hautzellen durch Vitamin A anzuregen und sie auf die kommende UV-Exposition vorzubereiten – wie wäre es hier mit unserem »Sabich-Sandwich gefüllt mit Hühnchen und Rucola« (siehe S. 96) oder dem »Gerösteten Jasminreissalat« (siehe S. 100) mit Beta-Carotin-reichem Gemüse?

Vitamin D

Vitamin D wird in die Gruppe der fettlöslichen Vitamine eingeordnet, obwohl es im menschlichen Körper mehrere essenzielle hormonelle Funktionen erfüllt. Eine herausragende Rolle spielt dabei die Regulation des Calziumstoffwechsels, der wiederum die Knochenmineralisierung unterstützt. Neben diesem fundamentalen Beitrag bringt uns Vitamin D eine Vielzahl weiterer Vorteile, darunter die Förderung der kardiovaskulären Gesundheit, die Stärkung des Immunsystems sowie krebsvorbeugende Eigenschaften und Schutz vor Autoimmunerkrankungen.

Die Einordnung als klassisches Vitamin wird zusätzlich durch die Tatsache herausgefordert, dass der Großteil des benötigten Vitamin D im Körper selbst produziert wird. Dieser Prozess wird durch die Einwirkung von UVB-Strahlen der Sonne auf die Haut ausgelöst, wodurch ein Cholesterinstoffwechselprodukt in Vitamin D3 (Cholecalciferol) umgewandelt wird. Es bedarf jedoch einer weiteren Aktivierung, damit der Mikronährstoff sämtliche Funktionen voll entfalten kann. Diese erfolgt in zwei Schritten, zunächst in der Leber und anschließend in der Niere, wo es zu 1,25-Dihydroxyvitamin D3 (Calcitriol), also in Vitamin D, umgewandelt wird. Dieser aufwendige Prozess unterstreicht die komplexe und vielseitige Natur von Vitamin D in seiner biologischen Wirkung im menschlichen Organismus.

Einfluss auf die Haut

Vitamin D erweist sich als bedeutender Akteur für die Gesundheit, indem es nicht nur vor vorzeitiger Hautalterung durch Licht schützt, sondern auch Reparaturmechanismen aktiviert, um DNA-Schäden infolge ultravioletter Strahlung zu beheben. Zusätzlich reduziert seine antiinflammatorische Wirkung Entzündungen und mindert somit das Hautkrebsrisiko.

Trotz dieser vielfältigen positiven Effekte gestaltet sich die Beziehung zwischen der Aufnahme und der Produktion von Vitamin D als komplex und teils widersprüchlich, denn die Synthese von Vitamin D ist eng mit Licht, insbesondere UVB-Strahlung, verbunden. Diese Strahlung beschleunigt jedoch den Alterungsprozess der Haut und erhöht bei übermäßiger und lang anhaltender Exposition das Hautkrebsrisiko.

Entscheidend ist hierbei das »Feintuning« der Vitamin-D-Zufuhr – die richtige Dosierung macht den entscheidenden Unterschied. Gerade wegen der zahlreichen gesundheitlichen Vorteile ist es von essenzieller Bedeutung, die täglich aufgenommene Vitamin-D-Menge im Gleichgewicht zu halten, um unerwünschte Nebenwirkungen zu verhindern. Eine begrenzte Exposition gegenüber UV-Strahlung, kombiniert mit einer entsprechenden Vitamin-D-Zufuhr, ist daher entscheidend für die optimale Gesundheit der Haut und des gesamten Organismus.

Adäquate Vitamin-D-Spiegel

25-Hydroxyvitamin D3 (25(OH)-Vitamin D3) repräsentiert die Speicherform von Vitamin D im Körper und fungiert als klinischer Indikator für den Vitamin-D-Status. Nicht zuletzt deshalb, da 25(OH)-Vitamin D3 die vergleichsweise lange Halbwertszeit von etwa 14 Tagen hat, was auf seine hohe Stabilität zurückzuführen ist.

In den letzten Jahren wurden die Empfehlungen für einen optimalen Vitamin-D-Spiegel von medizinischen Fachgesellschaften schrittweise angepasst, und dies wird wahrscheinlich auch weiterhin geschehen. Der optimale Bereich des Vitamin-D-Werts wird immer wieder kontrovers diskutiert, führende Experten legen sich jedoch auf Werte im Bereich von 40–60 ng/ml (100–150 nmol/l) fest, wobei ein Vitamin-D-Mangel bei Werten unter 30 ng/ml definiert wird.

Die Deutsche Gesellschaft für Ernährung (DGE) empfiehlt 20 µg (= 800 I.E.)* Vitamin D pro Tag als ausreichend (bei fehlender Eigensynthese, z. B. im Winter). Diese Empfehlung ist jedoch umstritten, da man damit möglicherweise den optimalen Vitamin-D-Spiegel von 40–60 ng/ml nicht erreicht.

* 1 µg = 40 Internationale Einheiten (I.E.)

25(OH)D in nmol/l	25(OH)D in ng/ml	Bedeutung
<30	<12	Mangelhafte Versorgung mit erhöhtem Risiko für Krankheiten wie Osteoporose
30–<50	12–<20	Suboptimale Versorgung mit möglichen Folgen für die Knochengesundheit
50–<75	20–<30	Ausreichende Versorgung in Bezug auf die Knochengesundheit
75–<125	30–<50	Ausreichende Versorgung ohne weiteren Zusatznutzen für die Gesundheit
≥ 125	≥ 50	Mögliche Überversorgung mit möglichen gesundheitlichen Folgen, z.B. Hyperkalzämie, die zu Herzrhythmusstörungen oder Nierensteinen führen kann

Tabelle 6: Vitamin-D-Spiegel, Quelle: Robert Koch-Institut (RKI)[17]

Vitamin-D-Spiegel und seine Bedeutung

Unser Körper ist auf die Eigensynthese von Vitamin D angewiesen, da eine ausreichende Zufuhr über die Nahrung oft nicht gewährleistet ist. Eine wesentliche Quelle dieses Vitamins ist das Sonnenlicht.

In unseren Lebensmitteln ist Vitamin D fast ausschließlich in tierischen Produkten enthalten, darunter Leber, Meeresfische (Lebertran!), Milchprodukte und Eier. Fett und Leber sind die Hauptreservoire für das fettlösliche Vitamin D. Diese müssen, ähnlich wie das durch Sonnenlicht gebildete Vitamin D, erst aktiviert werden, um ihre volle Wirksamkeit zu entfalten. Neben Vitamin D3 spielt auch Vitamin D2 (Ergocalciferol) eine wichtige Rolle. Vitamin D2 wird unter UV-Bestrahlung in Pilzen und anderen pflanzlichen Organismen (etwa Algen) gebildet. Dieses weist nach der entsprechenden Bioaktivierung etwa die gleiche Vitaminwirkstärke wie Calcitriol (Vitamin D3) auf.

Laut der letzten repräsentativen Studie des Robert Koch-Instituts (durchgeführt von 2008–2011) erreichen nur 38,4 % der Erwachsenen in Deutschland (38,6 % der Frauen, 38,3 % der Männer) eine ausreichende Versorgung mit Vitamin D. In den letzten Jahren wurde diese Thematik in den Medien verstärkt hervorgehoben, nicht zuletzt aufgrund der bekannt gewordenen Korrelationen von Vitamin-D-Mangel und dem Auftreten bestimmter Erkrankungen. Somit erfordert eine adäquate Gesundheitsvorsorge die Beachtung der Vitamin-D-Werte der Bevölkerung hinsichtlich Prävention und Therapie von Krankheiten.[18]

Vor allem im Winter zeigt sich, dass ein beträchtlicher Teil unserer Bevölkerung nicht ausreichend mit Vitamin D versorgt ist. Dieses Defizit setzt sich sogar während der sonnenreichen Monate fort, da viele Menschen Schwierigkeiten haben, ihre Vitamin-D-Reserven aufzufüllen. Hierbei spielen mehrere Faktoren eine Rolle, darunter das Alter (im höheren Lebensalter verringert sich die Vitamin-D-Produktion), dunkle Hautpigmentierung (sie setzt die Aufnahme von UV-Licht herab), ein zeitlich reduzierter Aufenthalt in der Sonne aufgrund moderner Lebensweisen (mehr Indoor- statt Outdoor-Aktivitäten) sowie eingeschränkte Mobilität, insbesondere bei bettlägerigen (kranken) Personen und Pflegeheimbewohnern. Zusätzlich tragen Kleidungsgewohnheiten und -moden, Sonnenschutzmittel und Umweltverschmutzung dazu bei, dass die natürliche Vitamin-D-Synthese beeinträchtigt wird.

Weitere Faktoren wie Rauchen, Übergewicht, eingeschränkte Aufnahme von Vitamin D über die Nahrung (Malabsorption), Nierenerkrankungen (können zu erhöhtem Vitamin-D-Verlust führen) sowie Leber- und Nierenerkrankungen (können die Aktivierung von Vitamin D beeinträchtigen) beeinflussen ebenfalls den Vitamin-D-Status. Bestimmte Medikamente wie Antiepileptika, Glukokortikoide, Immunsuppressiva und HIV-Medikamente können dabei ebenfalls eine Rolle spielen.

Angesichts dieser komplexen Zusammenhänge wird deutlich, wie wichtig es ist, ein erhöhtes Bewusstsein und eine größere Aufmerksamkeit für eine ausreichende Vitamin-D-Versorgung zu schaffen. Dies kann dazu beitragen, das Risiko bestimmter Krankheiten zu verringern und die Gesundheit der gesamten Bevölkerung zu unterstützen.

Fachgesellschaften empfehlen daher jenen Menschen eine Einnahme von Vitamin-D-Präparaten (also eine zusätzliche Zufuhr über die Ernährung hinaus), bei denen ein

Mangel nachgewiesen wurde und eine gezielte Verbesserung der Vitamin-D-Versorgung weder durch die Ernährung noch durch die körpereigene Vitamin-D-Bildung durch Sonnenbestrahlung zu erreichen ist. Eine kontrollierte, d. h. den individuellen Werten der betreffenden Menschen und den Verzehrempfehlungen der Fachgesellschaften angepasste Supplementierung kann Körper- und Hautgesundheit unterstützen.

Die Empfehlung beläuft sich auf 20 µg pro Tag (das entspricht 800 I.E.), wenn keine Eigensynthese stattfindet, was zum Beispiel in den Wintermonaten der Fall ist.

Die folgende Tabelle gibt dir eine Übersicht, worin 20 µg Vitamin D enthalten sind.

20 µg Vitamin D (Calciferol) sind enthalten in	
1818 g	Emmentaler
689 g	Eiern
645 g	Steinpilzen
181 g	Atlantik-Wildlachs
110 g	Forelle
100 g	Aal

Tabelle 7: Einzelne Nahrungsmittel und die davon benötigten Mengen bezogen auf einen Vitamin-D-Gehalt von 20 µg

Es ist eindeutig erkennbar, dass 20 µg nur schwer über die Nahrung abzudecken sind. Vor allem im Winter, wo die körpereigene Vitamin-D-Produktion gegen null geht.

Somit lautet meine Empfehlung: Versuche, so oft wie möglich hinaus ins Freie zu gehen und dich dort ein bisschen zu bewegen. Das geht auch innerhalb eines stressigen Büroalltags: Verlege dein Telefonat nach draußen, dank unserer modernen technischen Errungenschaften lässt sich dies alles realisieren, du kannst deine Mittagspause auch für den Lunch in der Sonne oder einen kurzen Spaziergang nutzen. Mit Abnahme der Sonneneinstrahlung und dem Einzug kälterer Temperaturen (ab Oktober) und der damit verbundenen Notwendigkeit, sich mehr und wärmer anzuziehen, ist eine Supplementierung unumgänglich.

Hier solltest du unbedingt beachten, dass bei der Einnahme von Vitamin-D-Supplementen das Prinzip »viel hilft nicht viel« gilt. Das Bundesinstitut für Risikobewertung (BfR) warnt vor langfristiger hochdosierter Einnahme von Vitamin-D-Präparaten. Es besteht keine ernährungswissenschaftliche Notwendigkeit für eine tägliche Zufuhr von 50 µg oder 100 µg (entsprechend 2000–4000 IE) Vitamin D, es sei denn, bei jemandem liegt ein diagnostizierter Vitamin-D-Mangel vor.

Allerdings deuten aktuelle Studien darauf hin, dass die langfristige und regelmäßige Einnahme hochdosierter Vitamin-D-Präparate mit einem erhöhten gesundheitlichen Risiko verbunden sein kann. Eine Überdosierung kommt in erster Linie durch falsch dosierte Nahrungsergänzungsmittel zustande. Eine übermäßige und langfristige Anwendung von Vitamin-D-Supplementen könnte negative Folgen haben, wie die Bildung von Nierensteinen oder Nierenverkalkungen. Daher ist Vorsicht geboten, um potenziell unerwünschte Auswirkungen zu verhindern. Vor allem Schwangere und Stillende sollten sich für ihre Supplementation eine adäquate Beratung suchen.

Die Eigensynthese hingegen wird von unserem Körper effektiv reguliert, wodurch eine übermäßige Vitamin-D-Bildung vermieden wird. Dennoch sollte dies nicht als Erlaubnis für unkontrolliertes Sonnenbaden angesehen werden, denn ein Überschuss an Sonnenlicht (UV-B) kann die vorzeitige Hautalterung beschleunigen und das Risiko für Hautkrebs erhöhen.

Vitamin E

Vitamin E (A/Γ-Tocopherol) ist wie ein Schutzschild für unseren Körper. Zu den Mitgliedern der Vitamin-E-Familie gehören verschiedene Verbindungen, die von Pflanzen produziert werden und als *Tocopherole* bezeichnet werden. Jedes dieser Tocopherole weist eine unterschiedliche Vitaminaktivität auf. Besonders hervorzuheben ist das Alpha-Tocopherol, denn es hat durch seine effiziente Aufnahme im Körper eine herausragende Bedeutung erlangt und stellt die bedeutendste in der Natur vorkommende Verbindung dar.

Die vielseitigen Funktionen von Vitamin E schließen neben seinen Aufgaben als Radikalfänger und Antioxidans auch den Schutz und Erhalt von außen aufgenommener wie auch körpereigener Fette, Vitamine, Hormone, Enzyme und Zellhüllen ein. Darüber hinaus beeinflusst es die Bildung von Gewebshormonen, trägt zur Anregung des Immunsystems bei und wirkt sich günstig auf den Prozess der Zellatmung (Energiestoffwechsel) aus. Und damit nicht genug: Es verhindert auch noch das Verklumpen von Blutplättchen, was das Risiko der Entstehung von Blutgerinnseln reduziert. Insgesamt spielt Vitamin E eine wichtige Rolle bei der Aufrechterhaltung unserer Gesundheit und des reibungslosen Ablaufs biologischer Prozesse im Körper.

Einfluss auf die Haut

Auch unserer Haut tut Vitamin E entschieden gut, denn es scheint die Poren und damit das Hautgesamtbild zu verfeinern. Vitamin E verhindert auch die Verklebung bzw. Verzuckerung (Glykierung) von Kollagen, ein Merkmal der Hautalterung. Deshalb wird Vitamin E in Cremes zur Behandlung trockener Haut eingesetzt sowie zur Verringerung von Schwangerschafts-Dehnungsstreifen. Es wirkt synergetisch mit Vitamin C, denn Vitamin C regeneriert und recycelt »verbrauchtes« Vitamin E, und beide Vitamine zusammen sind ein unschlagbares Team gegen oxidativen Stress von außen.

Neben seinen vielfältigen Aufgaben als Antioxidans nimmt Vitamin E auch die eines Schutzschilds gegen die schädlichen Auswirkungen der Sonnenstrahlung wahr. Selbst geringe Mengen der sonnenbedingten UV-Bestrahlung können dazu führen, dass der Gehalt an Vitamin E und Vitamin C in der äußeren Hautschicht, der Epidermis, erheblich abnimmt. Eine regelmäßige Vitamin-Zufuhr vor allem während der Sommermonate kann diesen Schutzschild aufrechterhalten und den schädlichen Einwirkungen der Sonneneinstrahlung entgegenwirken. Unsere Sommerrezepte enthalten wertvolle Vitamin-E-Quellen wie Mandeln, Pistazien, Avocados oder Sesamsamen.

In tierexperimentellen Studien wurde nachgewiesen, dass mit einer Vitamin-E-Creme behandelte Haut nach UV-Bestrahlung geringere DNA-Schäden aufwies als eine unbehandelte. Dies legt nahe, dass Vitamin E die Haut vor den Beschädigungen durch die Sonne bewahren kann. Ähnliche Resultate konnten auch in humanen Studien erbracht werden.[19]

Doch das ist noch nicht alles: Vitamin E arbeitet auch eng mit anderen Antioxidantien zusammen, um bereits vorhandene Schäden durch Oxidation zu reparieren. Die Kombination aus Vitamin E und anderen antioxidativen Stoffen scheint effektiv Faltenbildung, Spannen der Haut und Hautrauigkeit zu reduzieren.

Aufnahme

Das fettlösliche Vitamin E ist hauptsächlich in fettigen Pflanzenteilen enthalten. Vor allem Nüsse, Samen und pflanzliche Öle sind gute Vitamin-E-Lieferanten. Geringere Mengen sind auch in Gemüse, Obst oder tierischen Lebensmitteln zu finden, wobei der Gehalt in tierischen Produkten von der Ernährung der Tiere abhängt.

Es folgt eine Tabelle mit den Vitamin-E-Gehalten verschiedener Lebensmittel. Die Gehalte in der Nahrung werden zur Standardisierung der Vitamin-E-Aktivität eines Tocopherol-Abkömmlings nach der Deutschen Gesellschaft für Ernährung (DGE) als RRR-Alpha-Tocopherol-Äquivalent (Alpha-TÄ) angegeben, um die unterschiedlichen Aktivitäten der einzelnen Vitamin-E-Verbindungen abschätzen zu können. Die empfohlene tägliche Aufnahme für gesunde Erwachsene wird bei Männern mit 13–15 mg (altersabhängige Abnahme) und bei Frauen mit 12 mg angegeben. Schwangere und vor allem stillende Frauen haben einen Mehrbedarf.

Lebensmittel	Vitamin E (Alpha-TÄ) pro 100 g Lebensmittel
Haselnusskerne	26,6
Mandeln, süß	25,2
Weizenflockenkeime, getrocknet	24,7
Mandelmus, weiß	24,6
Walnussmus	23,2
Sonnenblumenkerne, ungeschält	21,8
Rapsöl	18,9
Leinsamen, ungeschält	16,0
Olivenöl	11,9
Tofu	10,1

Lebensmittel	Vitamin E (Alpha-TÄ) pro 100 g Lebensmittel
Erdmandeln	10,0
Erdnussmus	8,6
Krabben	4,0
Oliven, grün	3,9
Quinoa, rot	3,5
Paprika, rot	2,5
Wildlachs	2,1
Haferflocken (VK)	1,5
Schokolade (75 % Kakaoanteil)	1,5
1 Ei (Größe M)	1,0

Tabelle 8: Der Vitamin-E-Gehalt einiger Nahrungsmittel pro 100 g[20]

Auch für die optimale Aufnahme von Vitamin E in unseren Organismus benötigen wir Nahrungsfett. Dies bedeutet auch, dass in Nüssen oder pflanzlichen Ölen natürlich vorkommendes Vitamin E bereits in der optimalen Form vorliegt, um eine gute Resorptionskapazität zu erreichen.

Vitamin E als Nahrungsergänzung: In der Therapie von Arteriosklerose und Krebs wurde Vitamin E hochdosiert als Supplementation eingesetzt. Doch einige Studien hinterfragen die Wirksamkeit und Zielsetzung der Supplementation kritisch, denn eine hohe Zufuhr lässt sich bereits durch eine pflanzenbasierte Ernährung mit Fokus auf der Verwendung gesunder Fette und Öle sicherstellen. Auch scheint die Aufnahme von natürlichem Vitamin E gegenüber synthetisch hergestelltem Vitamin E vorteilhafter zu sein, da in natürlichen Substanzen alle acht wichtigen Vitamin-E-Verbindungen vorhanden sind – eine bunte Nahrungsvielfalt vorausgesetzt. Greift man doch zu Supplementen, so erkennt man natürlich gewonnenes Vitamin E an der Bezeichnung »RRR-Alpha-Tocopherol«, während synthetisches Vitamin E einfach nur als »Alpha-Tocopherol« gehandelt wird.

Vitamin C

Vitamin C wird auch als Ascorbinsäure bezeichnet, es ist wie das Vitamin E ein »Antioxidationsvitamin«. Da es im Gegensatz zum Vitamin E wasserlöslich ist, agiert es in den »wässrigen« Räumen der Zellen und im Körper. Hier schützt es Zellbestandteile wie Proteine, Enzyme und Hormone vor oxidativen Schäden oder regeneriert oxidierte Stoffe wie etwa Vitamin E.

Vitamin C ist ein echtes Multitalent. Neben seiner wichtigen Funktion bei der Kollagenherstellung unterstützt es die Blutbildung, indem es die Aufnahme von Eisen im Darm verbessert. Vor allem fördert es die Aufnahme von Eisen aus pflanzlichen Produkten wie z. B. Hülsenfrüchten oder Getreide. Denn da pflanzliches Eisen ($Fe3^+$) in einer anderen Oxidationsform vorliegt als tierisches Eisen ($Fe2^+$), muss es erst reduziert werden, um optimal über die Darmwand resorbiert zu werden. Eine adäquate Aufnahme von Eisen ist vor allem für Veganer und Vegetarier entscheidend, und Vitamin C unterstützt diesen Prozess.

Des Weiteren fördert es auch einige Stoffwechselvorgänge wie die Produktion von körpereigenem Cortisol in der Nebenniere. Dieses Hormon ist wichtig für die Immunfunktion, den Energiestoffwechsel sowie den Schlaf-Wach-Rhythmus. Im Energiestoffwechsel ist Vitamin C auch an der Herstellung von Carnitin beteiligt. Carnitin transportiert Fettsäuren in die Mitochondrien (Zellkraftwerke), die daraus Energie gewinnen, und trägt so maßgeblich zu einem effizienten Stoffwechsel bei.

Und zu guter Letzt komme ich auf die bekannteste Funktion von Vitamin C: seine Unterstützung unseres Immunsystems. Nicht ohne Grund steigen die Verkaufszahlen von Vitamin-C-Präparaten, wenn der Sommer sich verabschiedet und die kältere Jahreszeit beginnt. Es fördert die Produktion von Antikörpern und anderen Signalstoffen, die bei der Entzündungsreaktion auf Infektionen produziert werden. Ebenso unterstützt es die weißen Blutkörperchen, die täglich Wache schieben, um unseren Körper vor Eindringlingen zu schützen. Interessanterweise weisen weiße Blutkörperchen die von allen Körperzellen höchste Vitamin-C-Konzentration auf. Zuletzt verhindert es auch noch die Bildung krebserregender Stoffe im Magen-Darm-Trakt.

Einfluss auf die Haut

Mit seinen vielfältigen Funktionen, auch im Rahmen des Immunsystems, nimmt Vitamin C direkt Einfluss auf das Erscheinungsbild unserer Haut. Es spielt eine wichtige

Rolle bei der Herstellung von Kollagen, das (wie du bereits weißt) neben seiner Bedeutung für die Haut auch essenziell ist für den Aufbau von Bindegewebe, Knochen und Zähnen. Zudem begünstigt es die Wundheilung. Die Kollagensynthese fördert es über mehrere Mechanismen, indem es die Aktivität entscheidender Enzyme reguliert, die bei der Stabilisierung des Kollagens eine wichtige Rolle spielen. Zum anderen bewirkt es die Ablesbarkeit des Kollagen-Gens und somit dessen Produktion durch die Bindegewebszellen.

Durch seine starke antioxidative Wirkung hemmt Vitamin C die Bildung des Pigmentfarbtons Melanin. Dessen Produktion wird durch UVB-Strahlung angeregt und schenkt uns den sonnengeküssten Teint im Sommer. Doch diese Strahlung beschleunigt – wie du bereits erfahren hast – auch den Prozess der Hautalterung. Vitamin C »entschleunigt« das Ganze und lässt unsere Haut dadurch jünger aussehen. Deswegen ist die Versorgung mit Vitamin C und E in Kombination bei uns im Sommer bzw. in Regionen mit intensiver UVB-Belastung grundsätzlich wichtig. Die Vitamin-C-reichen Lebensmittel in unseren Rezepten – etwa Limetten, Heidelbeeren, Paprika, Stachelbeeren oder Brokkoli – helfen beim Aufbau dieser antioxidativen Schutzschicht.

Vitamin C kann sowohl oral, d. h. über die Nahrung oder als Supplemente, wie auch in Form von Creme oder Lotion über die Haut resorbiert werden. Die direkte Aufnahme von Vitamin C durch Auftragen auf die Haut ist schwierig, da es unter Einfluss von Sauerstoff schnell abgebaut wird. Hier kommt es auf die Formulierung an, d. h. auf die Zusammensetzung der jeweiligen Creme oder Lotion. Studien, bei denen sich die Teilnehmer eine Creme mit Vitamin C auftrugen, zeigten deutliche Verbesserungen an lichtgeschädigten Hautpartien. Wie es scheint, begünstigt Vitamin C die Regeneration der Epidermis und kann dadurch zur Weichheit der Haut und Verringerung der Fältchenbildung beitragen.[21]

Auch Personen, die unter starker Pigmentierung und einer ausgeprägten Entwicklung von Pigmentflecken leiden, können Vitamin C zur Vorbeugung einsetzen: topisches Vitamin C, dermal verabreichtes Vitamin C in Cremes, die Depigmentierung fördern und somit das Hautbild verbessern.

Durch seine antioxidative Aktivität (ähnlich Vitamin E) hat Vitamin C auch photoprotektive Wirkungen, indem es die Schäden begrenzt, die durch die Bildung freier Radikale im Zusammenhang mit der UV-Exposition entstehen. Vitamin C kann, wie bereits beschrieben, die antioxidativen Eigenschaften von Vitamin E verstärken. Daher dürfte die kombinierte Einnahme von Vitamin C und Vitamin E einen guten Schutz gegenüber UV-induzierten Schäden und Sonnenbrand bieten.

Aufnahme

Interessanterweise zählen wir Menschen zu den wenigen Lebewesen – neben anderen Primaten, Meerschweinchen sowie einigen Vogel- und Fischarten –, die Vitamin C über ihre Nahrung aufnehmen müssen. Falls du einen Hund oder eine Katze hast, mach dir keine Sorgen darum, denn diese Tiere können Vitamin C selbst herstellen und sind nicht auf das Nahrungs-Vitamin C angewiesen. Wenn wir uns selbst ausgewogen und »bunt« ernähren, d. h. mit viel Obst und Gemüse, brauchen wir uns über die Vitamin-

C-Zufuhr nicht groß Gedanken zu machen. In besonderen Stresssituationen oder bei Krankheit kann sich unser Bedarf jedoch erhöhen. Deswegen rate ich vor allem in der Erkältungszeit zu einer Vitamin-C-reichen Ernährung. Unsere Herbst- und Winterrezepte enthalten wertvolle Vitamin-C-Lieferanten als Zutaten.

Jedem ist bekannt, dass Obst und hier vor allem Zitrusfrüchte, Johannisbeeren, Kiwis, Sanddornbeeren oder Hagebutten mit hohen Vitamin-C-Gehalten punkten. Weniger bekannt ist jedoch sehr häufig, dass die meisten Gemüsesorten und Kräuter in ihrem Vitamin-C-Gehalt dem Obst kaum nachstehen, vor allem Paprika, Brokkoli und Kräuter wie Thymian oder Petersilie. Allerdings muss man schon zugeben, dass das Vitamin C aus Kräutern nur eine kleine Zugabe ist, da wir sie meist nur in sehr geringen Mengen in unseren Gerichten einsetzen, sie eigentlich nur zur Geschmacksabrundung oder gar als Deko verwenden.

Geht man von den Referenzwerten der Vitamin-C-Zufuhr aus, die für Erwachsene 110 mg pro Tag für Männer und 95 mg pro Tag für Frauen (nicht schwanger oder stillend) beträgt, werden diese bereits mit einer roten Paprika gedeckt bzw. sogar übertroffen (nach Angabe des Bundesamts für Verbraucherschutz und Lebensmittelsicherheit wiegt 1 Paprikaschote ca. 155 g). In tierischen Produkten ist dieses Vitamin dagegen praktisch nicht zu finden.

Lebensmittel	Vitamin-C-Gehalt (mg/auf 100 g Lebensmittel)
Acerola	1700
Hagebutten	1250
Sanddornbeeren	450
Brennnessel	300
Johannisbeeren, schwarz	177
Thymian	160
Petersilie	159
Bärlauch	150
Paprika, rot	140
Paprika, gelb	130
Paprika, grün	117
Brokkoli	115
Meerrettich	114
Pomelo	122
Kiwi	110
Papaya	80
Dill	70
Löwenzahnblätter	68
Blumenkohl	64
Kohlrabi	63
Erdbeeren	62

Lebensmittel	Vitamin-C-Gehalt (mg/auf 100 g Lebensmittel)
Gartenkresse	59
Zitrone	53
Orange	50
Blumenkohl, gekocht	49
Schnittlauch	47
Grapefruit	44
Mango	37
Stachelbeeren	34
Feldsalat	35
Mandarine	32
Süßkartoffel	30
Himbeeren	25
Heidelbeeren	22
Sauerkraut	20
Brombeeren	17
Kartoffeln, gekocht (mit Schale)	14
Apfel	12
Gurke	8
Birne	5
Möhren, gekocht	2

Tabelle 9: Der Vitamin-C-Gehalt einiger Lebensmittel, bezogen auf die Menge von 100 g[22]

Vitamin C ist sehr labil, d. h. es wird sehr schnell durch Lagerung, Wärme und Luftsauerstoff abgebaut. Deshalb ist es von Vorteil, wenn Obst und Gemüse nur kurze Transportwege und geringe Lagerzeiten haben. Also nutze die Sommermonate und genieße das frische regionale Superfood, um deinen Vitamin-C-Haushalt und damit deinen Hautschutz aufzupeppen.

Mineralstoffe

Bei dem Wort »Mineralstoffe« denkst du vielleicht auch gleich an die klassischen Vertreter dieser Gattung, wie Calcium und Magnesium. Doch zählen auch Eisen, Zink, Kupfer und Selen dazu. Wie die Vitamine (Ausnahme: Vitamin D) kann unser Körper auch Mineralstoffe nicht selbstständig herstellen, und wir müssen sie deshalb über unsere Nahrung aufnehmen.

Mineralstoffe lassen sich in Mengenelemente und Mikroelemente bzw. essenzielle Spurenelemente unterteilen. Mengenelemente, dazu zählen Calcium, Schwefel, Phosphor, Natrium, Kalium und Magnesium, werden in größeren Mengen im Organismus benötigt. Sie unterstützen verschiedene physiologische Funktionen, so etwa die Aufrechterhaltung des Knochenstoffwechsels, die Regulation des Flüssigkeitshaushalts, die Muskelkontraktion und die Nervenfunktion.

Alle anderen Mineralstoffe gehören in die Gruppe der Mikroelemente bzw. zu den essenziellen Spurenelementen. Diese Substanzen sind nur in geringen Mengen im Körper vorhanden, normalerweise bleiben sie unter 50 Milligramm pro Kilogramm Körpergewicht. Zu den Mikroelementen zählen Eisen, Jod, Kupfer, Mangan, Molybdän, Selen, Silicium und Zink. Trotz ihres sehr geringen Vorkommens in unserem Körper sind diese Elemente jedoch nicht weniger wichtig für unsere Gesundheit. Sie sind oft Bestandteile von Enzymen und Coenzymen, die für verschiedene Stoffwechselreaktionen im Körper von entscheidender Bedeutung sind. Sie spielen eine Rolle bei der Energieproduktion, der Steuerung des Hormonhaushalts, der Immunfunktion, der Abwehr von oxidativem Stress und vielen anderen lebenswichtigen Vorgängen. Ein Mangel an Spurenelementen kann schwerwiegende gesundheitliche Probleme hervorrufen.

Bereits kleinere Defizite in diesem Bereich können sich durch Anzeichen wie Müdigkeit, Antriebslosigkeit, Infektanfälligkeit und/oder vermehrte Muskelschmerzen bemerkbar machen. Also sollten wir die kleinen Powerelemente täglich in ausreichender Menge zu uns nehmen, um ein gesundes Gleichgewicht zwischen Kalorienzufuhr und Energieverbrauch (Energiehomöostase) sicherzustellen und auch unseren Stoffwechsel fit zu halten. Im Folgenden gehe ich auf die für unsere Haut wichtigsten Mineralstoffe näher ein.

Zink

Zink, das »Immun-Spurenelement«, ist das nach Eisen am häufigsten im Körper vorkommende Spurenelement. Als Bestandteil einer Vielzahl wichtiger Körperenzyme ist es an der Regulation vielfältiger Stoffwechselfunktionen beteiligt, darunter Energiestoffwechsel, Zellneubildung, Steuerung des Säure-Basen-Haushalts, Proteinstoffwechsel,

Blutzuckerregulation und Entgiftungsprozesse. Eine besondere Bedeutung hat Zink vor allem für die Immunabwehr. Interessanterweise ist es auch für den Vitamin-A-Stoffwechsel wichtig, denn es fördert die Umwandlung des Provitamins-A (Beta-Carotin) in Vitamin A.

Aufgrund seiner vielfältigen Aufgaben sind bestimmte Krankheiten häufig mit einem Zinkmangel assoziiert, etwa chronisch entzündliche Darmerkrankungen wie Morbus Crohn oder Colitis ulcerosa, auch Zöliakie. Auch kann infolge eines bedingten Mehrbedarfs – wie ihn z. B. ältere Menschen, Leistungssportler oder Vegetarier/Veganer haben – ein Zinkdefizit zu folgenden Symptomen führen:

- Erhöhte Infektanfälligkeit
- Gestörte Wundheilung
- Haarausfall
- Trockene, schuppige Haut
- Akne
- Querstreifen an den Fingernägeln oder brüchige Fingernägel
- Störung des Geruchs- und Geschmackssinns
- Depressive Verstimmungen

Einfluss auf die Haut

Unsere Haut hat von allen Geweben den dritthöchsten Zinkgehalt, das Element ist wesentlich für die Vermehrung und Reifung der epidermalen Keratinozyten und außerdem an Kollagensynthese und Wundheilung beteiligt. Dasselbe gilt für die Entwicklung von Hautzellen, denn Zink sorgt dafür, dass in der Keimschicht der Epidermis immer wieder neue Zellen (Keratinozyten) gebildet werden. Unsere Oberhaut, die Epidermis, ist die oberste Hautschicht und daher für uns sichtbar. Sie erneuert sich im Zuge des regulären Hauterneuerungsprozesses alle 28 Tage. Und als wichtiges Antioxidans schützt Zink in der obersten Hautschicht vor externen Stressoren, wie UV-Strahlung und anderen schädlichen Umwelteinflüssen.

Damit die Epidermis in Schichten aufgebaut werden kann und die Verhornung kontrolliert abläuft, müssen im unteren Hautbereich *(Stratum basale)* besondere Prozesse stattfinden. Diese Vorgänge werden von Enzymen beeinflusst, die auf Zink angewiesen sind. Deshalb hat der Zinkspiegel im Körper einen direkten Einfluss auf die Hautgesundheit. Untersuchungen haben gezeigt, dass die Gabe von Zink als Nahrungsergänzung positive Effekte bei der Behandlung von Akne haben kann. Insbesondere bei entzündlichen Formen von Akne kommt Zink wegen seiner entzündungshemmenden Eigenschaften zum Einsatz. [23]

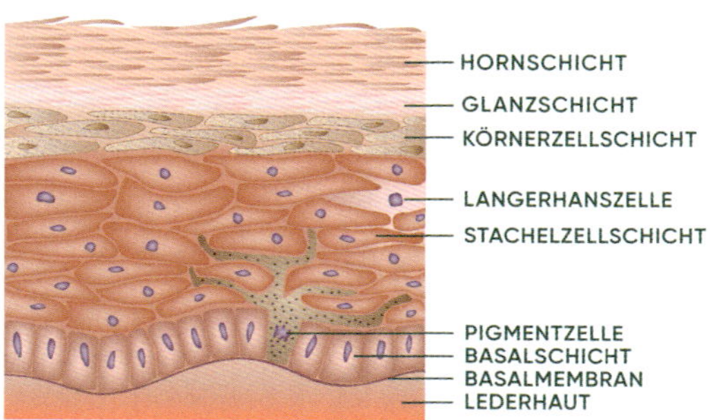

Abb. 13: Die Epidermis und ihr Aufbau

Aufnahme

Eine pflanzenbasierte Ernährung ist wichtig und hält die Gesundheit aufrecht, jedoch sind vor allem tierische Produkte für die Zinkversorgung von besonderer Bedeutung, denn sie enthalten in der Regel höhere Konzentrationen an Zink, und zum anderen ist die Bioverfügbarkeit von Zink aus tierischen Quellen höher.

Ein Grund für die schlechte Aufnahme von Zink pflanzlichen Ursprungs ist die Phytinsäure, ein Antinutritiv, das die Aufnahme von Zink behindert. Solche Antinährstoffe limitieren eine optimale Verwertung der Nahrungsnährstoffe im Körper. Dieser Effekt lässt sich durch den gleichzeitigen Verzehr von tierischem Eiweiß teilweise verbessern und dadurch auch die Verwertbarkeit von Zink aus phytinsäurehaltigen Lebensmitteln (etwa Hülsenfrüchte, Vollkorngetreide, Nüsse) erhöhen. Auch pflanzliche Gerbstoffe, z. B. Tannine, die in Wein, Kaffee und Tee zu finden sind, setzen die Bioverfügbarkeit von Zink herab.

In der nachfolgenden Tabelle findest du sowohl gute pflanzliche als auch tierische Zinklieferanten. Dabei solltest du wissen, dass der Zinkgehalt von Getreideprodukten von ihrem Mahlgrad abhängt, da das Zink in den äußeren Schichten des Getreidekorns steckt. Dennoch ist der Phytinsäure-Gehalt auch hier etwas höher. Durch verschiedene Vor- und Zubereitungsmethoden wie Einweichen, Keimen oder Sauerteiggärung kann der Gehalt an Phytaten reduziert und somit die Verfügbarkeit von Zink erhöht werden. Demnach ist ein langzeitgeführter Natursauerteig die erste Wahl.

In Übereinstimmung mit diesen Erkenntnissen wurden im Jahr 2019 die Empfehlungen für die Zufuhrwerte von Zink überarbeitet und zur Aufnahme von Phytinsäure in Relation gebracht. Da eine hohe Phytatzufuhr die Bioverfügbarkeit von Zink um bis zu 45 % reduzieren kann, muss die Zinkzufuhr entsprechend angepasst werden. Frauen ab 19 Jahren wird bei geringer, mittlerer oder hoher Phytatzufuhr eine tägliche Zinkzufuhr von 7 mg, 8 mg bzw. 10 mg empfohlen. Bei Männern liegen die entsprechenden Werte bei 11 mg, 14 mg bzw. 16 mg Zink pro Tag.

Die Ergebnisse der bundesweiten Befragung zur Ernährung von Jugendlichen und Erwachsenen (Nationale Verzehrsstudie II; 2005–2007 im Auftrag des Bundesministeriums für Ernährung und Landwirtschaft) zeigten, dass rund 32 % der Männer und 21 % der Frauen die empfohlenen Zufuhrmengen nicht erreichen.[24] Die Einteilung in niedrige, mittlere und hohe Phytatzufuhr ist jedoch recht subjektiv und kann nur anhand sorgfältig geführter Ernährungsprotokolle grob geschätzt werden. Insbesondere Menschen, die sich vegetarisch oder vegan ernähren, sollten daher auf ihre Zinkversorgung achten.

Dazu sollte bedacht werden, dass einige Medikamente wie z. B. Diuretika (Blutdrucksenker) auch zu erhöhten Zinkverlusten führen. Auch Eisen behindert die Aufnahme von Zink. Diese Tatsache sollten vor allem Personen, die Eisen supplementieren, im Auge behalten. Andere Mengen- und Spurenelemente wie Calcium oder Kupfer können ebenfalls die Zinkaufnahme reduzieren, da sie teilweise um denselben Transporter in den Darmzellen kämpfen, um in den Körperkreislauf aufgenommen zu werden. Umgekehrt funktioniert das leider auch: So können höhere Zinkmengen ihrerseits die Verfügbarkeit von Kupfer und Eisen beeinträchtigen.

Zinkaufnahme

Aufnahmehemmende Faktoren	Aufnahmefördernde Faktoren
Komplexbildner (z. B. Phytinsäure, Phosphat)	Tierische Proteine
Casein	Komplexbildende Aminosäuren (Cystein, Histidin)
Einige Ballaststoffe (Lignin, Cellulose, Hemicellulose)	Organische Säuren wie Zitronensäure oder Weinsäure
Bestimmte Spurenelemente wie etwa hohe Mengen Eisen, Kupfer oder Calcium	Inulin
Alkohol	
Kaffee	
Medikamente, z. B. bestimmte Antibiotika	

Tabelle 10

Der Zink-Gehalt verschiedener Nahrungsmittel ansteigend

	Lebensmittel	Gehalt (mg pro 100 g Lebensmittel)
tierisch		
Milchprodukte	Buttermilch	0,5
	Körniger Frischkäse (Hüttenkäse)	0,5
	Speisequark, mager	0,57
	Feta (Schafskäse)	1,04
	Mascarpone	2,71
	Appenzeller (mind. 50 % Fett i. Tr.)	4
	Gouda (mind. 40 % Fett i. Tr.)	4,25
	Bergkäse (mind. 45 % Fett i. Tr.)	5,1
	Emmentaler (mind. 45 % Fett i. Tr.)	5,79
	Parmesan	5,94
Fisch	Atlantik-Wildlachs	0,64
	Forelle	0,51
	Sardine	1,61
	Aal	2,01
	Garnele	2,2
Fleisch/Geflügel	Huhn, Brust	1,04
	Ente	1,84
	Kalbfleisch, Filet	2,49
	Rinderfilet	4,41

	Lebensmittel	Gehalt (mg pro 100 g Lebensmittel)
pflanzlich		
Gemüse/Früchte/Kräuter/Gewürzpflanzen	Rosenkohl	0,54
	Avocado	0,64
	Pfifferling	0,65
	Petersilie	0,73
	Spinat	0,74
	Feigen, getrocknet	0,9
	Erbsen, grün, frisch	0,96
	Ingwerknolle, frisch	1,2
	Pfefferminze, frisch	1,2
	Meerrettich, frisch	1,4
	Steinpilz	1,51
	Dill, frisch	1,8
Hülsenfrüchte	Kichererbsen, roh	3,35
	Linsen	3,58
	Erbsen, roh	3,8
Getreide	Reis, geschält	1,44
	Weizenmehl Type 1050	1,89
	Naturreis, ungeschält, roh	2
	Buchweizenvollkornmehl	2,5
	Weizenflocken	2,56
	Hirseflocken	2,87
	Weizenvollkornmehl	3,4
	Hafervollkornflocken	3,64
	Wildreis	5,96
	Weizenkleie	9,22
Nüsse, Samen und Kerne	Haselnusskerne	2,08
	Erdnusskerne	2,83
	Sonnenblumenkerne	5,76
	Kürbiskerne	6,15
	Mandelkerne	3,16
	Cashewkerne	5,15

Tabelle 11: Zinkgehalt Nahrungsmittel

Kupfer

Kupfer ist ein sehr »unspezifisches« Spurenelement. Es erfüllt im menschlichen Körper zwar eine Reihe von Aufgaben, ist aber für keine herausragend verantwortlich. Die höchsten Konzentrationen weisen Leber, Gehirn und Muskulatur auf.

Dennoch hat Kupfer wichtige Funktionen im Eisenstoffwechsel, bei der Energiegewinnung und bei Entgiftungsprozessen inne. Hier unterstützt es das Enzym Superoxiddismutase (SOD), das antioxidativ wirkt. Außerdem spielt ein Transportprotein für Kupfer, das Ceruloplasmin, eine doppelte Rolle: Es hilft nicht nur dabei, Kupfer im Körper an die richtigen Stellen zu bringen, sondern agiert auch wie ein Schutzschild gegen schädliche Stoffe, die durch Eisen entstehen können. Dadurch werden Zellschäden verhindert.

Des Weiteren unterstützt Kupfer die Eisenaufnahme und fördert die Bildung des roten Blutfarbstoffs Hämoglobin. Als integraler Bestandteil der roten Blutkörperchen trägt es den Sauerstoff zu den Zellen. Folglich kann ein Kupfermangel Blutarmut (Anämie) hervorrufen, ähnlich wie Eisenmangel. Eine ausreichende Sauerstoffversorgung der Zellen ist notwendig für die Energiegewinnung und den geordneten Ablauf vieler Stoffwechselprozesse. Auch die Gesundheit und das Wohlbefinden unserer Hautzellen hängen von einer adäquaten Sauerstoffzufuhr ab. Ein gut ausbalancierter Kupferhaushalt ist zudem entscheidend für das Wachstum und die Bildung unserer Knochen. Und bereits geringe Konzentrationen dieses Spurenelements haben einen antibakteriellen Effekt.

Einfluss auf die Haut

In der Haut ist Kupfer an der Bildung der extrazellulären Matrix, der Synthese und Stabilisierung von Hautproteinen und der Blutgefäßbildung beteiligt. Ein Kupfermangel zeigt sich häufig nicht nur in Form einer Blutarmut, auch eine beeinträchtigte Abwehrfunktion und Hautentzündungen können Anzeichen eines Mangels sein. Klinische Studien haben gezeigt, dass Kupfer dazu beiträgt, die Elastizität der Haut zu verbessern, feine Linien und Falten im Gesicht zu reduzieren und die Wundheilung zu fördern.[26]

Neben seinen Funktionen als Antioxidans und im Eisenstoffwechsel hat Kupfer auch Einfluss auf verschiedene Enzyme im Hautstoffwechsel. So ist es beispielsweise an der Melaninproduktion für die Pigmentierung beteiligt und verhilft uns dadurch zu einem frischen Sommerteint.

Darüber hinaus leistet Kupfer einen entscheidenden Beitrag in der Kollagensynthese, hier fördert es die Quervernetzung von Kollagen- und Elastinfasern, was der Haut ihre straffe Grundstruktur verleiht.

Ein Kupfermangel kann sich neben Störungen im Allgemeinbefinden wie Müdigkeit, Schwäche, Schlaflosigkeit auch in Problemen mit der Haut, vor allem der Pigmentation, äußern.

Aufnahme

Kupfer kommt allüberall vor. Bei Menschen mit einer ausgewogenen Vollwerternährung tritt ein Mangel relativ selten auf, es sei denn, es liegen Erkrankungen vor, Störungen im Magen-Darm-Trakt wie chronisch entzündliche Darmerkrankungen, die eine adäquate Aufnahme von Mineralstoffen verhindern.

Vor allem Kakaoliebhaber können sich freuen, denn Schokolade ist eine gute Kupferquelle. Allerdings nicht die Milchschokolade, sondern die Sorten mit einem Kakaogehalt von über 70 %. Auch Nüsse, einige Gemüsesorten, Hülsenfrüchte, Pilze, Käse, Fisch, Krustentiere und Innereien sind reich an Kupfer und sichern in der Regel die Versorgung. Nicht zu vernachlässigen ist auch die Kupferzufuhr über neu verlegte Wasserleitungen, insbesondere bei niedrigen Wasser-pH-Werten, da hier mehr Kupfer aus den Leitungen abgelöst wird.

Bei der Zubereitung von Speisen treten kaum Verluste an Kupfer auf, es ist gegenüber den meisten anderen Nahrungsinhaltsstoffen stabil. Die Bioverfügbarkeit sinkt allerdings, wenn gleichzeitig große Mengen von Ballaststoffen, Milch, Mineralstoffen (Calzium, Zink, Eisen, Molybdän, Phosphat) oder Sulfiten zugeführt werden. Die Kupferaufnahme im Körper steigt mit zunehmender Menge an Aminosäuren (Eiweißbausteine) und Vitamin C.

Lebensmittel	Kupfer mg/100 g Lebensmittel
Erbsen, grün	0,22
Atlantik-Wildlachs	0,25
Kalbfleisch (Schulter, Schnitzel)	0,25
Mangold	0,3
Artischocken	0,32
Gans	0,33
Champignon	0,35
Hühnereigelb	0,35
Gruyère (mind. 45 % i. Tr.)	0,38
Hafer, Korn	0,41
Oliven, schwarz, gesäuert	0,43
Gerste, Korn	0,43
Krebs (Flusskrebs)	0,44
Brokkoli	0,47
Quinoa	0,48
Wildreis	0,52
Hirseflocken	0,61
Weizenvollkornmehl	0,63
Hummer	0,7
Linsen, reif, roh	0,72
Amaranth	0,78
Kichererbsen, reif, roh	0,81
Tintenfisch	0,83

Lebensmittel	Kupfer mg/100 g Lebensmittel
Kürbiskerne	0,83
Parmesan	0,86
Buchweizenvollkornmehl	0,9
Mandeln	0,9
Pfifferling	bis 1
Mohn	1
Pinienkerne	1,03
Garnele	1,11
Pistazien	1,18
Sojabohnen, reif, roh	1,2
Leinsamen	1,2
Appenzeller (mind. 50 % Fett i. Tr.)	1,25
Weizenkleie	1,3
Walnusskerne	1,34
Sesam	1,46
Haselnusskerne	1,6
Tahinpaste aus rohem Sesam	1,68
Paranusskerne	1,78
Sonnenblumenkerne	1,89
Ingwer	2
Cashewkerne	2,06
Kakaopulver, schwach entölt	4,15

Tabelle 12: Der Kupfergehalt einiger Lebensmittel bezogen auf die Menge von 100 g[27]

Eisen

Eisen mag zwar »nur« ein Spurenelement sein, aber seine Bedeutung im menschlichen Körper ist alles andere als gering. Tatsächlich spielt Eisen eine zentrale Rolle in unserem Organismus, insbesondere im Energiestoffwechsel und beim Sauerstofftransport. Daher ist es kein Wunder, dass Eisen zu den am häufigsten ergänzten Mineralstoffen gehört. Hierbei geht es um weit mehr als bloße Zahlen, denn nach Expertenmeinung leiden 8–10 % der europäischen Bevölkerung unter Eisenmangel. Auch laut der WHO ist Eisenmangel der weltweit häufigste Nährstoffmangel überhaupt.

Eisenmangel betrifft insbesondere Personen, deren Körper spezielle Anforderungen erfüllen muss, darunter menstruierende Frauen, Sportlerinnen und Sportler, Heranwachsende (Kinder und Jugendliche) sowie Menschen mit erhöhten Eisenverlusten durch Blutungen (wie häufige Blutspenden oder schwere Verletzungen/Operationen) oder gestörter Eisenaufnahme, wie es bei chronisch entzündlichen Darmerkrankungen oder einer Magenteilresektion der Fall sein kann. Oft liegt die Ursache für einen Eisenmangel jedoch in der unzureichenden Zufuhr oder einer falschen Ernährungsweise und einem ungünstigen Lebensstil. Dazu zählen etwa eine stark einseitige (fleischfreie) Ernährung, wie Veganer sie pflegen, oder zu häufige und einseitige Diäten. Personen mit Essstörungen oder Alkoholabhängigkeit sind ebenfalls anfällig für einen Eisenmangel.

Die physiologischen Funktionen von Eisen, wie ich sie bereits dargestellt habe, sind vielfältig, und seine zentrale Rolle beim Sauerstofftransport im Körper ist bemerkenswert. Eisen ist ein essenzieller Bestandteil des roten Blutfarbstoffs (Hämoglobin). Ein Eisenmangel kann beispielsweise Störungen bei der Bildung von roten Blutkörperchen (Erythrozyten) hervorrufen, was wiederum die Entwicklung einer Blutarmut (Anämie) zur Folge haben kann. Defizite machen sich in Form von Müdigkeit, Antriebslosigkeit und Blässe bemerkbar. Darüber hinaus ist Eisen am Abtransport von Kohlendioxid (CO2) beteiligt. CO2 ist ein Nebenprodukt des Energiestoffwechsels, das in nahezu jeder Zelle anfällt und über die Atmung ausgeschieden wird. Diese Funktion ist von großer Bedeutung, denn eine übermäßige Anreicherung von CO2 im Körper kann zu einer Übersäuerung führen, die ihrerseits problematisch wäre.

Doch Eisen meistert noch weitere Aufgaben: Es spielt eine entscheidende Rolle im Hormonstoffwechsel, wo es beispielsweise an der Produktion von Schilddrüsenhormonen beteiligt ist, zudem unterstützt es die Bildung von L-Dopa, der Vorstufe von Dopamin. Das ist ein wichtiger Signalbotenstoff (Neurotransmitter) im Gehirn und wird oft auch als »Glückshormon« bezeichnet. Somit erfüllt Eisen eine an Wichtigkeit nicht zu unterschätzende Funktion im Gehirn bei der Übertragung von Signalen von Nervenzelle zu Nervenzelle, die weit über seine Rolle beim Sauerstofftransport hinausgeht.

Und die Kehrseite der Medaille: Ein Eisenüberschuss kann oxidativen Stress auslösen, Gewebe schädigen und den Zelltod (Apoptose) fördern. Um die empfindliche Balance des Eisenhaushalts aufrechtzuerhalten, haben die Natur und unser Körper ausgeklügelte Mechanismen entwickelt, die sich das Immunsystem zunutze macht.

Krankheitserreger, wie Bakterien oder Viren, brauchen Eisen für ihr Wachstum. Also reduziert unser Körper die Menge an verfügbarem Eisen, um die Eindringlinge auszuhungern.

Bei diesem Schutzmechanismus unseres Immunsystems wird ein bestimmter Signalstoff vermehrt gebildet, das sogenannte Interleukin-6, das die Leber dazu anregt, ein Protein namens Hepcidin zu bilden, das Eisen bindet. Dadurch sinkt die verfügbare Eisenmenge in unserem Blut, und die krankmachenden Eindringlinge gehen buchstäblich »leer« aus.

Einfluss auf die Haut
Die normale Physiologie von Eisen in der Haut ist komplex und noch nicht vollständig erforscht. Es ist bekannt, dass die Eisengehalte in der normalen Oberhaut (Epidermis) in einem weiten Bereich variieren können. Auch in der tieferen Hautschicht, der Unterhaut (Dermis), gibt es Schwankungen bei den Eisengehalten, die im Laufe des Alterungsprozesses zunehmen können. Darüber hinaus benötigen bestimmte Enzyme im Kollagenstoffwechsel Eisen, um ihre Funktionen optimal zu erfüllen, wie beispielsweise die Prokollagen-Proline-Dioxygenase; bei diesem Wortungetüm handelt es sich um einen Enzymkomplex, der für die Biosynthese des Kollagens essenziell ist.

In unserer Haut entsteht oxidativer Stress hauptsächlich durch reaktive Sauerstoffspezies (ROS), die im Bereich von 320–400 nm des UVA-Spektrums durch ultraviolette Strahlen erzeugt werden. Eisen spielt eine entscheidende Rolle in diesem Prozess. Da es in zwei stabilen Zuständen existiert, als Fe^{2+} (Elektronendonor oder Elektronenspender) und Fe^{3+} (Elektronenakzeptor oder Elektronenempfänger) kann es zwischen diesen beiden Oxidationszuständen wechseln und mit ROS reagieren, wodurch bestimmte Radikale entstehen können, die unter Umständen oxidative Schäden in den Mitochondrien und der DNA der Hautzellen verursachen. Dies bedeutet, dass ein Zuviel an freiem Eisen in der Haut ein Zeichen für vorzeitige Hautalterung darstellt. In der Tat scheint vor allem bei Frauen nach der Menopause der Eisengehalt der Hautzellen rasch anzusteigen, was die antioxidative Kapazität der Haut verringert und die Hautalterung beschleunigt.[28]

Keratinozyten (Hornzellen der obersten Hautschicht, siehe Abb. 2, Seite 6) scheinen jedoch widerstandsfähiger gegenüber diesem Prozess zu sein als Hautzellen in den tiefliegenden Schichten.

Doch trotz alledem ist Eisen ein entscheidendes Element für die Funktion von Hautzellen. Eisen ist für den Sauerstofftransport, die Zellfunktion und die Energieproduktion unverzichtbar. Hautzellen nehmen Eisen auf, und das wird für Prozesse wie die DNA-Synthese und die Aktivität von Enzymen dringend gebraucht. Diese Wechselwirkung mit Eisen ist entscheidend für Zellen, die kontinuierlich altern und sich erneuern. Insgesamt spielt Eisen eine entscheidende und zugleich faszinierende Rolle bei der Aufgabe, unsere Haut gesund und funktionsfähig zu erhalten. Dabei wird ständig Eisen aus dem Blut aufgenommen und ggf. auch wieder in den »Blutpool« abgegeben. Täglich verlieren wir etwa 6–10 mg/l Eisen durch Schweiß. Die Menge an Eisen in unserer Haut variiert nicht nur nach Alter, sondern auch nach Geschlecht, Ethnie, Gesundheitszustand und Hautregion.

Aufnahme
Während Frauen schon an sich sowie Veganer und Veganerinnen erst recht einer möglichen Unterversorgung mit Eisen entgegenwirken müssen, bahnt sich durch eine übermäßige Einnahme von Nahrungsergänzungsmitteln vielleicht ein anderes Problem an:

eine potenzielle Eisenüberladung – so könnte sowohl eine zu geringe als auch eine übermäßige Eisenzufuhr die Entstehung und den Verlauf von Krankheiten sowie die Hautgesundheit beeinflussen. Ein ausgewogener Eisenhaushalt im Körper ist somit der wahre Schlüssel zur Gesundheit.

Um reibungslos funktionieren zu können, braucht unser Körper jeden Tag etwa 1 mg an verfügbarem Eisen. Doch weil sich die Aufnahme dieses wichtigen Elements so schwierig gestaltet, müssen wir einen erhöhten Bedarf von etwa 10–12 mg zugrunde legen. Bei Frauen steigt der Bedarf aufgrund ihres monatlichen Menstruationszyklus auf 15 mg, gleicht sich aber nach den Wechseljahren dem Bedarf der Männer an.

Während der Schwangerschaft benötigen Frauen täglich sogar die doppelte Menge, also 30 mg Eisen, während es in der Stillzeit etwa 20 mg pro Tag sind, wie die Empfehlungen der Deutschen Gesellschaft für Ernährung (DGE) zeigen.

Auch Kinder und Jugendliche gehören zu den Gruppen mit erhöhtem Risiko für Eisenmangel. Während der Schwangerschaft der Mutter und in den ersten Lebensjahren des Kindes kann ein Defizit an Eisen zu ernsthaften Entwicklungsverzögerungen führen.

Interessanterweise sind auch Leistungssportler oft von Eisenmangel betroffen: Während des Trainings werden durch winzige Blutungen in Muskeln und Darm sowie durch Schwitzen große Mengen an Eisen verloren. Vor allem junge Läuferinnen tragen infolge ihrer Monatsblutungen ein zusätzliches Risiko. Doch auch ein regelmäßiger Freizeitjogger sollte seinen Eisenstatus im Auge behalten.

Eisenmangel kann verschiedene Probleme verursachen:
- Beeinträchtigung des Energiestoffwechsels
- Reduktion der Erythrozytenbildung

Folge: Müdigkeit, Verminderung von Leistungsfähigkeit und Konzentration, Kopfschmerzen, blasse/fahle Haut.

Eisen ist in einer Vielzahl pflanzlicher und tierischer Lebensmittel reichlich vorhanden. Einige Beispiele für stark eisenhaltige Lebensmittel sind Kalb- und Rindfleisch, Hülsenfrüchte, Hanfsamen und Kakaopulver.

Allerdings entscheidet nicht allein der Eisengehalt eines Lebensmittels darüber, wie effektiv es den Eisenbedarf decken kann. Ebenso wichtig ist die Form, in der das Eisen vorliegt, und außerdem das Vorhandensein von Stoffen, welche die Aufnahme hemmen oder fördern können. Hierbei besteht ein Unterschied zwischen pflanzlichem und tierischem Eisen.

Unsere Nahrungsmittel enthalten viele Inhaltsstoffe, die den Eisenstoffwechsel negativ beeinflussen können. Eisen reagiert sehr leicht mit anderen Substanzen und bildet schnell schwer lösliche Verbindungen, die unser Darm nicht gut resorbieren kann. Ein Beispiel hierfür ist die in Getreide enthaltene Phytinsäure (siehe S. 65), aber auch Spurenelemente wie Kupfer und Zink. Sowohl Oxalsäure in Spinat und Mangold als auch bestimmte Polyphenole in Kaffee und Tee binden sich an Eisen. Auch wenn Popeye viel Spinat aß, so nahm er doch nur einen Bruchteil des darin enthaltenen Eisens auf.

Tipps für eine gute Eisenaufnahme:

1 Bevorzugt Vollkornprodukte essen. Vollkornprodukte enthalten mehr Eisen als verarbeitete Lebensmittel. Ein Beispiel: Polierter Reis (gekocht) hat weniger als 0,5 mg Eisen pro 100 g, Naturreis dagegen enthält 3,2 mg pro 100 g (siehe in den Sommerrezepten unsere »Gemüse-Sommerbowl mit Langkorn-Wildreis«, S. 120).

2 Es ist sinnvoll, pflanzliche und tierische eisenreiche Lebensmittel zu kombinieren, da sich ihre Inhaltsstoffe hinsichtlich der Eisenverwertung häufig gegenseitig positiv beeinflussen. (Siehe das Rezept für den »Wintersalat mit Rinderhack« auf S. 166).

3 Versuche die Eisenaufnahme hemmenden Getränke wie Kaffee oder Tee nicht direkt mit deiner Mahlzeit einzunehmen. Denn Gerbstoffe wie Tannine und andere Polyphenole in diesen Getränken würden beispielsweise die Eisenionen in deinem Magen binden. Damit würde das Eisen ausgeschieden, anstatt den Weg über die Darmwand in dein Blut zu nehmen. So kann die Tasse Kaffee zum morgendlichen Frühstück die Eisenaufnahme aus Haferflocken und Vollkornbrot ziemlich bremsen, und anstatt jede Menge Energie daraus zu beziehen, würdest du mit deinem gesunden Frühstück den gegenteiligen Effekt erzielen.

4 Optimiere die Eisenabsorption aus pflanzlichen Nahrungsmitteln, indem du Vitamin-C-reiche oder säurehaltige Lebensmittel damit kombinierst. In unseren Rezepten findest du immer eine Vitamin-C-Quelle, die nicht nur der Kollagensynthese und Hautgesundheit zugutekommt, sondern auch die Bioverfügbarkeit des Eisens erhöht. Wie etwa der Limettensaft im »Ceviche von Gemüse« (siehe S. 98) oder die Granatapfelkerne im »Linsensalat« (siehe S. 104).

5 Verfeinere deine Gerichte mit Kräutern. Basilikum, Dill, Oregano, Pfefferminze, Rosmarin und Thymian sind sehr gute Eisenlieferanten mit Gehalten über 4,5 mg pro 100 g, wobei Thymian mit seinen 20 mg pro 100 g auf Platz eins liegt. Da wir aber nie 100 g dieser grünen Powerfoods verzehren, sondern sie nur in geringen Mengen in der Küche anwenden, habe ich sie nicht in der Liste aufgeführt. Dennoch können sie mit ihren hohen Anteilen sowohl von Eisen als auch von Vitamin C einen kleinen Beitrag zur Eisenaufnahme leisten.

Am besten ist die Bioverfügbarkeit von Eisen aus tierischen Lebensmitteln. Die Tabelle auf der folgenden Seite gibt dir eine gute Übersicht der eisenhaltigen Lebensmittel:

Lebensmittel	Eisen mg/100 g Lebensmittel
tierisch	
Parmesan (37 % Fett i. Tr.)	1,0
Seelachs	1,0
Huhn (ohne Haut)	1,1
Thunfisch, rot	1,3
Lammfilet	1,8
Hühnerei (58 g; Gr. M)	1,0
Flusskrebs	2,0
Rinderhackfleisch	2,2
Rinderfilet	2,3
Hirschfilet	2,3
Rinderlende (Roastbeef)	2,5
pflanzlich	
Feldsalat	2,0
Walnusskerne	2,1
Tahin (Sesampaste)	2,5
Mangold	2,7
Tofu	2,8
Quinoa, rot	3,3
Erdmandeln	3,4
Portulak	3,6
Edamame	3,6
Haselnusskerne	3,8
Quinoa, schwarz	3,8
Spinat, frisch	4,1
TK-Spinat	2,1
Mandeln	4,1
Aprikosen, getrocknet	4,4
Aprikosen, frisch	0,6

Lebensmittel	Eisen mg/100 g Lebensmittel
Kürbiskerne	4,9
Kidneybohnen, roh und getrocknet	6,4
Kidneybohnen in der Dose	2,0
Hafervollkorn-flocken	4,4
Pfifferlinge	6,5
Bohnen weiß, roh und getrocknet	6,5
Leinsamen, un-geschält	6,8
Hirse, Flocken und Korn	6,9
Kichererbsen, ge-trocknet und roh	7,0
Pistazienkerne	7,3
Linsen, getrocknet und roh	7,4
Quinoa, weiß	8,0
Hanfsamen, un-geschält	14,0
Hanfsamen, ge-schält	8,0
Amaranth	9,0
Dinkelvollkornmehl	9,4
Dinkelmehl Type 630	1,2
Schokolade (75 % Kakaoanteil)	11,2
Vollmilchschoko-lade	1,5
Schokolade, weiß	0,3
Braunalge, Waka-me, getrocknet	17,2
Kakaopulver, stark entölt	51,4

Tabelle 13: Nahrungsmittel mit hohem Eisengehalt bezogen auf die Menge von 100 g[29]

Selen

Selen kann man gut und gern als das bedeutendste »Spurenelement mit antioxidativen Eigenschaften« bezeichnen. Selenhaltige Proteine sind wichtige Moleküle in unserem Körper, und es gibt etwa 25 verschiedene Arten davon. Sie spielen eine Rolle bei verschiedenen Vorgängen im Körper, wie Alterung, Krebsprävention und Infektionsbekämpfung.

Selen bildet einen integralen Bestandteil der Glutathionperoxidase, eines der wichtigsten Enzyme im antioxidativen Abwehrsystem unseres Körpers. Selen spielt folglich eine entscheidende Rolle im Schutz vor Oxidationsprozessen, die sowohl beim Alterungsprozess als auch bei der Entstehung vieler Krankheiten wie Krebs oder Arteriosklerose maßgeblich sind.

Die positiven Wirkungen von Selen auf unseren Organismus:
Antioxidans: Selen hilft, schädliche Stoffe in unseren Zellen zu bekämpfen und schützt so unsere Zellen vor Schäden. Durch diese antioxidativen Eigenschaften kann es das Risiko und das Fortschreiten von Arteriosklerose verringern und somit das Risiko für Herzkrankheiten.
Immunsystem: Selen arbeitet mit Vitaminen zusammen, um unser Immunsystem zu stärken, und hilft bei der Abwehr von Krankheiten. Zudem fördert Selen die Funktion der weißen Blutkörperchen und beugt bakteriellen Hautinfektionen und Viruserkrankungen vor.
Entgiftung: Selen kann uns vor gefährlichen Schwermetallen wie Blei, Quecksilber und Cadmium schützen. Es bindet sich an diese Metalle und macht sie unschädlich.
Proteinsynthese: Selen unterstützt die Herstellung von Proteinen, die unser Körper benötigt. Diese Proteine haben verschiedene Aufgaben, sie reichen von der Muskelfunktion bis zur Unterstützung der Schilddrüse.
Schilddrüsenhormone: Selen beeinflusst die Funktion unserer Schilddrüse und hilft bei der Aktivierung und Deaktivierung von Schilddrüsenhormonen.
Weitere Funktionen: Selen ist auch an der DNA-Bildung, am Zellwachstum und sogar am programmierten Zelltod (Apoptose) beteiligt. Es ist an der Regeneration von Vitamin E beteiligt und wichtig für die Einbindung spezieller Aminosäuren.

Interessanterweise besteht offenbar eine Verbindung zwischen einem Selenmangel im Körper und dem fortschreitenden Alter sowie altersbedingten Krankheiten.[30] Ein unzureichender Selenspiegel könnte die Lebenserwartung beeinträchtigen, indem dadurch der Alterungsprozess beschleunigt und die Anfälligkeit für alterstypische und -bedingte Krankheiten wie Alzheimer, Diabetes Typ 2 und Herz-Kreislauf-Erkrankungen erhöht wird. Untersuchungen haben gezeigt, dass eine ausreichende Menge Selen im Blut eine bedeutende Rolle spielt und ein gesunder Selenstatus die Selbstwahrnehmung der Gesundheit, die körperliche Aktivität und die Lebensqualität von älteren Menschen positiv beeinflussen kann.

Insgesamt erfüllt Selen also viele wichtige Aufgaben in unserem Körper, das Spektrum reicht von der Abwehr schädlicher und gefährlicher Stoffe bis zur Unterstützung unserer Schilddrüse, woran auch die Regulierung des Energiestoffwechsels hängt.

Einfluss auf die Haut
Ein Selenmangel und die daraus resultierenden Falten im Gesicht sind keine Seltenheit. Es wurde gezeigt, dass Selen einen direkten Einfluss auf das Altern und die Hautgesundheit hat.[31] Im Blutplasma gesunder und jüngerer Erwachsener finden sich höhere Selenkonzentrationen im Vergleich zu kranken oder älteren Menschen.

Selen begünstigt die Entwicklung und Funktion von Keratinozyten, der Zellen, die unsere Haut ausmachen. Durch einen Selenmangel können Hautentzündungen begünstigt werden, was wiederum Probleme wie Psoriasis nach sich ziehen kann.

Aber hier hört es noch nicht auf: Denn Selen trägt auch dazu bei, den Glutathionspiegel in den Hautzellen zu erhöhen. Glutathion ist ein starkes Antioxidans, das unsere Haut vor Schäden schützt. Wenn du über deine Nahrung zu wenig Selen aufnimmst, wird deine Haut anfälliger für oxidative Belastungen durch UVB-Strahlung, was in vorzeitiger Hautalterung und sogar Hautkrebs gipfeln kann.

Frage: Wie kannst du sicherstellen, dass ihr, du und deine Haut, genug Selen abbekommt? **Antwort:** durch eine ausgewogene Ernährung. Selen unterstützt nicht nur das Immunsystem, sondern fördert auch die Heilung der Haut bei Irritationen und Entzündungen. Wenn du es mit Vitamin E kombinierst, steigt dein Glutathionspiegel noch weiter an – die beiden bilden sozusagen das Dream-Team für deine Haut, um Entzündungen abzuwehren und sie zu schützen.

Aufnahme

Selenhaltige Lebensmittel sind verlässliche und effektive Unterstützer unserer Gesundheit. Das Spurenelement kommt in tierischen und pflanzlichen Lebensmitteln vor, jedoch in unterschiedlichen Formen.

Pflanzen nehmen Selen aus dem Boden auf und wandeln es in eine leicht verwertbare organische Form um, das heißt, Selen wird in bestimmte Eiweißstrukturen eingebaut. Folglich ist der Selengehalt unserer Lebensmittel einerseits wesentlich von seinem Vorkommen in den Böden und andererseits vom Eiweißgehalt unserer Lebensmittel abhängig. Selen reichert sich über die Nahrung in tierischen Geweben an. Lieferanten für tierisches Selen sind zum Beispiel rotes Fleisch, Geflügel, Fisch und Meeresfrüchte, Eier und Milchprodukte.

In vielen Teilen Europas sind die Böden sehr arm an Selen (so auch in Deutschland), weshalb unsere pflanzlichen Lebensmittel nur wenig von diesem Mineralstoff enthalten und folglich nur begrenzt zu unserer Selenversorgung beitragen können. Die tägliche Aufnahme von Selen wird in unserer Bevölkerung auf ca. 40 µg geschätzt, womit sie unterhalb der von den Fachgesellschaften empfohlenen Zufuhrmenge liegt, die für Frauen bei 60 µg und bei Männern bei 70 µg angesetzt wird.

Diese vergleichsweise geringe Selenaufnahme wird jedoch mit bestimmten Krankheiten in Verbindung gebracht, wie z. B. mit koronarer Herzkrankheit, rheumatischen Erkrankungen, einem geschwächten Immunsystem oder auch mit Hautkrankheiten wie Neurodermitis. Es scheint auch eine Verbindung zwischen einem niedrigen Selenstatus und einem erhöhten Risiko für einige Formen von Krebs zu bestehen.

Doch andersherum kann es bei unkontrollierter Einnahme, z. B. in Form von Supplementen, auch zu Überdosierungen kommen, insbesondere bei Dosen von 200 µg und mehr über einen längeren Zeitraum. Wir nehmen Selen vor allem über Fleisch, Fisch, Leber, Kokosnuss und Paranuss sowie Hühnereier auf. Die Selenwerte von Menschen, die besonders viel Seefische, Meeresfrüchte oder Algen verzehren, liegen im oberen Normbereich oder sogar darüber.

Daraus könnte man ableiten, dass Vegetarier und Veganer eine schlechte Versorgung mit Selen aufweisen, dies ist jedoch keineswegs zwangsläufig der Fall. Der Grund liegt wohl darin, dass Selen aus pflanzlichen Quellen offensichtlich im Darm besser aufgenommen bzw. verwertet wird.

In Vollkornprodukten steckt tatsächlich etwa doppelt so viel Selen wie in ihren Gegenstücken aus Weißmehl. Kokosnüsse punkten mit einem extrem hohen Selengehalt, er liegt pro 100 g bei 810 µg, was bedeutet, dass man mit 10 g seinen Tagesbedarf bereits decken kann, hauptsächlich ist das Selen hier an die Aminosäure Methionin gebunden. Bestimmte Selenverbindungen wurden auch in Brokkoli und Knoblauch nachgewiesen, die mit einem geringeren Krebsrisiko in Verbindung gebracht werden. Dabei muss man allerdings auch beachten, dass sich durch Erhitzen (Kochen, Dämpfen, Dünsten, Braten) die Bioverfügbarkeit von Selen in Milchprodukten, Pilzen und Gemüse reduzieren kann.

In den letzten Jahren wurden Strategien entwickelt, um pflanzliche Produkte mit höherem Selengehalt zu erzeugen, etwa durch die Anreicherung von Böden sowie die Ergänzung von Futtermitteln mit Selen. Neuerdings ist auch der Zusatz von Selen in Speisesalz ein Thema.

Risikogruppen für einen Selen-Mangel:
- Vegetarier und Veganer
- Personen mit extrem einseitiger Ernährung sowie bei Alkoholmissbrauch
- Bulimie- und Anorexia nervosa-Patienten
- Personen mit hohen Selenverlusten über Blut, Stuhl oder Urin
- Patient*innen mit Phenylketonurie oder chronischer Hämodialyse

Ein wichtiger Hinweis zur Paranuss: Die Empfehlung, täglich einige Paranüsse zu knabbern, hat sozusagen einen interessanten Haken: Dieser Ratschlag ist vielleicht weniger hilfreich, als man glauben möchte, da der Selengehalt der Nüsse je nach Herkunft erheblich variieren kann. So sind in einer bestimmten Packung möglicherweise Nüsse mit sehr hohen Selengehalten zusammengekommen, weshalb man damit beim Genuss schnell in den Bereich einer Überdosierung gelangen kann.

Lebensmittel	Selen Gehalt µg / 100 g
Aubergine	3,9
Kürbiskerne	6,5
Buchweizen, Korn	8,3
Quinoa	8,5
Hafervollkornflocken	9,7
Linsen, roh	9,8
Huhn	10
Hühnerei	10
Reis, poliert	7
Naturreis, ungeschält	10
Rinderfilet	11
Emmentaler (mind. 45 % Fett i. Tr.)	11

Lebensmittel	Selen Gehalt µg / 100 g
Gouda (mind. 40 %)	12
Sojabohnen, roh	19
Cashewkerne	20
Atlantik-Wildlachs	24
Forelle	25
Kabeljau	28
Seehecht	36
Leinsamen	38
Garnelen	50
Thunfisch	82
Paranusskerne	103
Steinpilz	178
Kokosnuss	810

Tabelle 14: Der Selengehalt einiger Nahrungsmittel bezogen auf die Menge von 100 g[32]

SEKUNDÄRE PFLANZENSTOFFE

Sekundäre Pflanzenstoffe sind natürliche Verbindungen mit einer Vielzahl gesundheitsfördernder Eigenschaften. Sekundärstoffwechselmetaboliten sind Pflanzenstoffe, die hauptsächlich in den äußeren Schichten von Pflanzen vorkommen, etwa in der Haut oder in der Schale. Im Gegensatz zum Primärstoffwechsel, der sich auf Energiegewinnung konzentriert, werden im Sekundärstoffwechsel Verbindungen synthetisiert, die nicht unbedingt für das unmittelbare Überleben der Pflanzenzelle notwendig sind. Es sind über 100.000 verschiedene sekundäre Pflanzenstoffe bekannt, jedoch nur rund 10.000 finden sich in unserer Menschennahrung, in verschiedenen Pflanzenarten und -teilen, darunter Obst, Gemüse, Hülsenfrüchte, Kräuter und Gewürze. Sie verleihen den Pflanzen oft ihre charakteristischen Farben, Aromen und Geschmacksrichtungen. Es gibt viele verschiedene Arten von sekundären Pflanzenstoffen, wie z. B. Flavonoide, Carotinoide, Phenolsäuren und Glucosinolate. So sind zum Beispiel Flavonoide für die intensive violette Farbe in den Blaubeeren verantwortlich, bestimmte Glucosinolate erzeugen den typischen »Kohlgeschmack«, und Carotinoide geben der Karotte ihren typischen leuchtend orangen Farbton.

Sekundäre Pflanzenstoffe fungieren als Antioxidantien und können helfen, Zellschäden durch freie Radikale zu reduzieren. Darüber hinaus besitzen sie entzündungshemmende Eigenschaften, stärken das Immunsystem und reduzieren das Risiko für chronische Krankheiten wie Herzkrankheiten, Krebs oder Diabetes. Um von diesen gesundheitsfördernden Wirkungen der sekundären Pflanzenstoffe zu profitieren, solltest du dich an eine abwechslungsreiche Ernährung mit einer Vielzahl an Obst, Gemüse und Hülsenfrüchten halten. Zudem sei noch angemerkt, dass Zubereitung und Lagerung von Lebensmitteln – wie bei Vitaminen und Enzymen – auch Einfluss auf ihren Gehalt an sekundären Pflanzenstoffen haben. Daher empfiehlt es sich, Lebensmittel schonend zu garen und frisch zu verzehren, um möglichst viele ihrer Nährstoffe zu erhalten.

Ein Mangel bzw. bereits ein Defizit an Mikronährstoffen kann verschiedene Symptome und gesundheitliche Probleme zur Folge haben, wie z. B. ein geschwächtes Immunsystem, ein erhöhtes Krankheitsrisiko, eine langsame Wundheilung, dazu Müdigkeit und Antriebslosigkeit sowie chronische Kopfschmerzen und Schlafprobleme.

Die Phenole bilden eine der herausragenden Gruppen innerhalb der sekundären Pflanzenstoffe. Obwohl sie lediglich einen kleinen Anteil am Trockengewicht einer Pflanze ausmachen, repräsentieren sie etwa 90 % der Vielfalt dieser Stoffe. Aufgrund ihrer breiten Palette an essenziellen und bedeutenden Funktionen für die Gesundheit konzentrieren wir uns im Folgenden hauptsächlich auf die Gruppe der Polyphenole.

Polyphenole

Pflanzenphenole gewinnen aufgrund ihrer physiologischen und auch pharmakologischen Eigenschaften seit einigen Jahren zunehmendes Interesse. Epidemiologische Studien zeigen einen Zusammenhang zwischen der Aufnahme von Polyphenolen über die Nahrung und einem verminderten Risiko für zahlreiche Krankheiten.

Die Bildung dieser Stoffe in den Pflanzen muss im Zusammenhang mit Abwehrmechanismen gegenüber Tieren, Pilzen, Mikroorganismen und anderen Umwelteinflüssen gesehen werden. Dies scheint auch ein Grund zu sein, warum Flavonoide (eine Gruppe der Polyphenole) vor allem in den Randschichten der Pflanzen zu finden sind, wie z. B. bei Blaubeeren, sie verleihen ihnen ihre dunkelviolette Farbe. Damit schützen sie das darunterliegende Gewebe vor UV-Licht und in ihrer Funktion als Antioxidantien auch vor freien Radikalen.

Polyphenole stecken in Obst, Gemüse, Tee, Kaffee, Schokolade und Rotwein. Zur Gruppe der Polyphenole gehören zahlreiche Verbindungen, wie z. B. Phenolsäuren, Flavonoide, Resveratrol (Stilbene) und Lignane.

Der Polyphenolgehalt in Lebensmitteln kann durch weniger schonende Zubereitungsarten wie Kochen, Erhitzen in der Mikrowelle oder Frittieren erheblich verringert werden. Zahlreiche Lebensmittel wie grüner Tee, Kakao, Ginkgo biloba und Granatäpfel punkten mit hohen Mengen an Polyphenolen.

Aufgrund ihrer bekannten antioxidativen Eigenschaften sind Polyphenole zu einer der wichtigsten Verbindungen avanciert, die in der Kosmetik und Ernährung zur Bekämpfung der Hautalterung eingesetzt werden. In den letzten Jahren wurden die Polyphenole aus Tee, Curcumin, Flavonoiden, Silymarin aus Mariendistel und Resveratrol aus Trauben am gründlichsten auf ihre Anti-Aging-Eigenschaften hin untersucht. (Wesentlichster und biologisch aktivster Bestandteil von grünem Tee ist das Polyphenol Epigallocatechin-3-Gallat.) Polyphenole reduzieren oxidative Schäden und Entzündungen in der Haut, indem sie vor allem den Kollagenabbau hemmen, die Kollagensynthese steigern und somit das Entzündungsgeschehen auf einem niedrigen Niveau halten.

Die meisten der Anti-Aging-Effekte von Polyphenolen wurden bisher im Rahmen von Zell- oder Tierexperimenten untersucht, wobei isolierte Stoffauszüge auch schon als Anwendung auf der Haut getestet wurden. Dennoch steckt die klinische Anwendung von Polyphenolen in der Dermatologie noch in den Kinderschuhen.

Übersicht der allgemeinen Wirkung von Polyphenolen:
- Antioxidative Wirkung
- Antithrombotische Wirkung
- Entzündungshemmende Wirkung
- Blutglukose-regulierende Wirkung
- Cholesterinspiegel-senkende Wirkung
- Antikarzinogene Wirkung

Einfluss der Lebensmittelverarbeitung

Pflanzenphenole sind bioaktive Verbindungen in Lebensmitteln, die während des Verarbeitungsprozesses empfindlich in ihrer Konzentration und Struktur beeinflusst werden können. Schon bei der Lagerung von Lebensmitteln können erhebliche Mengen dieser Phenole verloren gehen. Als Beispiel: Wenn Blattsalat (insbesondere Lollo Rosso) bei 5 °C für nur zwei Wochen gelagert wird, kann dies eine Verminderung seines Gehalts an rotem Pflanzenfarbstoff um mehr als 30 % zum Ergebnis haben.

Bei der Herstellung von Essig aus Rot-, Weiß- und Apfelwein enthält das Endprodukt zwar immer noch einige der charakteristischen Pflanzenphenole, aber ihre Konzentration im Essig ist im Vergleich zum Wein um etwa 40 % reduziert. Hier möchte ich anmerken, dass die (Weiter-)Verarbeitung von Sojabohnen kaum Auswirkungen auf ihren Isoflavongehalt zu haben scheint. Obwohl Verarbeitungsschritte zur Herstellung von Tofu oder Tempeh die Zusammensetzung einzelner Isoflavone verändern, bleibt der Gesamtgehalt unbeeinflusst.[33]

Auch die Zubereitung von Lebensmitteln im Haushalt unter Hitzeeinwirkung, wie das Kochen, Backen oder Grillen von Gemüse, kann den Phenolgehalt erheblich beeinflussen. Karotten beispielsweise verlieren beim Kochen über 60 % ihres Gehalts an Chlorogensäure, einem Vertreter der Polyphenole. Ähnliche Ergebnisse wurden auch bei anderen Gemüsesorten und ihren Phenolen beobachtet.[34]

Das bedeutet jedoch nicht, dass du Karotten nur roh essen solltest. Die Art der Zubereitung kann die Aufnahme verschiedener Stoffe in unterschiedlichen Mengen durch deinen Körper beeinflussen. Daher ist es wichtig, nicht nur eine Vielzahl von Lebensmitteln zu sich zu nehmen, sondern auch verschiedene Zubereitungsarten (roh, gekocht, warm, kalt) zu variieren, um von einer breiten Nährstoffpalette zu profitieren.

So genieße Rotkohl als Rohkost in einem Salat, in Form von Kimchi als Topping für Bowls, Sandwiches oder als Beilage (siehe dazu unser »Rotkohlkimchi«-Rezept auf S. 106) oder gekocht als wärmender Rotkrautwickel (»Rotkohlwinterrolle«, siehe S. 170) im Winter.

Die Aufnahme von Polyphenolen

Die Aufnahme lässt sich ziemlich schwer abschätzen, da sie stark von den individuellen Ernährungsgewohnheiten wie auch von der Verarbeitung, der Lagerung und dem Transport der Lebensmittel abhängt. Mischkost in Anlehnung an die Empfehlungen der Fachgesellschaften bringt uns vermutlich eine durchschnittliche Aufnahme von ca. 1 g pro Tag ein. Folglich nehmen wir mit unserer täglichen Nahrung einen Cocktail aus einigen Tausend Verbindungen auf, die sich in ihrer Wirkung gegenseitig beeinflussen oder durch andere Lebensmittelkomponenten beeinflusst werden können.

Andere Lebensmittelinhaltsstoffe scheinen einen erheblichen Effekt auf die Aufnahme von Polyphenolen zu haben. Wie beispielsweise Experimente an Dünndarmmodellen gezeigt haben, beeinflussen sich Polyphenole gegenseitig positiv. So wird die Aufnahme von Genistin (ein Isoflavon) aus Soja bei simultaner Gabe eines Apfelpolyphenols namens Phlorizin enorm gesteigert. Anderseits können andere Lebensmittelkomponenten die Aufnahme einschränken, so inhibieren (hemmen) beispielsweise Milchproteine die antioxidativen Eigenschaften von Teepolyphenolen (Epigallocatechinen). Ähnliches gilt auch für Milchschokolade, ein Grund mehr, bei dunkler Schokolade zuzugreifen, statt bei der hellen.

Man sollte dabei auch bedenken, dass in unserem Körper noch lange nicht alles wirklich ankommt, was verzehrt wird. Des Weiteren werden auch Polyphenole von unserem Körper verstoffwechselt und weiterverarbeitet wie andere Stoffe. Das Darmmikrobiom hat hier einen enormen Einfluss. Insbesondere die kommensalen (gesundheitsfördernden) Bakterien, wie beispielsweise solche aus der Gruppe der Laktobazillen und Bifidobakterien, verarbeiten bestimmte Polyphenole so effektiv, dass unser Körper sie besser aufnehmen kann. Gleichzeitig fördert eine pflanzenbasierte Ernährung mit vielen Polyphenolen das Wachstum dieser guten Mikroben – ein Win-Win für alle Beteiligten! Vor allem Flavonoide wie Quercetin, Resveratrol und Catechin scheinen dabei besonders positiv auf die Beschaffenheit des Darmmikrobioms zu wirken. Interessanterweise wurden auch Äpfel als reichhaltige Quelle von Flavonoiden bereits mit einer Verringerung von Entzündungsmarkern im Körper sowie einem verbesserten Gesamtzustand des Darmmikrobioms in Verbindung gebracht – also nichts wie ran an Gemüsekorb und Obstteller!

Aufnahme als Nahrungsmittel oder Nahrungsergänzungsmittel
Hast du dich jemals gefragt, ob bestimmte natürliche Verbindungen, die in Pflanzen vorkommen, tatsächlich dazu beitragen können, deinen Körper zu schützen, Krankheiten zu heilen oder deine Haut vor den Zeichen des Alterns zu bewahren? Die Antwort ist komplexer, als es auf den ersten Blick erscheinen mag.

Wissenschaftliche Untersuchungen haben bestimmten sekundären Pflanzenstoffen protektive Eigenschaften zugeschrieben, und das ist zweifellos faszinierend. Doch Vorsicht: Forschungsergebnisse, die in Zellkulturen oder bei Laborversuchen an Tieren gewonnen wurden, können nicht immer eins zu eins auf den Menschen übertragen werden. Es gilt dabei zu bedenken, dass unser Körper und unsere Biologie komplexer sind als jede Petrischale oder jeder Laborversuch.

Interessanterweise betonen einige Studien die Bedeutung des Gesamtpakets. Ähnlich wie bei Vitaminen und Mineralstoffen kann die Aufnahme von Polyphenolen aus Lebensmitteln eine entscheidende Rolle spielen. Sie können uns als Nahrungsergänzungsmittel Nutzen bringen, insbesondere im Kontext einer umfassenden Änderung des Lebensstils oder während Zeiten von erhöhter Belastung und Stress.

Kurz gesagt, man muss verstehen, dass Gesundheit und Wohlbefinden nicht allein von einer einzigen Substanz abhängen. Es geht vielmehr um die Summe und das Zusammenspiel der von uns verzehrten Lebensmittel, unsere Lebens- und Ernährungsgewohnheiten.

Ausgewählte Polyphenole

Catechine
Grüner Tee besitzt einen hohen Gehalt an Polyphenolen, insbesondere aus der Gruppe der Catechine. Diese Inhaltsstoffe können sowohl eingenommen als auch äußerlich angewandt werden und dazu beitragen, die natürliche Widerstandsfähigkeit der Haut gegenüber oxidativen Belastungen zu erhöhen und somit der Hautalterung sowie bösartigen Erkrankungen vorzubeugen. Antioxidantien in grünem und schwarzem Tee sind zudem hilfreich bei Rosazea, gegen Infektionen und zur Reduktion von oxidativem Stress.

Flavonoide im Grüntee können milde UV-Strahlen abfangen und haben einen regulierenden Einfluss auf Signalwege innerhalb von Zellen – dies trägt zum Schutz vor Alterungsschäden bei. Ferner sind sie imstande, den Kollagenabbau zu verringern und so das Altern der Haut hinauszuzögern oder sogar zu hemmen.

Es gibt drei Hauptklassen von Catechinen: Catechin, Epicatechin und Epicatechingallat. Diese Flavonoide finden sich in vielen Pflanzen, vor allem in Teepflanzen, sie haben gesundheitsfördernde Eigenschaften. Epicatechin kommt besonders häufig vor und wirkt antioxidativ, was gut für das Herz sein kann. Epicatechingallat wie etwa EGCG hat potenzielle krebsbekämpfende Eigenschaften. Da Gallat-Catechine zusätzlich eine Gallussäuregruppe enthalten, sind sie stärker antioxidativ und möglicherweise vorteilhaft für die Vorbeugung chronischer Krankheiten. Neben seinen gesundheitsfördernden Eigenschaften für Haut und Herz kennen wir noch weitere positive Effekte von grünem Tee auf den Körper. So kann der regelmäßige Konsum von grünem Tee auch dabei helfen, das Immunsystem zu stärken und Entzündungen im Körper zu reduzieren. Auch bei Diabetes mellitus Typ 2 zeigt sich eine mögliche Wirkung durch Grünteekonsum: Die Inhaltsstoffe des Tees können dazu beitragen, dass Körperzellen sensibler gegenüber Insulin werden.

Die Zubereitung von Grün- oder Schwarztee ist einfach: Am besten verwendest du lose Blätter vom Händler deines Vertrauens in einem Sieb oder (nachhaltigen) Filterbeutel, übergießt schwarzen Tee mit kochendem und grünen mit nur noch etwa 70 °C heißem Wasser, lässt ihn 3 bis 7 Minuten lang ziehen – je nach gewünschter Intensität – und schon hast du ein wohlschmeckendes Getränk voller wertvoller Inhaltsstoffe! Wer möchte, kann dem Tee außerdem verschiedene Aromen hinzufügen wie Zitronensaft, Ingwer oder Minzeblättchen.

Insgesamt bietet Tee also zahlreiche Vorteile für unsere Gesundheit – sowohl innerlich als auch äußerlich angewendet. Wer bisher noch keinen Grüntee trinkt, sollte ihn unbedingt probieren – er schmeckt nicht nur wunderbar, sondern tut unserem Körper auch etwas Gutes!

Verschiedene Teesorten wie Grün-, Schwarz-, Oolong- oder Weißer Tee unterscheiden sich auch in den Konzentrationen ihrer Polyphenole; besonders hochkonzentriert findet man diese jedoch in unfermentiertem Grüntee, der den höchsten Catechingehalt mit Epigallocatechingallat (EGCG) aufweist. EGCG scheint direkt auf bestimmte Enzyme, die sogenannten Matrix-Metalloproteinasen (sind an der Embryonalentwicklung, an Wachstums- und Wundheilungsprozessen, der Gefäßbildung u.v.m. beteiligt), zu wirken und beeinflusst so den Kollagenabbau direkt.

Grüner Tee besitzt auch eine photoprotektive Eigenschaft: Die Polyphenole im Grüntee können ROS einfangen und Entzündungsreaktionen hemmen – dies mildert Schäden durch UV-Strahlung. Zahlreiche Studien belegen zudem positive Effekte bei der äußerlichen Anwendung des Tees in Cremes und Lotionen wie etwa die Verringerung von Sonnenschäden oder Faltenbildung. Auch die orale Einnahme kann zu einem jugendlicheren Aussehen führen – eine Supplementierung mit Grüntee-Polyphenolen kann Sonnenschäden, Hautrötungen (Erytheme) sowie Gefäßveränderungen reduzieren.

Zusammenfassend lässt sich sagen, dass Catechine wahre Wundermittel für unsere Gesundheit sind. Mit ihren zahlreichen positiven Effekten auf die Haut, das Herz und den Körper insgesamt sollte Tee (weiß, grün und schwarz) sowie andere catechinhaltige Lebensmittel in keiner Küche fehlen. Grünen Tee entweder heiß im Winter oder abgekühlt an warmen Sommertagen genießen.

Des Weiteren sind Catechine auch in anderen pflanzlichen Lebensmitteln zu finden, wie z. B. in

- Kakao (roh)
- Soja- und Ackerbohnen
- Himbeeren, Blaubeeren und Brombeeren
- Pfirsichen, Nektarinen und Aprikosen
- Kirschen und dunklen Trauben
- Pflaumen und Äpfeln

In unseren Rezepten haben wir analog zu den Jahreszeiten Gerichte mit diesen Lebensmitteln angereichert, wie »Gegrillte Aprikose mit Vanille-Quarkschaum« (siehe S. 135) oder sie als Topping für eine Bowl (»Gemüse-Sommerbowl mit Heidelbeeren und Hühnchenbrust« auf S. 120) verwendet oder Äpfel direkt in einem Teesmoothie verarbeitet (»Rharbarber-Apfel-Smoothie mit Zitronenmelissentee«, siehe S. 113).

Kurkuma/ Curcumin

Curcumin (dt. Gelbwurz) ist ein sekundärer Pflanzenstoff, der aus der Pflanze *Curcuma longa* (Kurkuma) gewonnen wird. Nicht nur in asiatischen Gerichten findet man Kurkuma – auch im Wellness- sowie Schönheitsbereich erfreut sich dieses Gewürz bzw. seine kleinen Rhizome großer Beliebtheit! Die Wurzel stammt ursprünglich aus Südostasien und besitzt antioxidative wie auch stark entzündungshemmende Eigenschaften – sie ist sowohl zur innerlichen als auch zur äußerlichen Anwendung geeignet! (Achtgeben bei der äußerlichen Anwendung, die Wurzel färbt alles intensiv gelb-orange!)

Botanisch gehört Kurkuma zur Familie der Ingwergewächse und enthält die aktiven Substanzen Tetrahydrocurcuminoide. Curcumin besitzt starke antioxidative Eigenschaften und wird oft eingesetzt, um die vorzeitige Hautalterung zu verhindern.

Diese Erkenntnisse legen nahe, dass Curcumin, der Wirkstoff in den Kurkumawurzeln, ein toller Tipp für eine strahlende und jugendliche Haut sein könnte. Da Entzündungen Hautprobleme wie Akne, Rosazea und Psoriasis begünstigen können, könnte die regelmäßige Einnahme von Curcumin mit seinen entzündungshemmenden Eigenschaften das Risiko für diese Erkrankungen reduzieren. Zudem hat es durch seine stark antioxidative und antientzündliche Wirkung die Fähigkeit, UV-induzierten Schäden entgegenzuwirken.

Curcumin ist jedoch nicht nur als Gewürz, als Nahrungsergänzungsmittel oder in Kosmetikprodukten beliebt – es wird auch bereits in der Therapie verschiedener Krankheiten eingesetzt. Es gibt Hinweise darauf, dass Curcumin bei der Vorbeugung und Therapie von Krebs, Alzheimer-Krankheit und Arthritis hilfreich sein könnte.

Auch in der Lebensmittelindustrie wird die Kurkuma verwendet, sie ist ein beliebter Lebensmittelfarbstoff. Du findest sie auf der Verpackung von Lebensmitteln oft als Farbstoff E100.

Anstatt auf Ergänzungsmittel zurückzugreifen, lohnt es sich definitiv, Kurkuma regelmäßig gerieben, klein geschnitten oder als Pulver in deine Ernährung einzubauen. Zum Beispiel in Form eines Kurkumaöls – es macht sich wunderbar in Dressings oder auch als Topping für Suppen wie Kürbissuppe oder unsere »Misosuppe« (siehe S. 164).

Resveratrol

Resveratrol ist eine vielseitige Verbindung, die in Weintrauben, Maulbeeren, Himbeeren, Pflaumen, Tomaten, Erdbeeren und (Erd-)Nüssen enthalten ist. Am bekanntesten ist es als Inhaltsstoff von Rotwein und darin reichlich enthalten. Es zeigt verschiedene positive Wirkungen, besitzt neuroprotektive, krebshemmende, antioxidative, entzündungshemmende und antiproliferative (wachstumshemmende) Eigenschaften.

Es wird vermutet, dass Resveratrol für das »französische Paradoxon« (siehe den Kastentext weiter unten) verantwortlich ist – die geringe Inzidenz von Herz-Kreislauf-Erkrankungen in der französischen Bevölkerung trotz einer Ernährung mit hohem Anteil an tierischen Fetten.

Doch Resveratrol stärkt nicht nur das Herz, sondern es hat auch einen Anti-Aging- und Regenerationseffekt auf die Haut, indem es die Wundheilung fördert und die durch UV-Strahlung verursachte Hautalterung verlangsamt und sogar verhindert. Durch die Kombination mit anderen Substanzen wie Vitamin E oder anderen sekundären Pflanzenstoffen kann seine Wirksamkeit gesteigert werden. Es wird auch bereits therapeutisch bei der Behandlung von Hautkrankheiten wie Akne und atopischer Dermatitis in Cremes verarbeitet und eingesetzt. Klinische Studien haben positive Ergebnisse bei der Verbesserung der Hautfeuchtigkeit, der Elastizität und der Dicke der Haut sowie bei der Reduzierung von Falten gezeigt.

Jedoch stellt die Bioverfügbarkeit, d. h. die Aufnahme des Resveratrol im Organismus, nach wie vor eine Herausforderung für seine Anwendung als Zutat in einer Creme dar. Auch die Aufnahme mit der Nahrung scheint limitiert zu sein, sie kann aber durch die Kombination mit anderen Polyphenolen erhöht werden. Der Gehalt in Nahrungsmitteln variiert stark: Rote Weintrauben, Heidelbeeren, Erdnüsse und Schokolade (Kakaobohnen) sind natürliche Quellen von Resveratrol. Jedoch liegt es hier nur in Spuren vor. Um höhere Dosen zu erreichen sowie für die therapeutische Anwendung, muss man auf isolierte Produkte in Nahrungsergänzungsmitteln zurückgreifen. Es gibt viele Faktoren, die eine Rolle bei der Aufnahme spielen können wie z. B. Genetik, Darmmikrobiom, Ernährungsverhalten oder Lebensstilvariationen.

Insgesamt ist Resveratrol eine vielversprechende Substanz mit vielen positiven Eigenschaften für die Gesundheit und Schönheit der Haut. Es lohnt sich also, Lebensmittel zu verspeisen, die diese wertvolle Verbindung enthalten. Äpfel, Heidelbeeren oder Erdnüsse lassen sich wunderbar in Rezepte einarbeiten, wie z. B. in unserer »Erdmandel-Biskuitrolle mit Beeren« (siehe S. 160) oder als Erdnussmus in meinen »GlykLich-Kugeln« (siehe S. 140). Es spricht auch nichts gegen ein Glas guten Rotwein, wenn man bei kalten Temperaturen die »Rotkohlwinterrolle« (siehe S. 170) in guter Gesellschaft genießen möchte.

Das French Paradox

Das »Französische Paradox« wurde erstmals in den 1990er-Jahren von den Ärzten Serge Renaud und Michel De Lorgeril in der renommierten medizinischen Fachzeitschrift Lancet publiziert. Den beiden war aufgefallen, dass Franzosen trotz ihres hohen Konsums gesättigter Fette eine niedrigere Sterblichkeitsrate für koronare Herzkrankheiten aufwiesen als die USA und das Vereinigte Königreich, wo der Verzehr gesättigter Fette ähnlich hoch lag. Sie nannten dieses Phänomen das »French Paradox«. Die Autoren vermuteten, dass der allgemein höhere Verbrauch von Rotwein in Frankreich die scheinbare Paradoxie erklären könnte, da Alkohol einige gefäßschützende Wirkungen hat und Rotwein Polyphenole wie Resveratrol enthält.

Es wurde jedoch festgestellt, dass der Konsum von Rotwein allein nicht ausreicht, um signifikante gesundheitliche Vorteile zu erzielen. Die Balance der Ernährung im Allgemeinen ist wichtiger für die Vorbeugung von Krankheiten und die Aufrechterhaltung der Gesundheit als ein einzelner Bestandteil. Franzosen, vor allem die im Süden des Landes lebenden, scheinen auch mehr Obst und Gemüse – und nicht zu vergessen mehr Fisch – zu essen, und sie verwenden hochwertiges Olivenöl. Dadurch nehmen sie mehr Ballaststoffe, weniger gesättigte Fettsäuren und mehr ungesättigte Fettsäuren zu sich als die Menschen in den USA und im Vereinigten Königreich. Außerdem haben Franzosen eine entspanntere Einstellung zum Essen, sie lassen sich mehr Zeit bei ihren Mahlzeiten und essen auch öfter in Gesellschaft, was zu einer langsameren Nahrungsaufnahme führt. Diese Lebensweise entspricht der Blue-Zones-Theorie (siehe S. 16). Dies wird den zusätzlichen positiven Effekt auf die Gesundheit haben.

Hierbei unbedingt zu betonen ist, dass das »French Paradox« keinen Freifahrtschein für den Konsum von Alkohol darstellt. Denn Alkohol ist nun mal ein Zellgift, das sich negativ auf das Hautbild auswirkt und den Alterungsprozess fördert. Es geht vielmehr darum, in unserer Ernährung ein ausgewogenes Verhältnis zwischen verschiedenen Lebensmitteln und Getränken herzustellen.

Insgesamt zeigt uns das »French Paradox«, wie komplex die Zusammenhänge zwischen Ernährung und Gesundheit sein können. Wir sollten also nicht nur einzelne Nahrungsmittelbestandteile isoliert betrachten, sondern immer das große Ganze im Blick behalten – sowohl bei unseren Essgewohnheiten als auch bei unserem Lebensstil im Allgemeinen.

Carotinoide

Hast du dich schon einmal gefragt, warum manche Lebensmittel so verführerisch rot, orange oder gelb leuchten? Das liegt an den wunderbaren Carotinoiden, Abkömmlingen von Vitamin A, die nicht nur für eine umwerfende Farbgebung sorgen, sondern auch antioxidative Eigenschaften besitzen.

Carotinoide wie Alpha-Carotin, Beta-Carotin, Astaxanthin, Lutein und Lycopin können die Hautalterung verlangsamen, indem sie die Kollagenbildung fördern und den Abbau verhindern.

Insbesondere Beta-Carotin, die Vitamin-A-Vorstufe, ist ein absolutes Multitalent. Denn es kann nicht nur UV-Licht absorbieren, sondern auch oxidativen Stress im Körper signifikant reduzieren. Produkte mit Beta-Carotinen verbessern somit das äußere Erscheinungsbild.

Astaxanthin, ein weiterer interessanter Vertreter der Carotinoid-Gruppe, wird hauptsächlich von Bakterien-, Algen- oder Hefekulturen produziert, kann jedoch auch über Nahrungsmittel aufgenommen werden. Die orale Supplementierung dieser Substanz scheint ein jüngeres Aussehen der Haut zu fördern. Astaxanthin hat photoprotektive Eigenschaften und schützt die Zellen vor Schäden durch UVB-Strahlen.

Auch Lutein und Zeaxanthin, die in Lebensmitteln wie Spinat und Grünkohl stecken, entfalten antioxidative Wirkungen und schützen unsere Zellhüllen vor Schäden. Jedoch konnte der Anti-Aging-Effekt dieser beiden Carotinoide bisher nur in Tierstudien gezeigt werden.

Und das Lycopin, ein rotes Pigment, das sich in Tomaten, Papayas und vielen anderen roten Gemüse- und Obstsorten findet, ist ein wahrer Frische-Booster. Es verbessert die Befeuchtung der Haut, deren Beschaffenheit sowie Elastizität und Oberflächenstruktur. Kein Wunder also, dass Lycopin in vielen Kosmetikprodukten enthalten und auch ein Grund ist, warum wir vor allem in der trockenen Luft über den Wolken Durst beispielsweise auf Tomatensaft verspüren.

Carotinoidhaltige Produkte sind also nicht nur schön anzusehen, sondern auch wortwörtlich eine Quelle der Schönheit. Sie verlangsamen den Alterungsprozess und schützen vor Schäden durch UV-Strahlen. Eine an Carotinoiden reiche Ernährung kann eine Möglichkeit sein, um das Erscheinungsbild der Haut wirksam zu verbessern und sie vor schädlicher Lichteinstrahlung zu schützen.

Insgesamt besitzen Carotinoide ein großes Potenzial, das wir zur Verbesserung unserer Gesundheit und unseres Aussehens nutzen können – sei es durch die direkte Anwendung in Form von Pflegeprodukten oder indirekt im Rahmen einer ausgewogenen Ernährung.

Die folgende Tabelle gibt dir eine Übersicht zu den Carotinoid-Gehalten verschiedener Lebensmittel:

Lebensmittel	In µg je 100 g des verzehrbaren Anteils
Birne	80
Dinkel	189
Himbeeren	330
Orange	400
Pflaume	430

Lebensmittel	In µg je 100 g des verzehrbaren Anteils
Kartoffel	450
Avocado	590
Hartweizen	627
Paprika, grün	700
Pfirsich	770

Lebensmittel	In µg je 100 g des verzehrbaren Anteils
Brombeeren	900
Aprikose	1130
Brokkoli	1560
Nektarine	2400
Grapefruit	3500
Endivie	3600
Rosenkohl	6150
Tomaten	12690

Lebensmittel	In µg je 100 g des verzehrbaren Anteils
Spinat	17310
Petersilienblätter	25470
Paprika, rot	30370
Eier aus Bodenhaltung	423
Eier aus Käfighaltung	703
Freilandeier	1115

Tabelle 15: Die Carotinoidgehalte verschiedener Nahrungsmittel bezogen auf die Menge von 100 g[35]

UNSERE HAUT BENÖTIGT ANTIOXIDANTIEN

Unsere Haut und Schleimhäute sind täglich zahlreichen Einflüssen ausgesetzt, die unsere Zellen schädigen können. Doch zum Glück verfügen sie über ein ausgeklügeltes Verteidigungssystem gegen diesen Stress – bestehend aus Enzymen wie Glutathionperoxidase oder Katalase sowie Hormonen (z. B. Estradiol) und Vitaminen (E, C). Aber auch bestimmte Mikronährstoffe wie Antioxidantien spielen eine wichtige Rolle bei der Erhaltung unserer Zellgesundheit.

Denn freie Radikale sind im Stoffwechsel allgegenwärtig und können mit DNA, Proteinen oder Fettsäuren interagieren – was Brüche in der DNA-Kette verursachen kann und seinerseits zur Alterung unseres Organismus beiträgt! Kein Wunder also, dass antioxidative Ergänzungen immer mehr an Bedeutung gewinnen.

Allerdings möchte ich unbedingt darauf hinweisen, dass exzessive Kalorienrestriktion sowie intensives Training ohne Regeneration unseren Körper ebenfalls stressen können – was sich negativ auf unsere oxidativen Kapazitäten auswirken könnte.

Also achte nicht nur auf deine Ernährung, sondern sorge auch für genug Ruhephasen, um deinem Körper die Möglichkeit zu geben, sich anzupassen – so bleibst du lange gesund und fit!

In den vorhergehenden Abschnitten habe ich bereits einige wichtige Antioxidantien aufgeführt, darunter die Vitamine E und C, aber auch Mineralstoffe wie Selen und Zink, die für das Funktionieren der antioxidativen Enzyme von entscheidender Bedeutung sind. Nachfolgend werden weitere wichtige antioxidativ wirkende Substanzen vorgestellt, die einerseits nicht essenziell sind, d. h. die unser Körper selbst herstellen kann, die jedoch einen wichtigen Beitrag für den Zellstoffwechsel leisten und somit Einfluss auf das Altern und äußere Erscheinungsbild nehmen.

Zu den bekanntesten gehören beispielsweise Glutathion und Coenzym Q10. Diese Substanzen sind in der Lage, freie Radikale zu neutralisieren und somit die Zellgesundheit aufrechtzuerhalten. Indem wir also sowohl auf eine gute Ernährung als auch auf einen ausgeglichenen Lebensstil achten, können wir unsere Hautalterung effektiv bekämpfen und uns ein strahlendes Aussehen bewahren.

Antioxidantien bei der Hautalterung

Die Hautalterung ist ein faszinierender Prozess, der sowohl von unserem Alter als auch von der langfristigen Sonnenexposition beeinflusst wird. In beiden Fällen spielen die Mitochondrien, die »Kraftwerke« in unseren Zellen, eine entscheidende Rolle. Mit zunehmendem Alter verändert sich unsere Haut in unterschiedlicher Weise. Die natürliche Hautalterung resultiert in einer dünneren Haut, in Trockenheit und Faltenbildung. Im Gegensatz dazu führt die Sonnenexposition zu einer dickeren, ledrigen Haut mit tieferen Falten und ungleichmäßiger Pigmentierung.

Aber in welcher Verbindung dazu stehen die Mitochondrien, unsere Zellkraftwerke? Nun, diese winzigen Energiezentralen in unseren Zellen sind an der Produktion von Energie beteiligt. Im Laufe der Zeit können sie jedoch Schaden nehmen, was einen Anstieg von freien Radikalen und oxidativem Stress zur Folge hat.

Interessanterweise weist gealterte Haut oft einen geringeren Anteil mitochondrialer DNA auf, und damit eine geringere Energieproduktion. Der Rückgang mitochondrialer DNA wird durch Sonnenexposition, Umwelteinflüsse und vor allem durch einen ungesunden Lebensstil verstärkt.

Wenn sich in der Haut zu viele reaktive Sauerstoffspezies (ROS) ansammeln, verändert sich die Art und Weise, wie die Haut Energie erzeugt. Statt effizient Sauerstoff zu nutzen, schaltet sie auf eine andere Methode der Energiegewinnung um, auf die sogenannte Glykolyse, den schrittweisen Abbau von Glukose, der die mitochondriale Energiegewinnung umgeht. Das kann die Haut vorzeitig altern lassen. Aber hier kommt das Spannende: Bestimmte antioxidativ wirksame Substanzen, vor allem Coenzym Q10, können der gealterten Funktion der Mitochondrien in gealterten Hautzellen entgegensteuern.

Insgesamt zeigt die Forschung, dass die Mitochondrien eine Schlüsselrolle bei der Hautgesundheit spielen. Die Wiederherstellung ihrer ursprünglichen nützlichen Funktion könnte ein vielversprechender Ansatz sein, um den Alterungsprozess der Haut zu verlangsamen und sie länger jung und gesund aussehen zu lassen.

Welche Stoffe schützen die Mitochondrien?

Coenzym Q10

Ubiquinol, auch als Coenzym Q10 bekannt, spielt eine wichtige Rolle bei der Bekämpfung schädlicher Oxidationsprozesse im Körper. Es reduziert die oxidative Aktivität und hilft, das antientzündlich wirkende Vitamin E (Alpha-Tocopherol) zu regenerieren.

Leider nimmt die körpereigene Produktion von Q10 im Laufe des Lebens ab, und bestimmte Faktoren wie unausgewogene Ernährung, übermäßiger Alkoholkonsum, Rauchen, Stress und starke körperliche Belastung können die Q10-Synthese weiter beeinträchtigen.

Zur Herstellung von Q10 benötigt der Körper spezielle Bausteine, und zwar die Eiweißbausteine Phenylalanin oder Tyrosin sowie bestimmte B-Vitamine wie Folsäure (B9). Wir können unseren Q10-Bedarf sowohl durch die körpereigene Produktion als auch durch die Nahrungsaufnahme decken. Lebensmittel wie Fisch, Fleisch, Hülsenfrüchte, Nüsse und Spinat sind reich an Q10. Eine gesunde Darmflora, die auch einen Teil des Q10 produziert, ist ebenfalls wichtig.

Vor allem Hautzellen benötigen Q10 zur Regeneration, so etwa nach langem Sonnenbaden, um Schäden zu reparieren und fürs Wachstum. Körperlich zeigt sich ein Mangel an Q10 häufig in Form von verminderter Energie und Antriebslosigkeit, was sich äußerlich in einem faden und zu feinen Linien neigenden Hautbild äußern kann. Q10 wird aufgrund seiner zellschützenden und die Hautalterung hemmenden Eigenschaften in Hautpflegeprodukten eingesetzt, um eine Faltenbildung zu verhindern.

Studien haben gezeigt, dass Coenzym Q10 die Bildung wichtiger Proteine in der Haut beeinflussen kann und die Aktivität von Enzymen wie Kollagenase (das Kollagen abbaut) hemmen kann. Dadurch bleibt der Kollagengehalt der Haut bestehen, was für ihre Gesundheit und Elastizität wichtig ist.

Zusammenfassend sei gesagt, dass Q10 die Mitochondrien stabilisiert und vor UV-bedingten Hautschäden schützt. Coenzym Q10 kann auch UV-vermittelten oxidativen Stress verhindern und die Produktion von Kollagenase in der Haut reduzieren.

Glutathion

Glutathion ist ein wichtiger Stoff im menschlichen Körper, der vor allem in den Zellen, auch in den Hautzellen, vorkommt. Es spielt eine entscheidende Rolle bei der Aufrechterhaltung des Redoxstatus in verschiedenen Zelltypen, das bedeutet, es trägt dazu bei, das Gleichgewicht zwischen oxidativen und antioxidativen Prozessen zu bewahren. Dadurch schützt es die Zellen vor Schäden durch freie Radikale und andere schädliche Substanzen. Die Struktur von Glutathion setzt sich aus den Aminosäuren Gamma-Glutaminsäure, Cystein und Glycin zusammen, und es ist vorwiegend in den Zellen zu finden. Cystein, eine wichtige Aminosäure, ist begrenzt im Körper vorhanden und bei der Glutathionproduktion von wesentlicher Bedeutung. Um die Bildung von Glutathion zu fördern, ist es deswegen essenziell, auf cysteinreiche Lebensmittel zurückzugreifen, sie sind vor allem zu finden in Hühnereiern, Fleisch und Lachs sowie in guten pflanzlichen Lieferanten, als solche gelten beispielsweise Sojabohnen, Sonnenblumenkerne und Walnüsse.

Glutathion wird leicht durch schädliche Substanzen wie freie Radikale oder reaktive Sauerstoff- und Stickstoffverbindungen zu Glutathion-Disulfid (GSSG) oxidiert. Das Verhältnis von reduziertem Glutathion (GSH) zu oxidiertem Glutathion (GSSG) dient als Indikator für den Gesundheitszustand der Zellen, wobei ein höherer Wert auf eine gute Zellgesundheit hinweist. Die Konzentration von Glutathion im Blutplasma ist kein zuverlässiger Indikator für den Glutathionspiegel in den Zellen. Stattdessen kann die Messung von Glutathion in den roten Blutkörperchen Aufschluss über den Redoxstatus der Zellen geben.

Glutathion hat vielfältige Funktionen im Stoffwechsel, in der Zellregulation und bei der Entgiftung. Es ist der wichtigste antioxidative Stoff im Körper und schützt die Zellen vor Beeinträchtigungen durch schädliche Substanzen. Dies zeigt die Wichtigkeit eines gesunden Glutathionspiegels in den Hautzellen.

Zusätzlich kann ein Mangel an reduziertem Glutathion (GSH) in den Zellen auftreten, vor allem aufgrund von oxidativem Stress, der auch durch Umweltfaktoren wie zu langes Sonnenbaden, chronischen Stress, eine unausgewogene und einseitige Ernährung sowie medizinische Behandlungen verursacht wird. Dieser Stress führt zu einem Ungleichgewicht zwischen GSH und oxidiertem Glutathion (GSSG), was die Zellfunktion stören kann und äußerlich am Hautbild erkennbar ist.

Diese Dysbalance kann sich negativ auf den Energiehaushalt des Körpers auswirken, da Glutathion eng mit der Produktion von ATP, der »Energiewährung« des Körpers, verknüpft ist. Ein gestörtes Glutathion-System kann die Abwehr gegen freie Radikale schwächen und Schäden an den Mitochondrien herbeiführen, was den Teufelskreis weiter verstärkt.

Bezogen auf die Haut trägt ein optimaler Glutathionstatus dazu bei, ihre Gesundheit zu fördern, Falten zu reduzieren und eine antimelanogene Wirkung zu entfalten. Es wird als Mittel zur Krebsvorbeugung betrachtet und spielt eine wichtige Rolle bei der Regeneration gestresster Zellen. Glutathion wird oft als »Mutter aller Antioxidantien« bezeichnet.

Lebensmittel, die Glutathion enthalten bzw. den Aufbau unterstützen:
Höhere Konzentrationen finden sich insbesondere in »grünen« Lebensmitteln wie Avocados, Gurken, grünen Bohnen und Spinat, aber auch Keime, Sprossen, Spargel, Hefe und mageres Fleisch können den Glutathionstatus in der Zelle aufbessern.

Allerdings muss man dabei beachten, dass die Lagerung, Verarbeitung und Zubereitung dieser Lebensmittel unter Hitze die Glutathionkonzentration deutlich reduzieren können. In verarbeiteten Lebensmitteln finden sich dementsprechend nur noch geringe Mengen dieses wertvollen Vitalstoffs.

Es ist daher ratsam, auf eine ausgewogene Ernährung mit ausreichend hochwertigem Eiweiß zu achten, um die Glutathionbildung sicherzustellen. Zusätzlich ist es erwähnenswert, dass chronische Entzündungen den Körper oxidativem Stress aussetzen können, was wiederum die Glutathionversorgung beeinträchtigen kann. Eine Ernährung reich an antientzündlich wirkenden Lebensmitteln wie z. B. die langkettigen Omega-3-Fettsäuren EPA und DHA kann den Glutathionverbrauch reduzieren und dadurch einen gesunden Glutathionspiegel aufrechterhalten.

Fetter Fisch wie Lachs ist folglich ein ultimatives Glutathionfood – gutes Eiweiß inklusive der notwendigen Bausteine für die Glutathionbildung und hochwertige Omega-3-Fettsäuren. Wie wäre es z. B. mit »Ceviche vom Lachs mit Edamame« (siehe S. 129).

Inflamm-Aging und der Einfluss der Ernährung

Entzündung und Altern stehen in enger Verbindung, wobei ein chronisch entzündungsfördernder Zustand, bekannt als »Inflamm-Aging«, als charakteristisch für den Alterungsprozess gilt. Dieser Zustand kann durch Umweltstressoren, wie ich sie zuvor beschrieben habe, noch verstärkt werden. Diese Veränderungen sind nicht nur auf der systemischen Ebene feststellbar, sondern manifestieren sich auch auf der Haut. Hier tragen Entzündungen wesentlich zur Hautalterung bei, insbesondere durch die Entstehung freier Radikale und dadurch verursachten oxidativen Stress, verstärkt durch Umweltfaktoren wie UV-Strahlung und einen ungesunden Lebensstil.

Interessanterweise zeigen Studien, dass bestimmte Ernährungsweisen, wie etwa die Mittelmeerdiät, mit einem reduzierten Risiko für Herz-Kreislauf-Erkrankungen einhergehen. Diese Diät umfasst Lebensmittel mit starken antioxidativen Eigenschaften, darunter bereits erwähnte Polyphenole wie Carotin, Curcumin, Catechine sowie Vitamin D und Omega-3-Fettsäuren. Insbesondere Vitamin D sowie die langkettigen Omega-3-Fettsäuren DHA und EPA haben die Fähigkeit, Entzündungswege zu blockieren und damit positive Auswirkungen auf unsere Gesundheit zu entfalten.

Auch Kalorienrestriktion und intermittierendes Fasten gelten als vielversprechende Strategien zur Förderung von Gesundheit und Langlebigkeit. Obwohl ihre positive Korrelation mit einer verlängerten Lebensdauer bekannt ist, wurde die genaue Wirkung auf die Haut noch nicht ausreichend erforscht. Untersuchungen deuten jedoch darauf hin, dass eine Begrenzung der Kalorienaufnahme positive Auswirkungen auf die Haut hat, indem sich dadurch die Glykierungsrate von Hautproteinen reduziert und somit altersbedingte Anhäufungen von geschädigtem Hautkollagen verringert werden. Dies steht wahrscheinlich auch in Zusammenhang mit einem insgesamt herabgesetzten Zuckerkonsum.

Neben diesen Effekten zeigt eine Kalorienrestriktion auch einen antikarzinogenen Einfluss und fördert die Wundheilung sowie die Durchblutung der Haut. Hier möchte ich unbedingt betonen, dass eine Beschränkung der Kalorienmenge keine radikale Diät bedeutet, sondern eher eine moderate Begrenzung der Gesamtkalorienzufuhr, um sie in einem angemessenen Rahmen zu halten. Interessanterweise praktizieren Menschen im japanischen Okinawa, einer der »Blauen Zonen« (siehe S. 16), diese Philosophie, indem sie nur bis zu einem Sättigungsgrad von 80 % essen. Im Gegensatz dazu neigen wir in unserer westlichen Gesellschaft dazu, durch das Überangebot von Nahrung und die häufige Ablenkung vom Essen die Sättigung nicht mehr bewusst wahrzunehmen.

Der Weg zu einer GlykLich-Ernährung für einen strahlenden Teint

Auf den vorangegangenen Seiten haben wir dir einen Einblick in die Welt einer hautgesunden Ernährung gegeben. Wir hoffen, dass wir dir verdeutlichen konnten, welche Faktoren für einen gesunden Kollagenaufbau und -erhalt und damit für einen strahlend jungen Teint von Bedeutung sind.

Jetzt möchten wir dir zeigen, wie du diese Formel in deiner eigenen Küche praktisch umsetzen kannst. Auf den nächsten Seiten präsentieren wir dir Rezepte, die wir nach Jahreszeiten eingeteilt haben. Damit legen wir den Fokus auf saisonale Frische und folglich auf eine geballte Ladung von antientzündlich wirkenden und der Haut schmeichelnden Nährstoffen.

Die Idee dahinter: Wir wollen dich dabei unterstützen, täglich bewusst auf deine Ernährung zu achten und mithilfe der richtigen Lebensmittel und Nährstoffe deine Haut von innen heraus zu nähren.

Eine hautfreundliche Ernährung ist wie ein langfristiges Investment in deine Hautgesundheit. Ähnlich wie bei der Errichtung eines soliden Fundaments für ein Haus, bildet eine ausgewogene Ernährung die Basis für eine gesunde Haut und einen vitalen Körper. Es kann ein Weilchen dauern, bis du die Veränderungen spürst und sie sich in deinem äußeren Erscheinungsbild zeigen, aber die langfristigen Vorteile sind es definitiv wert.

Wir laden dich dazu ein, mit Freude in der Küche zu experimentieren und die hier vorgestellten Rezepte auszuprobieren. Tauche ein in die Welt der kulinarischen Hautpflege und genieße deinen Weg zu einem strahlenden Erscheinungsbild.

REZEPTE

FRÜHLING

Spargelsalat mit Chimichurri, Rapsöl und Cashewkernen

Zutaten für 2 Personen

Spargel
- 300 g weißer Spargel (Handelsklasse 1)
- Wasser zum Kochen
- 1 Scheibe Zitrone
- 1 EL Salz
- 1 TL Zucker
- 1 TL Butter

Chimichurri
- 1 TL frischer Thymian, gehackt
- 1 TL frischer Oregano, gehackt
- 50 g glatte Petersilie
- 1 TL frischer Limettensaft
- ½ Knoblauchzehe
- ½ TL Chilihonig (Grundrezept S. 183)
- Rapsöl
- 1 Prise Meersalz
- 1 Prise Steakpfeffer

Garnitur
- 20 g Cashewkerne

Zubehör
- Stabmixer, Schäler, Reibe, Mörser, Eiswürfel

Zubereitungsdauer
30 Minuten

Zubereitung

Spargel
- Den Spargel am Ende der Stange leicht kürzen, um die getrockneten Stellen zu entfernen. In einem Topf Wasser aufkochen, die Zitronenscheibe, das Salz, den Zucker und die Butter hineingeben. Den Spargel dazufügen und darauf achten, dass die Stangen komplett bedeckt sind. Einmal aufkochen und anschließend bei schwacher Hitze ca. 10–13 Minuten garen. Die Garzeit ist natürlich abhängig von der Dicke der Spargelstangen – sie sollten noch einen angenehmen Biss haben. Dann herausnehmen und zum Abkühlen in Eiswasser legen. Anschließend auf Küchenpapier trocknen lassen.

- Jetzt die Spargelspitzen abtrennen und die restlichen Stangen in schräge Scheiben schneiden.

Chimichurri
- Für die Chimichurri die Petersilie waschen, trocken schütteln. Thymian- sowie Oreganoblätter von den Zweigen abzupfen und mit der Petersilie grob hacken. Die Kräutermischung in einen Messbecher geben, den Limettensaft dazu, den geschälten Knoblauch hineinreiben und den Chilihonig unterrühren. Die Zutaten mit einem Stabmixer einmal gut pürieren und mit dem Rapsöl aufmontieren, bis eine dickflüssige Masse entstanden ist, ähnlich der eines Pestos. Mit Meersalz und Steakpfeffer abschmecken.

Garnitur
- Die Cashewkerne in einer Pfanne ohne Fett bei mittlerer Hitze anrösten, dann im Mörser (oder in einem Gefrierbeutel mit einem Nudelholz) zerstoßen.

Anrichten
- Die Spargelscheiben auf zwei Teller aufteilen, die Chimichurri mit einem Löffel darauf verteilen. Die Spargelspitzen dekorativ anlegen und zum Schluss die zerstoßenen Cashewkerne darüberstreuen.

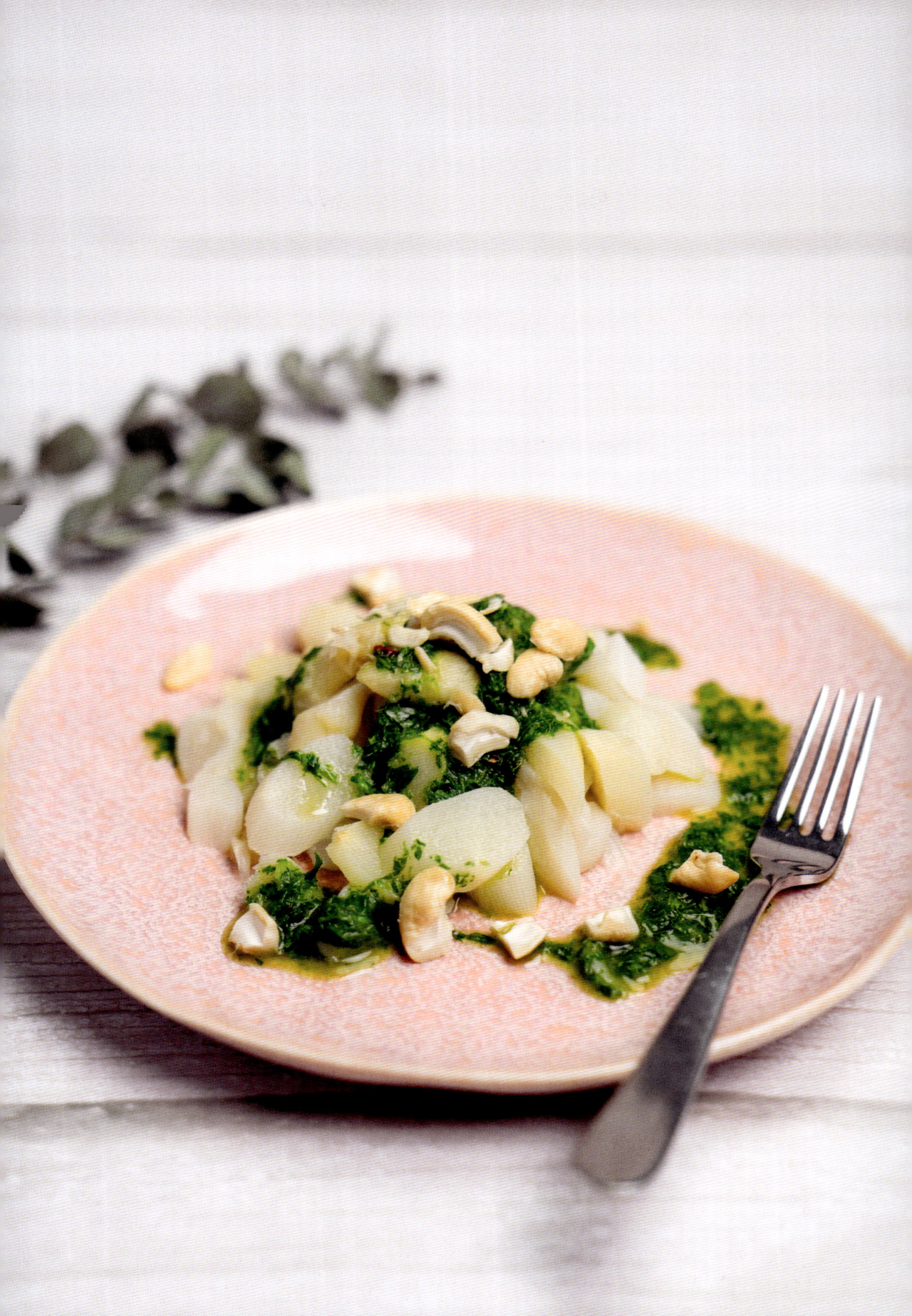

Sabich-Sandwich gefüllt mit Hühnchen und Rucola

Zutaten für 2 Personen

Sandwiches
- 2 Hühnerbrüste (à ca. 200 g)
- 2 EL Sonnenblumenöl
- ½ TL Currypulver
- 1 Messerspitze Kurkumapulver
- Salz
- weißer Pfeffer, frisch gemahlen
- 3 Pitabrote

Bärlauchpesto
- 100 g frischer Bärlauch
- 15 g Pinienkerne
- 100 ml Olivenöl
- 15 g Parmesan, frisch gerieben
- Salz

Gemüse
- 3 Stangen weißer Spargel
- 1 kleine Knolle Rote Bete
- 12 Radieschen
- 40 g Rucola

Zubehör
- Mixer, Einweghandschuhe

Zubereitungsdauer
20 Minuten

Zubereitung

Hühnerbrust
- Die Hühnerbrust waschen und trocken tupfen, der Länge nach halbieren und anschließend in Streifen schneiden. Mit dem Sonnenblumenöl und den Gewürzen einreiben. In einer heißen Pfanne für ca. 6 Minuten braten. Nach etwa 3 Minuten die Temperatur auf die halbe Hitze verringern. Auf einem mit Küchenpapier ausgelegten Teller zunächst zur Seite stellen.

Bärlauchpesto
- Die Bärlauchblätter waschen und trocken schleudern. Die Pinienkerne in einer Pfanne ohne Öl goldbraun rösten und anschließend in einen Messbecher schütten. Die Bärlauchblätter zusammen mit dem Olivenöl und dem Parmesan zu den Pinienkernen geben und alles gut durchmixen. Sollte die Masse zu dickflüssig sein, eventuell mit etwas Öl nacharbeiten. Mit Salz abschmecken.

Gemüse
- Den Spargel sorgfältig schälen, die Enden abschneiden und anschließend die ganze Stange mit dem Sparschäler längs in feine Streifen schneiden. Was von der Stange übrig bleibt, wird klein geschnitten. Die Rote-Bete-Knolle schälen (um Verfärbungen zu vermeiden, Einweghandschuhe tragen), in Scheiben hobeln und anschließend in Streifen schneiden. Die Radieschen vom Grün abschneiden, sorgfältig waschen, putzen und vierteln.

Anrichten
- Die Pitabrote quer halbieren, in der Mitte jeweils eine »Tasche« hineinschneiden und die Brote toasten. Mit einem Löffel jeweils knapp ein Sechstel des Pestos in jeder Pitabrottasche verstreichen Dann mit dem Rucola, den Spargelstücken und dem restlichen Gemüse füllen. Die Hühnchenstreifen mit hineingeben und das restliche Pesto darüberträufeln.

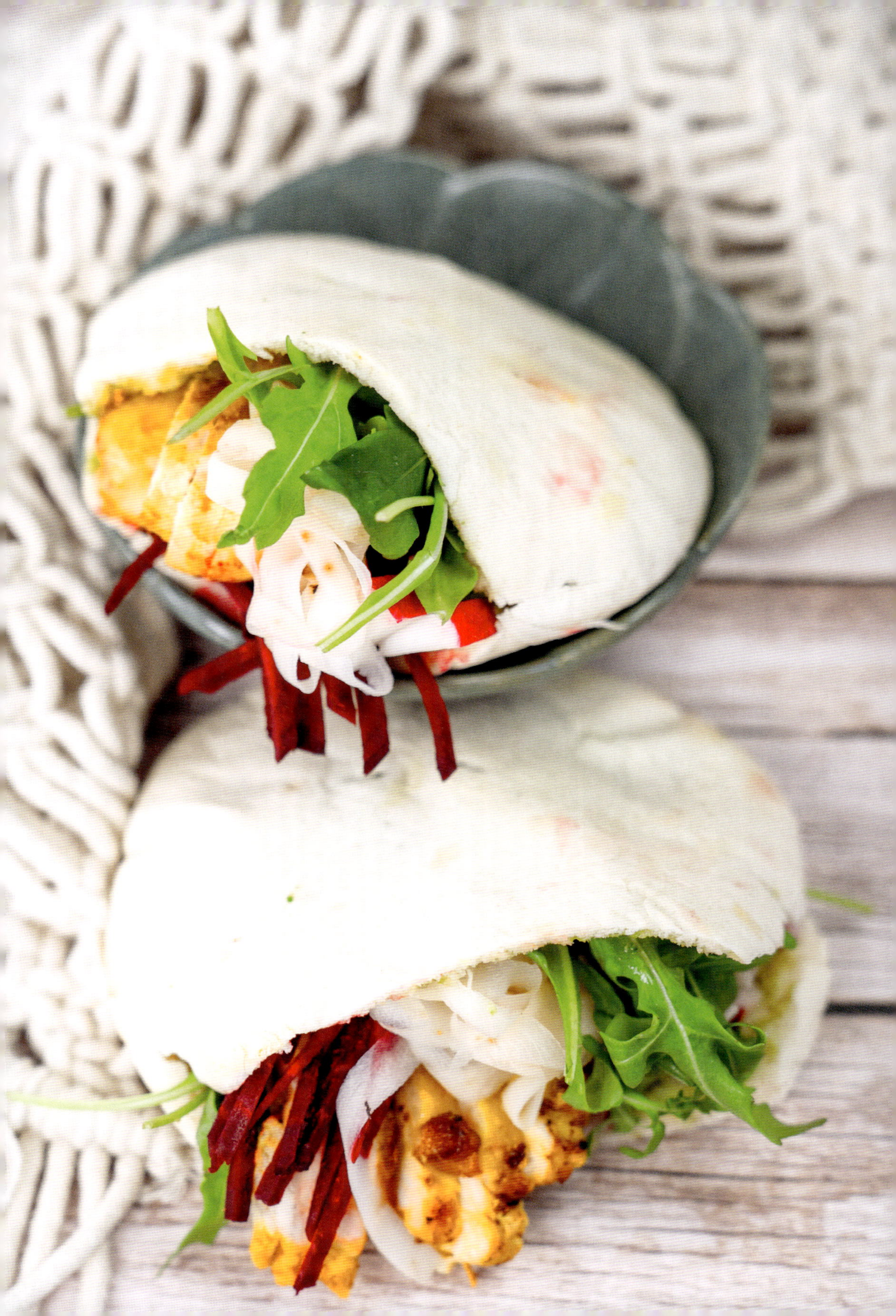

Ceviche von Gemüse mit Tomaten-Thunfisch

Zutaten für 2 Personen

Veganer Tomaten-Thunfisch
- 8 Cocktailtomaten
- 1 Knoblauchzehe
- 100 ml Sojasauce
- 2 TL Nori-Algenflocken
- 1 TL Reisessig

Marinade für das Gemüse
- Nori-Algenblatt
- 2 Stängel glatte Petersilie
- 4 Stängel Koriander
- 2 Stängel Dill
- 100 ml Olivenöl
- Salz
- schwarzer Pfeffer, frisch gemahlen
- ½ TL Fenchelsaat, gehackt
- ½ TL Senfsaat, gehackt
- 1 TL Chilihonig (Grundrezept S. 183)

Gemüse
- 2 Bio-Limetten
- 1 Bio-Orange
- Jackfruit aus der Dose (225 g Abtropfgewicht)
- ½ Bio-Salatgurke
- 1 Karotte
- ½ rote Zwiebel
- 4 EL TK-Erbsen
- 2 Stangen weißer Spargel

Zubereitung

Veganer Tomaten-Thunfisch
- Den Ofen auf 250 °C Ober-/Unterhitze (230 °C Umluft) vorheizen. Ein Blech mit Backpapier auslegen.

- Die Cocktailtomaten in einem Topf mit kochendem Wasser blanchieren, in Eiswasser abschrecken, die Haut abziehen und die Früchte halbieren. Die Knoblauchzehe mit Schale andrücken, zusammen mit der Sojasauce, den Nori-Algenflocken und dem Reisessig aufkochen. Die Tomaten darin eintauchen, danach auf das vorbereitete Blech legen und 7 Minuten im Ofen backen. Im Anschluss wieder in den Sud legen und für 24 Stunden darin marinieren lassen.

Marinade
- 1 Nori-Algenblatt zerkleinern und einen Teelöffel davon verwenden. Die Petersilie, die Korianderblätter und den Dill von den Stängeln zupfen. Anschließend alle Zutaten miteinander vermixen.

Gemüse
- Die Limetten waschen, die Schale in eine Schüssel abreiben und den Saft über einer weiteren Schüssel auspressen. Ebenso mit der Orange verfahren. Schalenabrieb und Saft beider Früchte verrühren und zur Marinade geben.

- Die Jackfruit in kleinere Stücke schneiden und für 24 Stunden in die Marinade legen.

- Danach die Fruchtstücke herausnehmen und auf einem Küchenpapier abtropfen lassen.

- Die Gurke waschen, vierteln, entkernen und anschließend in 1 cm große Würfel schneiden.

- Die Karotte schälen. Danach von der Karotte mit dem Sparschäler weitere Streifen abschälen.

Zubereitungsdauer
35 Minuten

Ziehzeit
24 Stunden (Die Jackfruit muss am Vortag eingelegt werden.)

- Die halbierte Zwiebel schälen, in dünne Scheiben schneiden, salzen und für 30 Minuten ziehen lassen. Anschließend abwaschen und auf Küchenpapier trocknen lassen.

- Die Erbsen blanchieren, den Spargel schälen, die Stangen halbieren und in kleine Würfel schneiden.

Anrichten

- Gurkenwürfel, Erbsen und Spargelwürfel in einer Schüssel vermengen, auf einem Teller am Tellerrand in Halbmondform anrichten. Die Karottenstreifen zu Schlaufen drehen und so auf dem anderen Gemüse drapieren, dass sie in die Höhe »wachsen«. Die Jackfruitstücke anlegen. Die Marinade über das Gemüse träufeln und zum Schluss den veganen Tomaten-Thunfisch daraufgeben.

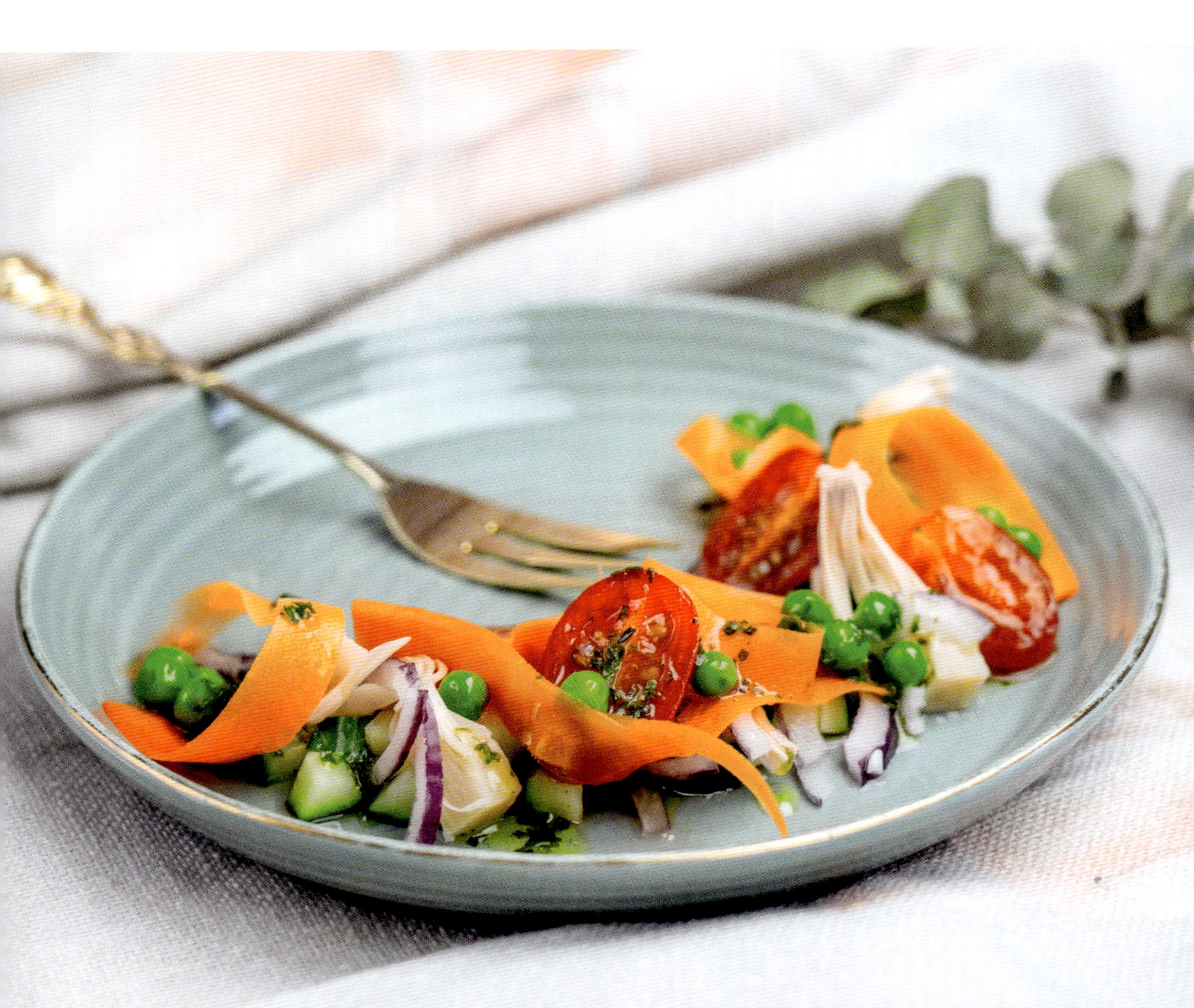

Gerösteter Jasminreissalat mit Gemüse und Erdnusssauce

Zutaten für 2 Personen

Reis
- 120 g Jasminreis
- Olivenöl
- 300 ml Wasser
- 2 Beutel Kräutertee
- 1 TL Kurkumapulver
- 1 TL Currypulver

Erdnusssauce
- 4 EL Erdnussmus
- 1 EL Sojasauce
- 1 EL Ahornsirup
- 1 EL Reisessig
- 1 EL Sriracha (thailändische Chilisauce in verschiedenen Schärfegraden erhältlich)
- Wasser nach Bedarf

Gemüse
- 1 Knolle frische Rote Bete (alternativ vorgegarte Rote-Bete-Knolle)
- 1 EL ganze Kümmelsamen
- 40 g Zuckerschoten
- 3 Stangen Frühlingslauch
- 1½ Karotten, geschält
- 1 kleine Handvoll Sprossen zum Garnieren

Zubehör
- Reiskocher, Einmalhandschuhe

Zubereitungsdauer
30 Minuten

Kochzeit rund 60 Minuten

Zubereitung

Reis
- Den Reis in einer Pfanne mit etwas Olivenöl anrösten. Währenddessen 300 ml Wasser aufkochen und 2 Beutel Kräutertee damit aufgießen. Den gerösteten Reis in den Reiskocher füllen, die Gewürze dazugeben, mit dem Tee aufgießen und garen lassen.

Erdnusssauce
- Für die Erdnusssauce das Erdnussmus mit Sojasauce, Ahornsirup, Reisessig, Sriracha und etwa 2 EL Wasser in einen Messbecher geben und mit dem Stabmixer zu einer homogenen Masse pürieren. Ist die Sauce noch zu dick, einfach mit Wasser bis zu der gewünschten Konsistenz verdünnen.

Gemüse
- Die Rote-Bete-Knolle (Einweghandschuhe tragen, Rote Bete färbt heftig!) mit einem Messer rundum einstechen und anschließend in einem kleinen Topf mit Salzwasser und Kümmel ca. 60 Minuten garen. (Hier kommt es auf die Festigkeit und Größe der Bete-Knolle an, sie sollte weich sein, aber noch Biss haben.) Nach dem Garen die Schale mit einem Messer abziehen und in Spalten schneiden.

- Die Zuckerschoten waschen und schräg in dünne Streifen schneiden.

- Von dem Frühlingslauch die äußeren Blätter entfernen, die Stangen waschen und schräg in Ringe schneiden.

- Die Karotten vierteln und in Scheiben schneiden.

Anrichten
- Den gegarten Reis in eine Schüssel füllen, etwas Erdnusssauce darauf verteilen. Nun die verschiedenen Gemüsesorten nebeneinander auf dem Reis auslegen, mit der restlichen Erdnusssauce übergießen. Zum Schluss die Sprossen daraufstreuen.

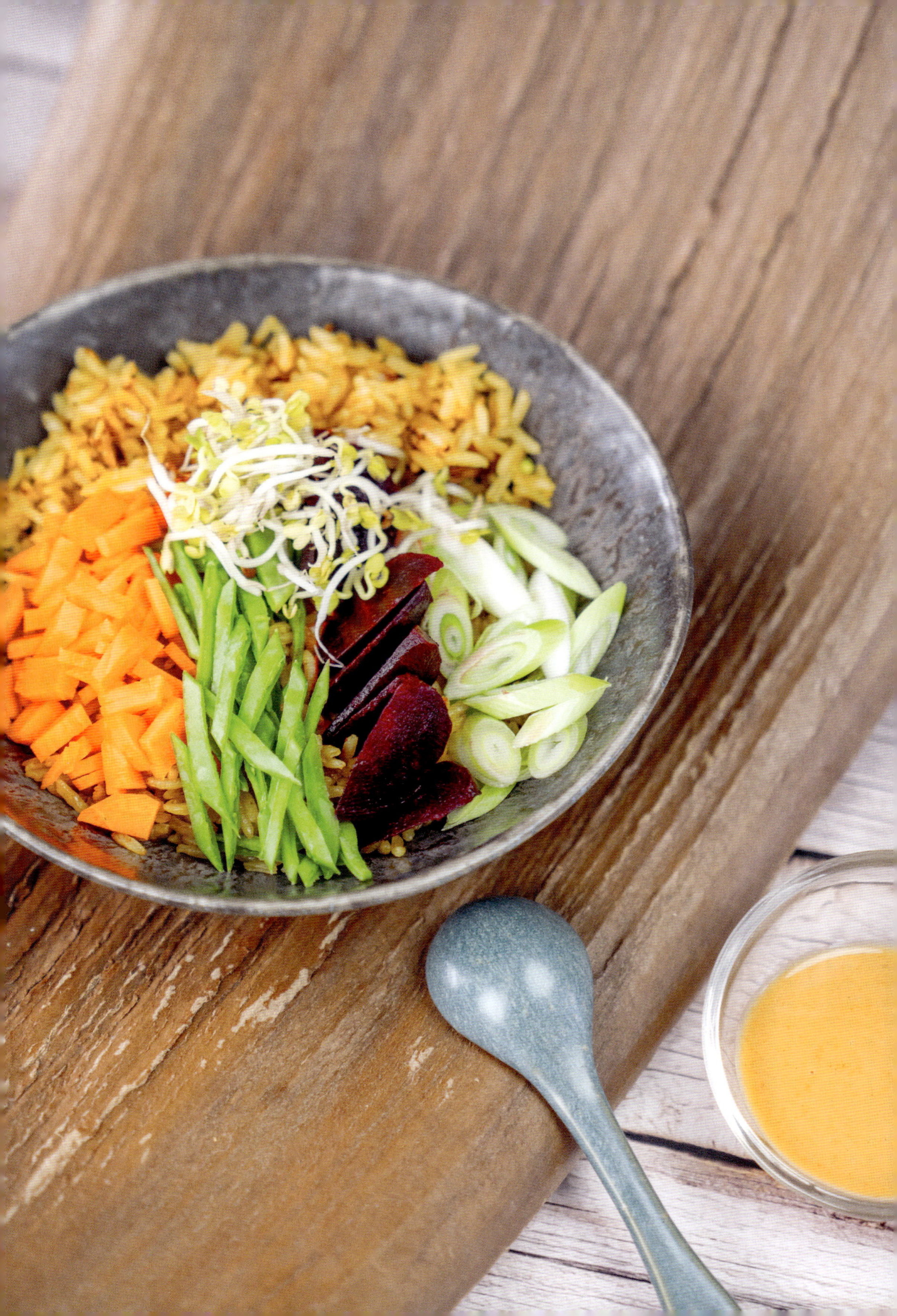

Frühlingsbowl mit Quinoa

Zutaten für 2 Personen

Quinoa
- 100 g Quinoa
- 200 ml Gemüsebrühe (Grundrezept S. 180 oder Instant)
- Kräutersalz

Basilikumpesto
- 30 g Pinienkerne
- 1 Bund Basilikum
- 80 ml Olivenöl
- 30 g Parmesan, gerieben
- ¼ Knoblauchzehe
- Salz
- weißer Pfeffer, frisch gemahlen

Rindfleisch
- 150 g Rinder-Minutensteaks
- 2 EL Sonnenblumenöl
- ½ rote Chilischote
- Kräutersalz
- Steakpfeffer

Pochierte Eier
- 1 l Wasser
- 3 EL Weißweinessig
- Salz
- 2 Eier (Gr. M)

Gemüse
- ½ Mairübchen
- 50 g frischer Babyspinat

Zubehör
- Stabmixer, Vierkantreibe

Zubereitungsdauer
40 Minuten

Zubereitung

Quinoa
- Die Quinoa in einem Sieb unter fließendem warmem Wasser abspülen, um die Bitterstoffe zu entfernen. Anschließend in einem Topf 200 ml Gemüsebrühe und das Kräutersalz zum Kochen bringen, die Quinoa hineingeben und zugedeckt etwa 10 Minuten köcheln lassen. Vom Herd nehmen und zugedeckt weitere 10 Minuten ausquellen lassen.

Basilikumpesto
- Die Pinienkerne in einer Pfanne ohne Öl anrösten, danach in einen Messbecher geben.
- Die Basilikumblätter von den Stängeln zupfen und zu den Pinienkernen geben.
- Mit Olivenöl, Parmesan und Knoblauch zu einer glatten Masse vermixen. Anschließend mit Salz und Pfeffer abschmecken.

Rindfleisch
- Die Rinder-Minutensteaks in Streifen schneiden. Mit Sonnenblumenöl, gehackter Chilischote, Kräutersalz und Steakpfeffer würzen. In einer vorgeheizten Pfanne ca. 2 Minuten scharf anbraten und herausnehmen.

Pochierte Eier
- Dafür in einem Topf 1 Liter Wasser mit Essig und Salz aufkochen. Die Temperatur reduzieren, sodass es leicht köchelt. Das Wasser sollte zwischen 70–80 °C heiß sein.
- Jedes Ei separat in eine kleine Schüssel oder eine Kelle aufschlagen. Langsam in das Wasser tauchen, bis das Eiweiß stockt, die Schüssel oder Kelle herausziehen, mit einem Löffel einen leichten Strudel erzeugen, damit das Ei nicht am Topfboden anhängt. Jedes Ei etwa 3 Minuten pochieren. Mit einer Schaumkelle herausheben und auf einem Teller mit Küchenpapier »zwischenlagern«.

Gemüse

- Das Mairübchen schälen und mit der groben Seite der Reibe in ein Sieb raspeln, den Spinat in einem Sieb unter kaltem Wasser abspülen.

Anrichten

- Die Quinoa in die beiden Bowls füllen. Etwas Pesto daraufgeben. Dann den Spinat und das geraspelte Mairübchen auf beide Bowls verteilen. Anschließend das Fleisch daraufsetzen. In der Mitte jeweils ein pochiertes Ei platzieren und alles nach Geschmack mit dem restlichen Pesto übergießen.

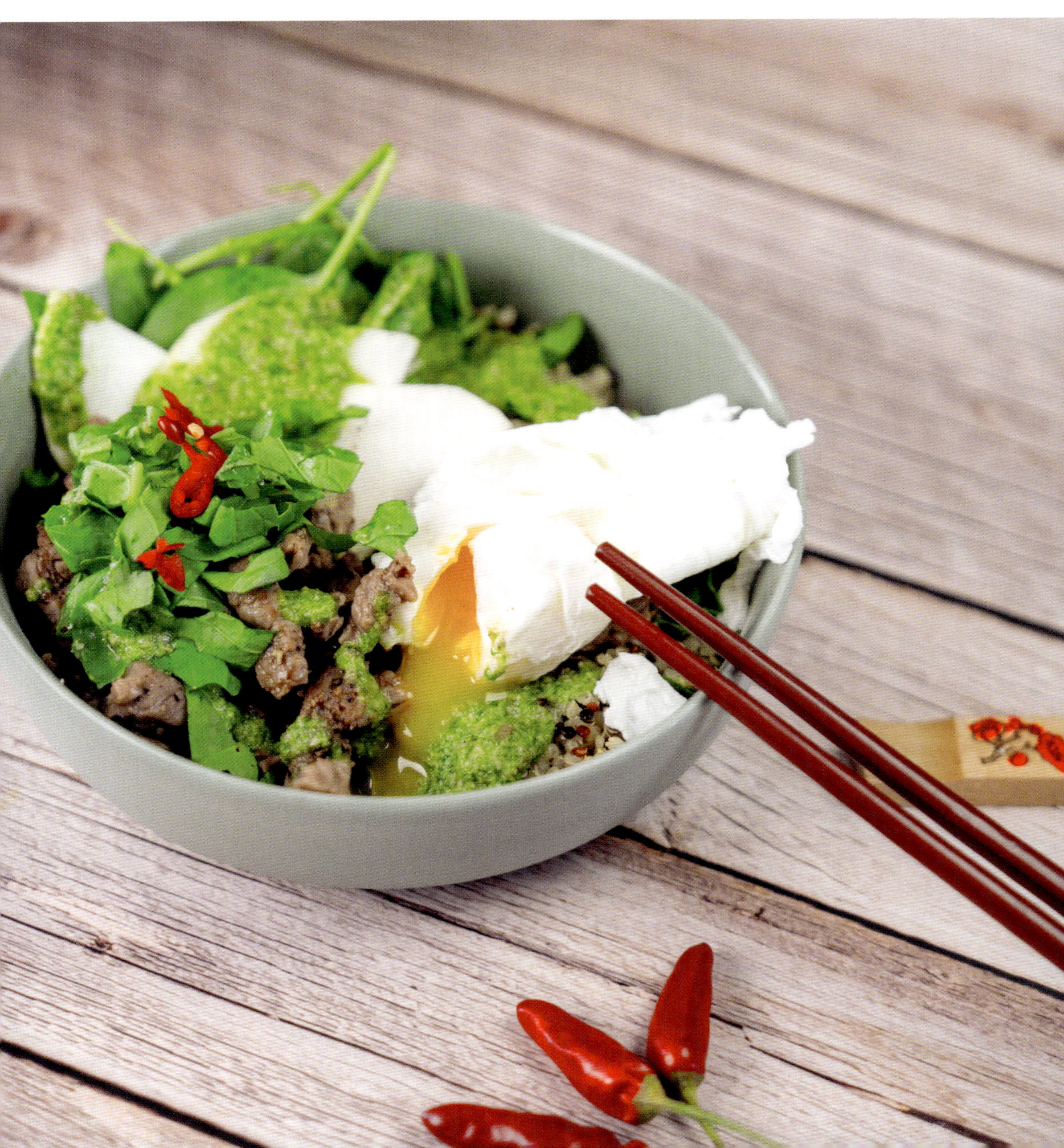

Linsensalat mit Granatapfel

Zutaten für 2 Personen

Salat
- 40 g Berglinsen
- 40 g Belugalinsen
- ½ Salatgurke
- ½ orange Paprikaschote
- ½ Granatapfel
- Leinöl

Wasabicreme
- 120 g Crème fraîche
- 2 TL Wasabipaste
- 1 Limette
- Meersalz

Garnitur
- ½ Päckchen Gartenkresse
- Knusprige Lachshaut

Zubehör
- Stabmixer, Einweghandschuhe, Vierkantreibe, Gläser

Zubereitungsdauer
30 Minuten

Zubereitung

Salat
- Die Linsen in einem Sieb mit reichlich warmem Wasser abspülen. In einem Topf aufkochen und ca. 15–20 Minuten bei geringer Hitze köcheln lassen. Danach abgießen, abspülen und auskühlen lassen.

- Währenddessen die Gurke waschen, vierteln, die Kerne herauskratzen und das Fruchtfleisch würfeln.

- Die Paprikahälfte waschen, putzen und entkernen, ebenfalls in kleine Würfel schneiden.

- Den Granatapfelhälfte auf der Arbeitsfläche mit leichtem Druck rundherum rollen. Anschließend noch mal quer halbieren. Ein Viertel mit der offenen Seite in die Hand legen, über eine Schüssel mit kaltem Wasser halten und mit einem Löffel auf die Schale des Granatapfels schlagen, so lösen sich die Kerne und fallen ins Wasser.

- Das Gemüse und die Granatapfelkerne mit den Linsen vermengen und mit etwas Leinöl vermischen.

Wasabicreme
- Crème fraîche mit der Wasabipaste verrühren. Die Limette halbieren und die Hälfte des Saftes in die Creme einrühren. Mit Salz abschmecken.

Dekoration
- Die Lachshaut falls noch nötig schuppen, dann in einer Pfanne in wenig Öl anbraten. Bei mittlerer Hitze ca. 8–10 Minuten von beiden Seiten knusprig braten. Salzen und auf einem Teller mit Küchenpapier abtropfen lassen.

Anrichten
- Den Salat auf zwei Teller verteilen, die Wasabicreme daraufgeben und mit der Gartenkresse garnieren. Die in Stücke gebrochene knusprige Lachshaut in den Salat stecken.

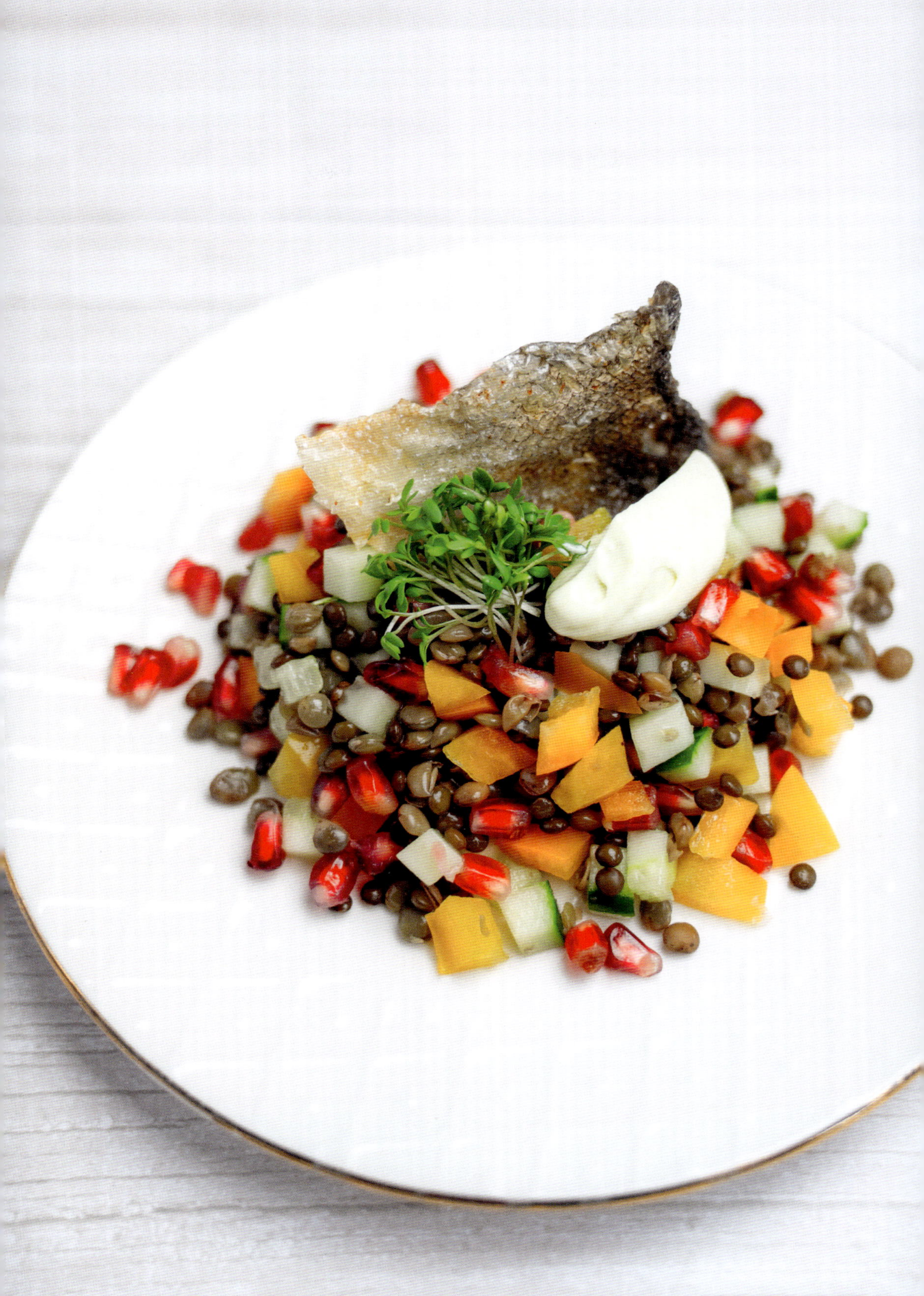

Rotkohlkimchi

Zutaten für ca. 4 Gläser à 500 g

- 1 kg Rotkohl
- 1,5 l kaltes Wasser
- 150 g Meersalz
- 2 EL Reismehl
- 300 ml kaltes Wasser
- 20 g frischer Ingwer
- 20 g frische Kurkuma
- 2 Knoblauchzehen
- 1 EL Chicken-Chilisauce (fruchtig-scharf)
- 1 EL Meersalz
- 2 EL Sojasauce
- 2 EL Reisessig
- 2 Karotten
- 1 Knolle Rote Bete
- ½ Bio-Apfel mit Schale
- 1 Bund Frühlingszwiebeln

Zubehör

- Stabmixer, Einweghandschuhe, Vierkantreibe, Gläser

Zubereitungsdauer
45 Minuten

Fermentationszeit
3–5 Tage

Zubereitung

- Den Rotkohl vierteln, den Strunk herausschneiden und die Viertel anschließend in Streifen schneiden. Diese gut waschen und abtropfen lassen. Danach in eine ausreichend große hitzefeste Schüssel füllen.

- Inzwischen das Wasser mit dem Meersalz aufkochen, über den Rotkohl gießen und mindestens 30 Minuten ziehen lassen. Anschließend das Salzwasser gründlich abspülen, die Kohlstreifen gut abtropfen lassen und wieder in die Schüssel geben.

- Für die Reismehlpaste das Reismehl in 300 ml Wasser aufkochen und bei niedrigerer Hitze 5 Minuten köcheln lassen. Vom Herd nehmen und auskühlen lassen.

- In der Zwischenzeit Ingwer und Kurkuma schälen und in kleine Würfel schneiden. Den Knoblauch abziehen. Alles mit dem Reisessig, der Sojasauce, der Chicken-Chilisauce sowie dem Meersalz zum Reismehl geben und mit dem Stabmixer fein pürieren.

- Die Karotten und die Rote Bete (Handschuhe nicht vergessen!) schälen. Anschließend mit der groben Seite der Reibe raspeln. Den Apfel mit Schale raspeln und die Frühlingszwiebel nach dem Waschen in feine Ringe schneiden.

- Das geraspelte Gemüse und den Apfel zu dem abgetropften Rotkohl in die Schüssel geben und alles mit der Reismehlpaste gut vermengen.

- Die Gläser mit heißem Wasser sterilisieren und anschließend mit der Rotkohlmasse füllen.

- 24 Stunden bei Raumtemperatur stehen lassen, danach für ein mildes Kimchi etwa 2 Tage in den Kühlschrank stellen. Für mehr Kimchi-Aroma den Rotkohl gerne auch 5 Tage im Kühlschrank fermentieren lassen.

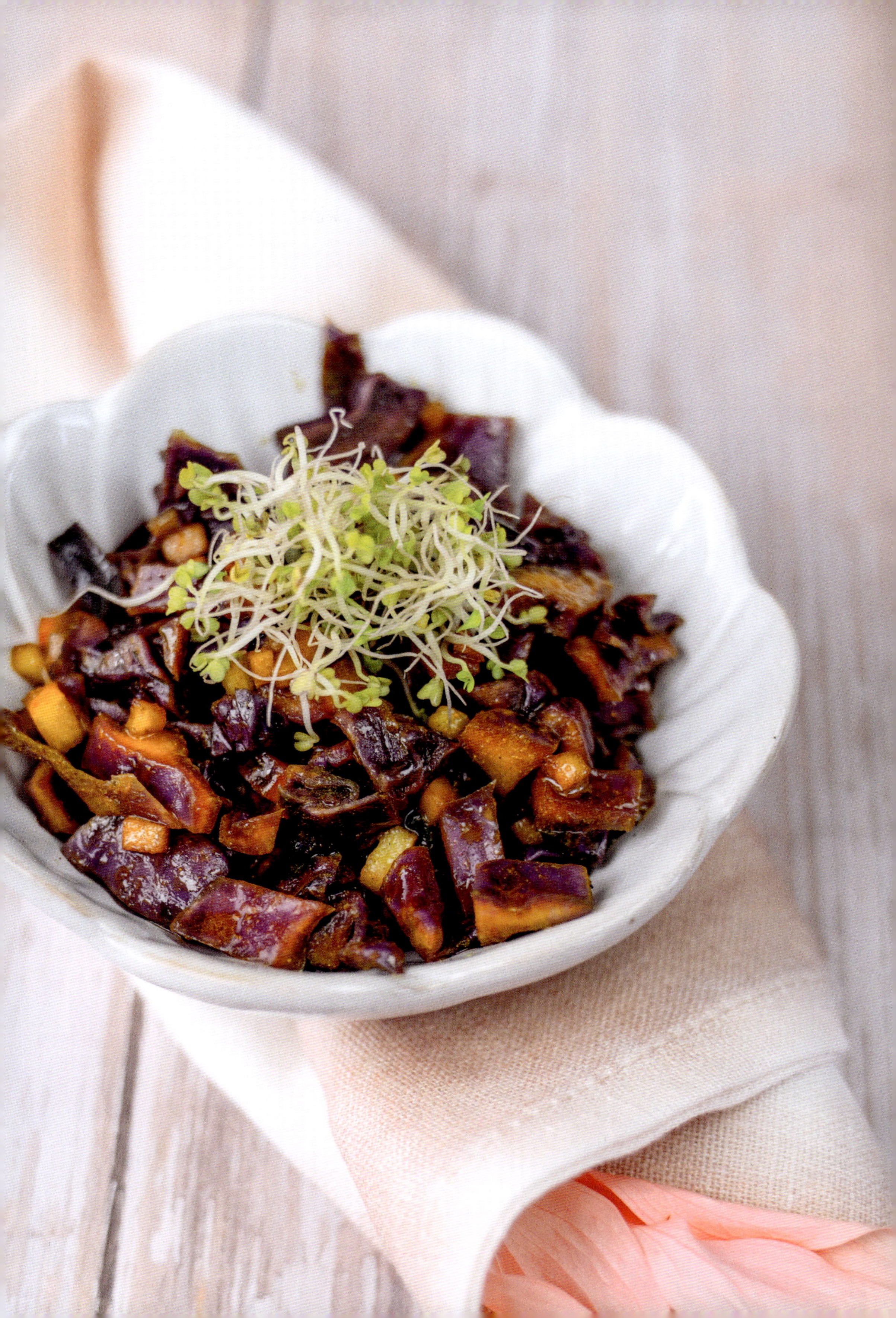

Dorade im Ganzen gegart mit Fenchel-Zitronen-Sauce und Focaccia

Zutaten für 2 Personen

Focaccia

- 120 g lauwarmes Wasser
- 1 TL Honig
- 15 g Hefe
- 2 Zweige Thymian
- 2 Zweige Rosmarin
- 200 g Weißmehl Type 405
- 5 g Salz
- 15 g weiche Butter
- 8 g Olivenöl
- Olivenöl als Topping

Dorade

- 1 ganze Dorade, küchenfertig
- Sonnenblumenöl
- 2 Zweige Thymian
- 2 Zweige Rosmarin

Fenchel-Zitronen-Sauce

- ½ Knolle Fenchel
- 2 Bio-Zitronen
- ½ Bund glatte Petersilie
- ¼ Bund Dill
- 2 Zweige Thymian
- 100 ml Olivenöl
- 1 TL Chilihonig (Grundrezept S. 183)
- Kräutersalz
- Weißer Pfeffer, frisch gemahlen

Zubereitung

Focaccia

- Das lauwarme Wasser mit dem Honig und der Hefe verrühren, etwa 5 Minuten stehen lassen.

- Den Ofen auf 250 °C Ober-/Unterhitze (230 °C Umluft) vorheizen.

- In der Zwischenzeit Thymianblättchen und Rosmarinnadeln von den Zweigen zupfen und fein hacken. Die Hälfte der Kräuter mit dem Mehl, Salz, Butter und dem Olivenöl vermengen. Die Wasser-Hefe-Mischung dazugeben und alles gut verkneten. Den Teig gleich weiterverarbeiten, ohne ihn gehen zu lassen. Auf einer bemehlten Arbeitsfläche halbieren und 2 Kugeln daraus formen. Mit der Handinnenseite den Teig geschmeidig rollen, auf ein Backblech mit Backpapier legen. Dann die Kugeln etwas flach drücken, die Oberfläche mit Olivenöl beträufeln, die restlichen Kräuter daraufstreuen und in ca. 12–15 Minuten goldbraun backen.

Dorade

- Die Dorade innen und außen gründlich waschen und zum Trocknen auf Küchenpapier legen. Die Hitze des Ofens von den Focaccia direkt nutzen, aber die Temperatur auf 150 °C reduzieren.

- Die ofenfeste Pfanne mit Sonnenblumenöl erhitzen, die Kräuter einstreuen, dann den Fisch hineinlegen. Auf dem Herd von beiden Seiten ca. 5 Minuten scharf anbraten und anschließend ca. 12 Minuten auf der Mittelschiene im heißen Ofen garen. Nach der Hälfte der Garzeit die Dorade einmal wenden. Lässt sich die Rückenflosse mühelos herausziehen, ist die Dorade fertig gegart.

Zubehör
- Backblech mit Backpapier, ofenfeste Pfanne, Stabmixer

Zubereitungsdauer
50 Minuten

Backzeit Brot
ca. 12–15 Minuten

Garzeit Dorade
ca. 18–20 Minuten

Fenchel-Zitronen-Sauce
- Den Fenchel waschen und in kleine Würfel schneiden. Die Zitronen waschen, die Schale abreiben, den Abrieb in eine Schüssel geben. Von einer Zitrone die bittere weiße Schicht abschälen, dann die Filets herausschneiden, klein hacken und zu den Fenchelwürfeln geben. Den Rest dieser Zitrone sowie die restliche ganze Zitrone auspressen.

- Die Petersilie sowie Dill und Thymian von den Stängeln zupfen, fein hacken und mit der Fenchel-Zitronen-Masse vermischen.

- Das Olivenöl mit dem Zitronensaft, dem Chilihonig sowie den Gewürzen mit einem Stabmixer aufmixen und mit der Fenchel-Kräuter-Masse vermengen.

Anrichten
- Die Dorade auf einen großen Teller legen. Mit der Fenchel-Zitronen-Sauce übergießen. Die gebackene Focaccia dazu reichen.

- Die Haut der Dorade kann mitgegessen werden, ebenso die Bäckchen des Fisches, die köstlich schmecken.

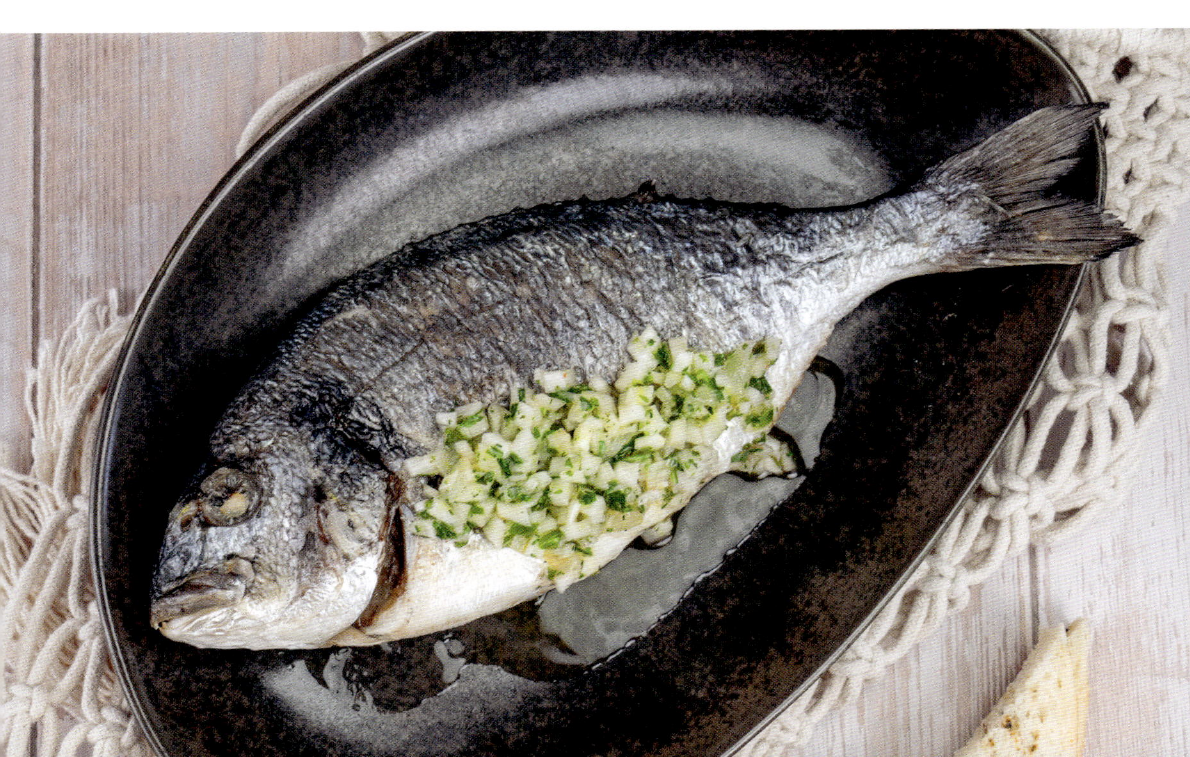

Buchweizengranola mit Kernen, Nüssen und Kardamom

Zutaten für 8–10 Portionen

Granola
- 200 g Dinkelflocken
- 100 g Haferflocken
- 100 g ungesüßte Cornflakes
- 200 g Nussmix
- 50 g Sonnenblumenkerne
- 50 g Leinsamen, geschrotet
- 20 g Kakaopulver
- 1 TL Kardamompulver
- ½ TL Vanillepulver
- ½ TL Salz
- 75 g Kokosöl
- 100 g Ahornsirup
- 150 g ungesüßtes Apfelmus

Avocadojoghurt für 2 Personen
- 1 mittelgroße Avocado
- 150 g Naturjoghurt (3,8 % Fett)
- 1 TL Olivenöl
- ½ TL Honig
- 1½ TL frischer Zitronensaft
- 1 Prise Salz

Garnitur
- ½ Granatapfel

Zubehör
- Backblech, Backpapier, Stabmixer

Zubereitungsdauer
10 Minuten

Backzeit
25 Minuten

Zubereitung

- Für das Granola den Backofen auf 160 °C Umluft (180 °C Ober-/Unterhitze) vorheizen. Ein Backblech mit Backpapier auslegen.

- Alle trockenen Zutaten in einer Schüssel vermischen. Das Kokosöl in einem Topf bei mittlerer Hitze schmelzen lassen und anschließend vom Herd nehmen. Nun den Ahornsirup und das Apfelmus hineingeben und alles gut verrühren. Diese Mischung in die Schüssel mit den trockenen Zutaten gießen und alles gründlich vermengen.

- Diese Masse auf dem vorbereiteten Backblech ausstreichen und 10 Minuten backen. Danach einmal wenden und weitere 15 Minuten backen, bis das Granola goldbraun ist.

- In der Zwischenzeit den Avocadojoghurt herstellen. Dafür die Avocado halbieren, den Kern entfernen, das Fruchtfleisch mit einem Löffel aus der Schale kratzen und in einen hohen Messbecher geben. Dann die restlichen Zutaten zufügen und alles mit dem Stabmixer pürieren, bis die Joghurtmasse die gewünschte Konsistenz hat. Salz nach Geschmack zugeben.

Anrichten
- Den Joghurt in eine Schale geben, das Granola darauf verteilen und die Granatapfelkerne (zum Auslösen siehe S. 104) darüberstreuen.

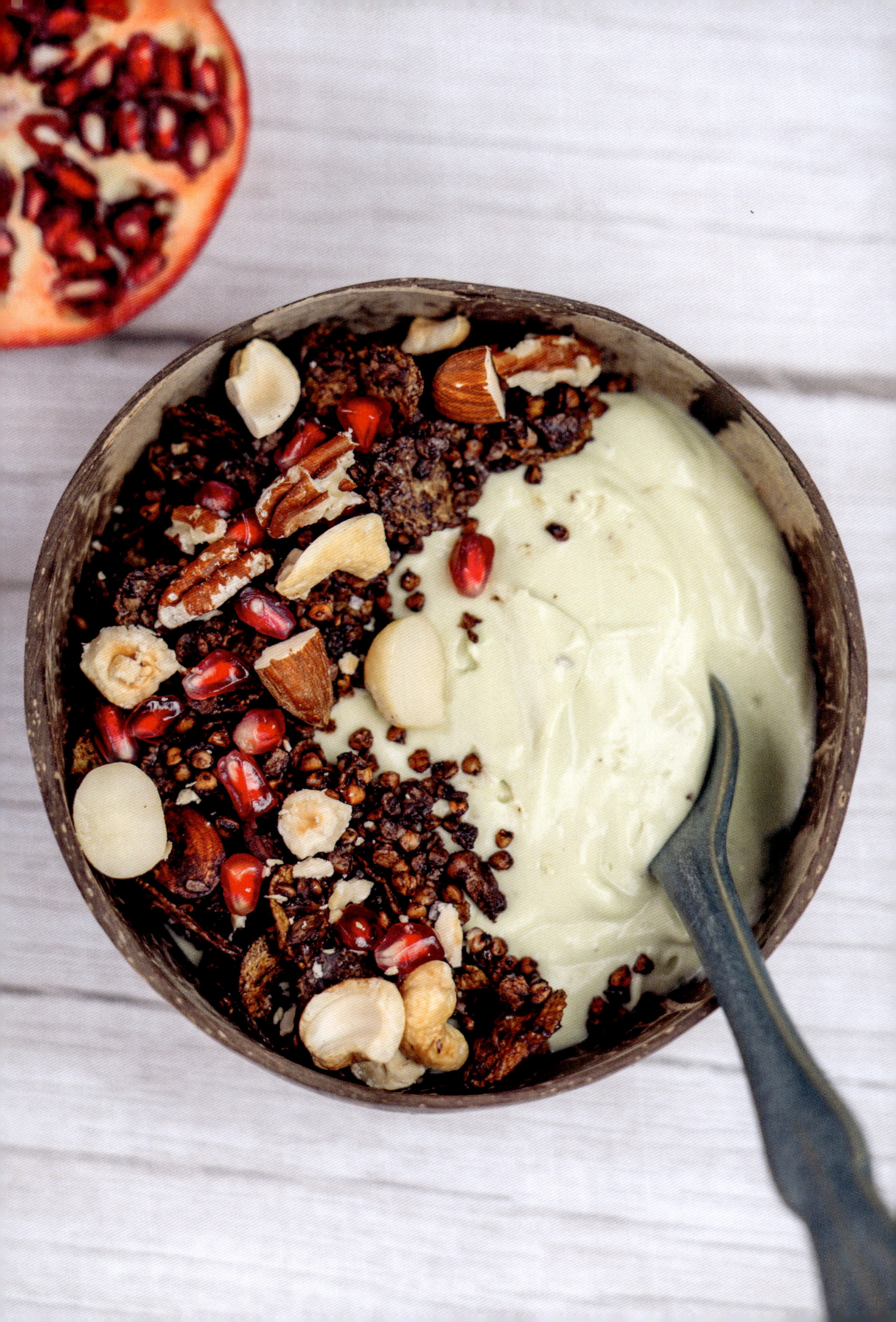

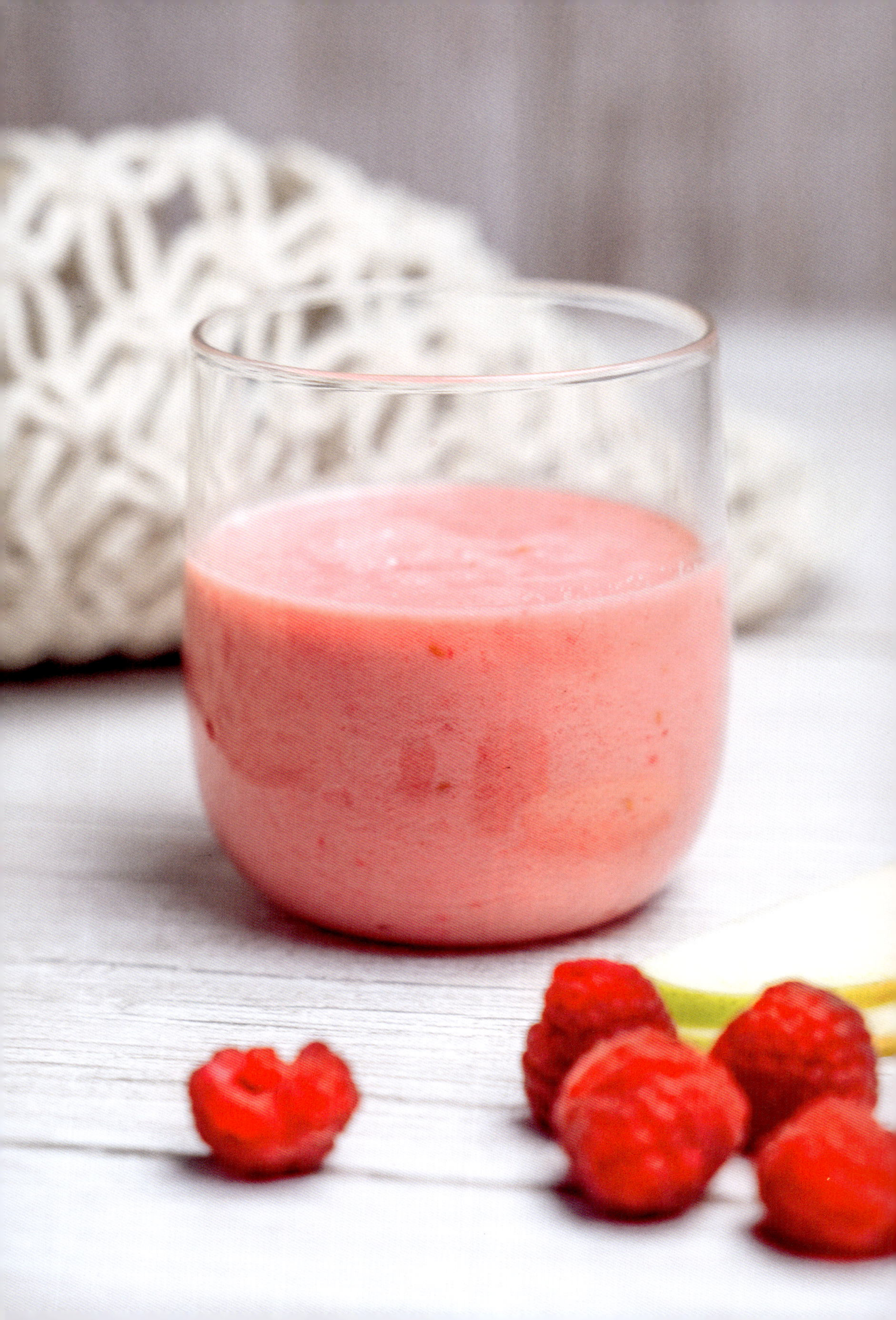

Rhabarber-Apfel-Smoothie

Zutaten für 2 Personen

- 250 ml Wasser
- 9 g frische Zitronenmelisse
- 9 g frische Minze
- 100 g Rhabarber
- 2–3 EL Wasser
- 2 EL brauner Rohrzucker
- 2 Äpfel (Elstar)
- 100 g Naturjoghurt (3,8 % Fett)
- 1 EL Akazienhonig

Zubehör
- Stabmixer, Messbecher

Zubereitungsdauer
5 Minuten

Vorbereitungszeit
15 Minuten

Gesamt
20 Minuten

Zubereitung

- Für den Kräutertee das Wasser zum Kochen bringen. Den Topf vom Herd nehmen, die frischen Kräuter hineingeben und ca. 15 Minuten ziehen lassen. Danach die Kräuter heraussieben oder abgießen.

- Den Rhabarber putzen und in kleine Stücke schneiden. Anschließend mit dem Wasser und dem braunen Rohrzucker ca. 5 Minuten in einem kleinen Topf dünsten, er sollte noch Biss haben. Zum Abkühlen beiseitestellen.

- Die Äpfel entkernen und würfeln.

- Den fertigen Kräutertee mit den restlichen Zutaten in einen Messbecher geben und alles mit dem Stabmixer gut pürieren

Anrichten
- Den fertigen Smoothie in zwei Gläser gießen und genießen.

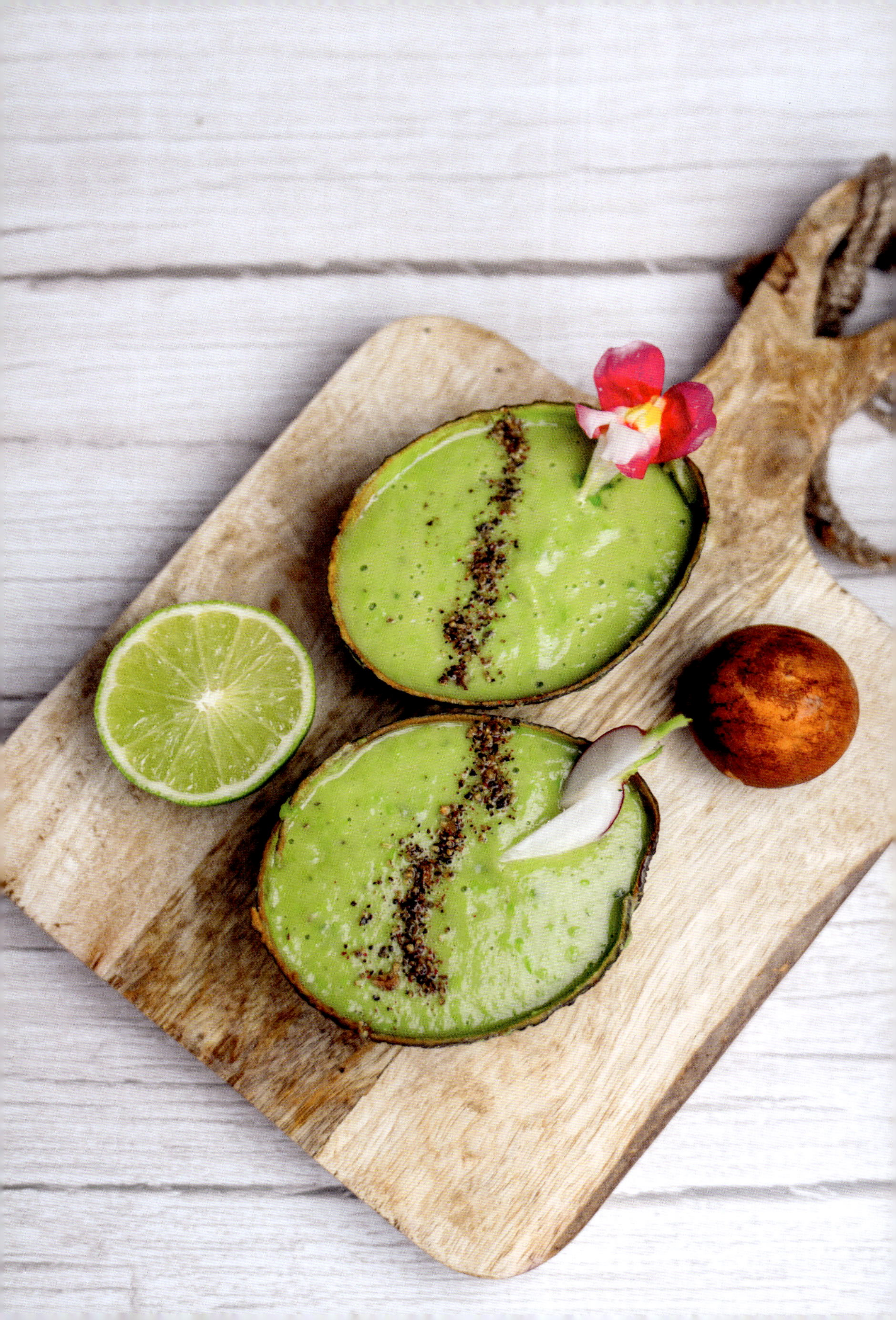

REZEPTE

SOMMER

Avocado-Gazpacho

Zutaten für 2 Personen

- 200 g TK-Erbsen
- 2 mittelgroße Avocados
- 2 EL gutes Olivenöl
- 1 TL Steakpfeffer
- 1 Schalotte
- 1 kleine Bio-Salatgurke
- 10 g Koriander
- 2 TL Limettensaft, frisch gepresst
- 300 ml kalte Gemüsebrühe (Grundrezept auf S. 180)
- 80 ml Kokosmilch
- Kräutersalz

Garnitur

- Minzblätter
- Steakpfeffer

Zubehör

- Stabmixer

Zubereitungsdauer
15 Minuten

Zubereitung

- Die Erbsen auftauen lassen. Die Avocados halbieren, die Kerne entfernen und das Fruchtfleisch vorsichtig mit einem Löffel aus der Schale holen und in einen Messbecher geben. (Die Schalen aufheben.) Das Olivenöl und den Pfeffer hinzufügen. Die Schalotte halbieren, abziehen, würfeln und zu den Avocados geben. Die Gurke waschen, grob schneiden und mit in den Messbecher geben. Den Koriander waschen und zusammen mit den Flüssigkeiten in den Messbecher füllen. Nun die Zutaten mit dem Stabmixer kräftig pürieren, bis sich alles gut verbunden hat und eine schöne homogene Masse entstanden ist. Mit dem Kräutersalz abschmecken.

- Minzblätter für die Dekoration in feine Streifen schneiden.

Anrichten

- Die Avocadoschalen waschen, stabil auf Brett oder Teller platzieren und mit dem Gazpacho füllen. Mit Steakpfeffer und den Minzstreifen garnieren.

Rezeptbild auf Seite 114

Zucchinisalat mit Tahinsauce

Zutaten für 2 Personen

Zucchini
- 3 Bio-Zucchini
- 10 g schwarze Sesamsaat
- 10 g weiße Sesamsaat

Tahinsauce
- 1 Knoblauchzehe, abgezogen
- 60 g Tahinpaste
- 45 ml warmes Wasser
- 15 ml frischer Zitronensaft
- 15 ml frischer Limettensaft
- Meersalz
- 1 TL Kreuzkümmelpulver

Zubehör
- Vierkantreibe, Stabmixer

Zubereitungsdauer
ca. 10 Minuten

Zubereitung

Sauce
- Für die Sauce den Knoblauch auf der feinen Seite der Vierkantreibe reiben, anschließend mit den restlichen Zutaten in ein hohes Gefäß (Messbecher) geben und mit einem Stabmixer pürieren, bis sich alles gut miteinander verbunden hat und eine homogene Masse entstanden ist.

Zucchini
- Die Zucchini waschen und anschließend über die grobe Seite der Vierkantreibe in eine große Schüssel raspeln und sofort mit einem Teil der Sauce vermengen. Wer mehr Sauce mag, gibt einfach ganz nach Geschmack mehr dazu.

- Die beiden Sesamsorten mischen.

Anrichten
- Die marinierten Zucchini auf zwei Tellern verteilen und mit dem Sesam bestreuen.

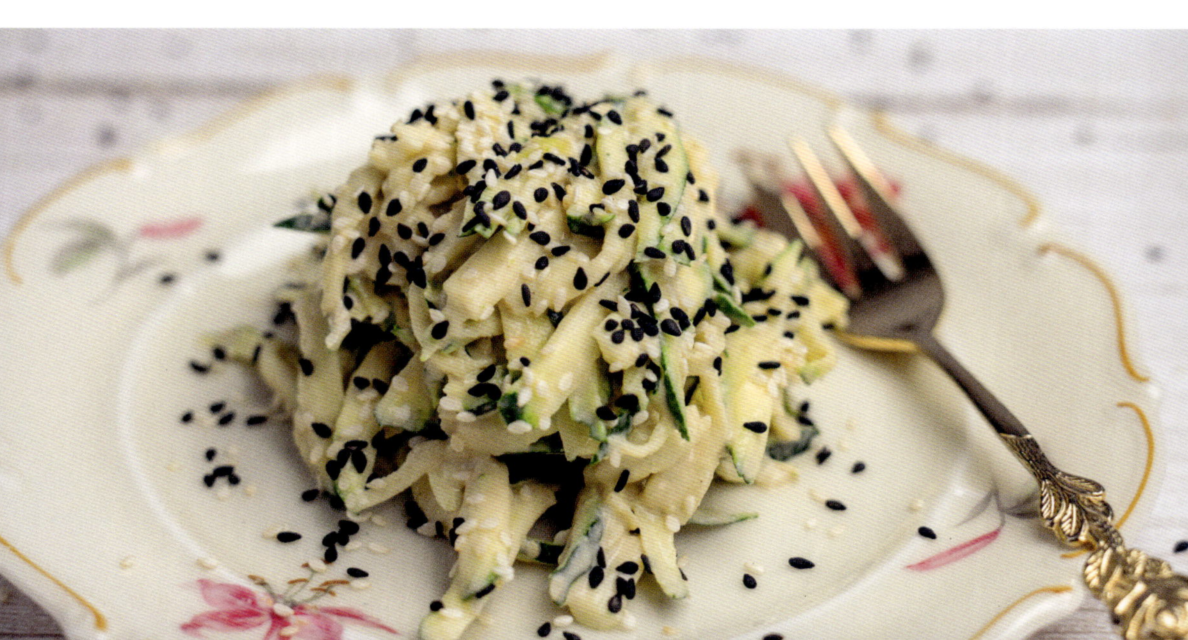

Dreierlei Gemüsedips

Zutaten für 2 Personen

Rote-Bete-Hummus
- 70 g Kichererbsen aus dem Glas
- 120 g Rote Bete aus dem Glas
- ¼ Knoblauchzehe
- 1 EL frisch gepresster Zitronensaft
- 1 EL Tahinpaste
- Salz

Karotten-Ingwer-Frischkäse
- 75 g Karotten aus dem Glas
- 15 g frischer Ingwer
- 200 g Frischkäse
- Salz
- weißer Pfeffer, frisch gemahlen

Kräuter-Ziegenfrischkäse
- 100 g Ziegenfrischkäse
- 3 EL frische Kräuter, gehackt
- Kräutersalz

Zubehör
- Stand- oder Stabmixer, Reibe, Einmalhandschuhe

Zubereitungsdauer
15 Minuten

Zubereitung

Rote-Bete-Hummus
- Die gekochten Kichererbsen abgießen, dabei etwas von der Lake auffangen. Die Rote-Bete zusammen mit dem Knoblauch, den Kichererbsen, dem Zitronensaft und der Tahinpaste in einen Mixer geben. Alles 2–3 Minuten gut pürieren, bis die Masse keine Stücke mehr enthält. Nach Bedarf etwas von der Kichererbsenlake zufügen. Mit Salz abschmecken.

Karotten-Ingwer-Frischkäse
- Die Karotten abgießen, den Ingwer schälen und fein reiben. 100 g Frischkäse mit den Karotten und dem Ingwer pürieren. Anschließend mit dem restlichen Frischkäse verrühren, dann mit Salz und Pfeffer abschmecken.

Kräuter-Ziegenfrischkäse
- Den Ziegenfrischkäse gut mit den gehackten Kräutern vermengen, mit Kräutersalz abschmecken.

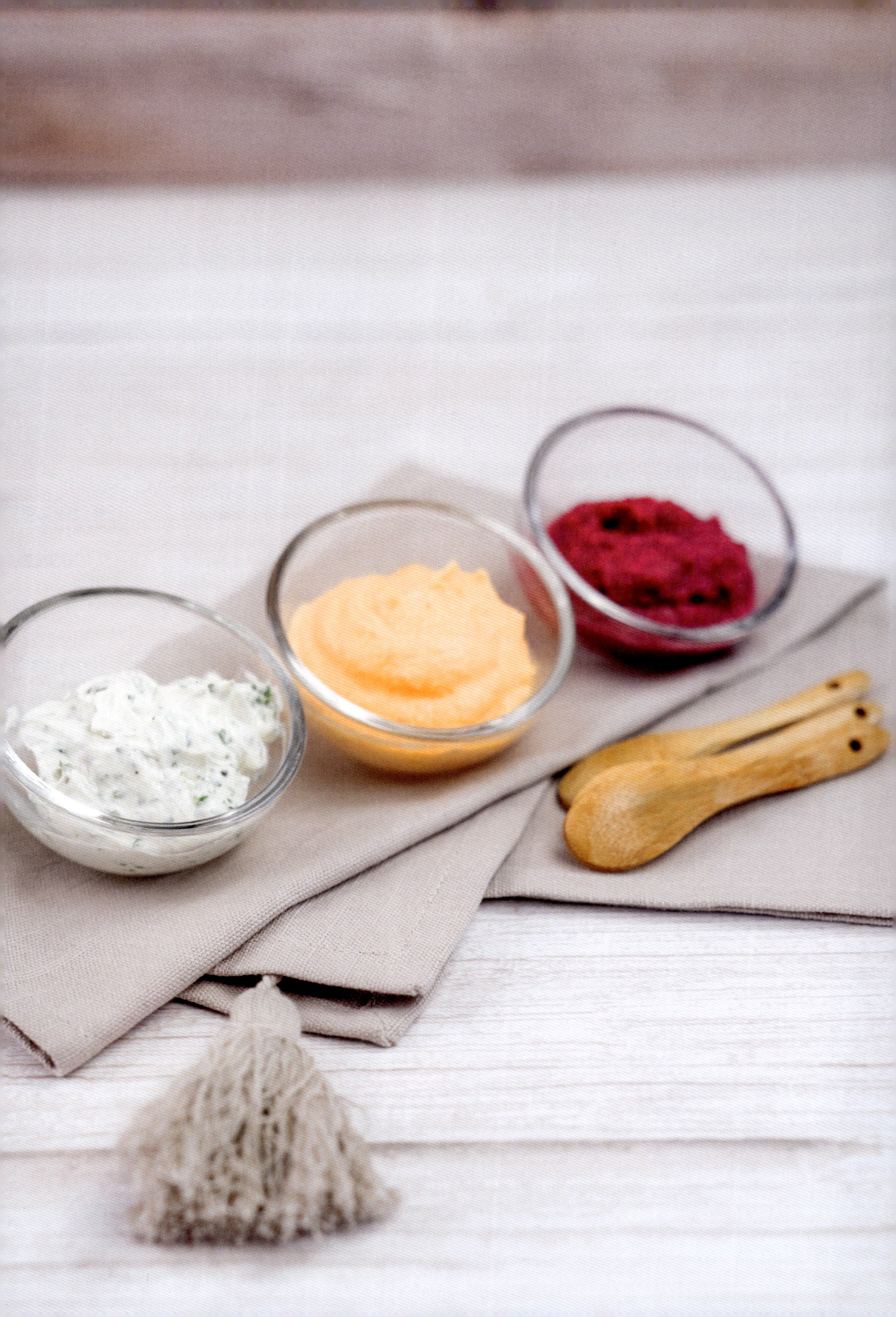

Gemüse-Sommerbowl mit Langkorn-Wildreis

Zutaten für 2 Personen

Gemüse
- Wasser
- Salz
- ½ Brokkoli
- ¼ Blumenkohl
- ½ Multicolorsalat mit Wurzelballen
- 80 g Heidelbeeren

Reis
- 240 ml Langkorn-Wildreismischung
- 480 ml Wasser Brokkoli-Kochwasser

Ingwer
- 200 ml Wasser
- 100 g Zucker
- Vanillepaste
- 100 g Ingwer

Dressing
- 8 EL Bio-Leinöl
- 4 EL Kräuteressig
- 1 EL Dijon-Senf
- 1 EL flüssiger Honig
- Salz
- schwarzer Pfeffer, frisch gemahlen

Topping
- 1 l Wasser
- 3 EL Weißweinessig
- 2 Bio-Eier (Gr. M)
- Kräutermeersalz

Zubereitung

Gemüse
- Einen Topf mit Wasser aufstellen, leicht salzen und zum Kochen bringen. In der Zwischenzeit vom Brokkoli die Röschen abschneiden und je nach Größe noch einmal halbieren oder vierteln. Anschließend im Salzwasser bissfest kochen. Die Röschen über einer Schüssel in ein Sieb abgießen, das Wasser auffangen und zum Reiskochen verwenden.

- Den Blumenkohl putzen, waschen und anschließend im großen Stück auf der groben Seite der Vierkantreibe reiben. Den Multicolorsalat vom Wurzelballen lösen, gut waschen und trocken schütteln.

- Die Heidelbeeren gegebenenfalls halbieren.

Reis
- Den Reis kurz in einem Sieb waschen und anschließend in den Reiskocher geben. Mit dem Brokkoli-Kochwasser und etwas Salz vermischen, dann den Reiskocher anschalten. Alternativ kann man den Reis auch ca. 15–20 Minuten in einem zugedeckten Topf kochen.

Ingwer
- Das Wasser mit dem Zucker und der Vanillepaste aufkochen. In der Zwischenzeit den Ingwer schälen, in dünne Scheiben schneiden und 3 Minuten in dem Zucker-Wasser-Gemisch köcheln lassen.

Tipp
- Der Ingwer hält sich länger, wenn er in einem Glas im Kühlschrank aufbewahrt wird.

Dressing
- Dazu alle Zutaten in einen Messbecher geben und mit dem Stabmixer verquirlen, bis alles gut emulgiert ist.

Optionale Fleischzugabe
- 2 Freiland-Hühnerbrüste (à ca. 200 g)
- Sonnenblumenöl
- Kräutersalz
- Frisch gemahlener schwarzer Pfeffer

Garnitur
- 50 g Mandelblättchen

Zubehör
- Reiskocher, Stabmixer, Reibe, ofenfeste Bratpfanne, Espressotassen oder kleine Auflaufförmchen

Zubereitungsdauer
ca. 20 Minuten

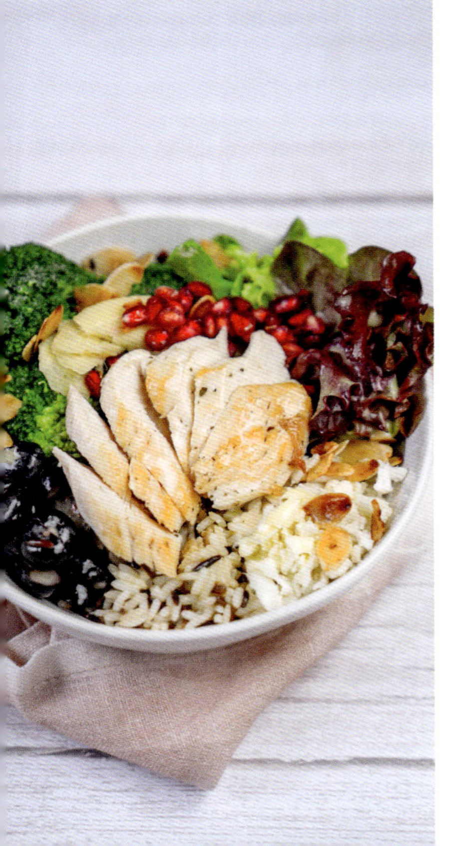

Garnitur
- Die Mandelblättchen in einer beschichteten Pfanne ohne Fett anrösten.

Topping
- Das Wasser in einem flachen Topf aufkochen, den Essig hineingeben. Sobald das Wasser anfängt zu köcheln, die Temperatur reduzieren. Nun jedes Ei in eine gefettete Espressotasse oder in ein kleines gefettete Auflaufförmchen aufschlagen.

- Mit einem Kochlöffel einen Strudel in der Mitte des Wassers erzeugen. Die Gefäße mit den Eiern nacheinander in das siedende Wasser halten und dann langsam auf den Topfboden stellen. Noch einmal kurz rühren und die Eier für etwa 2 Minuten und 30 Sekunden stocken lassen. Nun die Gefäße mit einem Löffel oder einer Schaumkelle aus dem Topf heben, auf Küchenpapier abtropfen lassen und die Eier vorsichtig herauslösen und salzen.

Option Hühnchen
- Die Hühnerbrüste abbrausen und trocken tupfen. Die ofenfeste Pfanne mit ein wenig Sonnenblumenöl erhitzen und parallel den Backofen auf 150 °C Umluft (170 °C Ober-/Unterhitze) vorheizen.

- Die Hühnerbrüste nun von beiden Seiten scharf anbraten, sodass sie eine schöne Bräunung bekommen. Mit Kräutersalz und schwarzem Pfeffer würzen. Nun die Pfanne mit den Hühnerbrüsten für ca. 10–12 Minuten auf der Mittelschiene in den Ofen schieben und fertig durchgaren lassen. Nach ca. 5 Minuten die Brüste wenden. Wenn die Hühnchenbrüste »durch« sind (siehe dazu die »Rotkohlwinterrolle« auf S. 170), aus dem Ofen nehmen, 3 Minuten ruhen lassen, dann schräg in Scheiben schneiden.

Anrichten
- Den warmen Reis auf zwei Schüsseln verteilen. Dann die Brokkoliröschen auf einer Seite darauflegen, die Heidelbeeren, den geriebenen Blumenkohl und den Salat daneben anrichten. Zum Schluss ein Ei oder Hühnerbrustscheiben auf den Reis setzen. Das Dressing darüberlöffeln und zum Schluss die gerösteten Mandelblättchen darüberstreuen.

Blumenkohl-Shakshuka mit Cranberrys

Zutaten für 2 Personen

- 350 g Blumenkohl
- 2 Zwiebeln
- 1 Knoblauchzehe
- 2 rote Spitzpaprika
- 3 Strauchtomaten
- 2 EL Olivenöl
- 150 ml Gemüsebrühe
- Salz
- weißer Pfeffer, frisch gemahlen
- ½ TL Kreuzkümmelpulver
- ½ TL edelsüßes Paprikapulver
- 2 EL getrocknete Cranberrys
- 4 Eier (Gr. M)
- ¼ Bund glatte Petersilie

Zubehör

- Pfanne mit passendem Deckel

Zubereitungsdauer
45 Minuten

Zubereitung

- Den Blumenkohl putzen, waschen und in kleine Röschen zerteilen. Die Zwiebeln abziehen, halbieren und in feine Würfel schneiden. Den Knoblauch abziehen und fein hacken. Die Spitzpaprika halbieren, entkernen, die weißen Teile herausschneiden und das Fruchtfleisch in 2 cm große Würfel schneiden.

- Die Tomaten waschen, die Stielansätze herausschneiden und das Fruchtfleisch klein würfeln.

- In einer großen Pfanne das Olivenöl erhitzen. Die Zwiebel- und Paprikawürfel bei mittlerer Hitze anschwitzen und gelegentlich umrühren. Nach etwa 6 Minuten Blumenkohl, Knoblauch und Tomaten hinzufügen. Die Gemüsebrühe angießen und die Gewürze einrühren. Die Masse jetzt bei kleiner Hitze etwa 10 Minuten einkochen lassen. Das Ganze einmal abschmecken, dann die getrockneten Cranberrys hineingeben und unterrühren.

- In die Masse mit einem Löffel 4 kleine Kuhlen drücken. Die Eier eines nach dem anderen in diese Kuhlen schlagen, die Pfanne zudecken und die Eier bei kleiner Hitze 5–7 Minuten stocken lassen. Die Petersilie waschen und hacken.

Anrichten

- Die Pfanne auf einem hitzefesten Untersatz auf den Tisch stellen und die fertige Shakshuka mit der frischen Petersilie bestreuen.

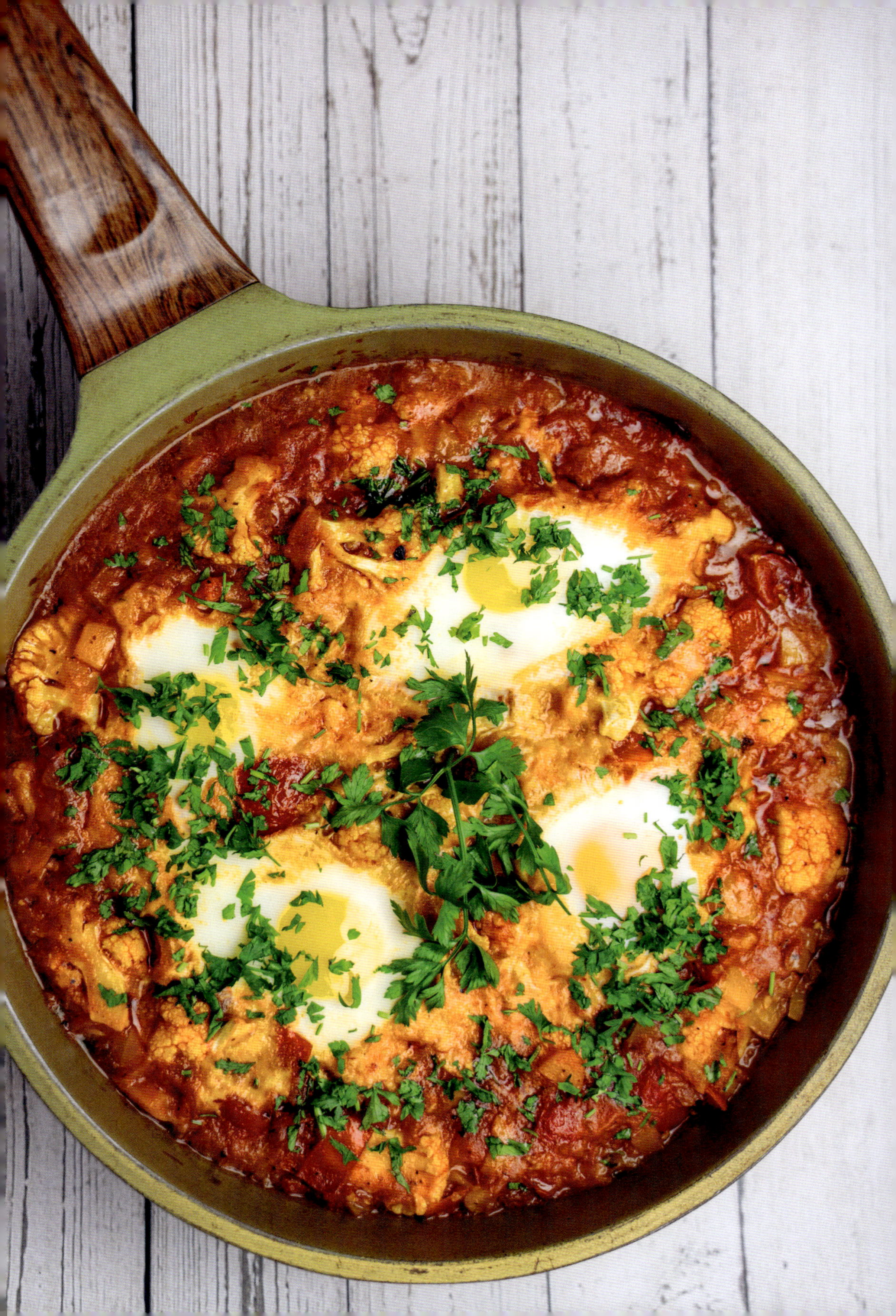

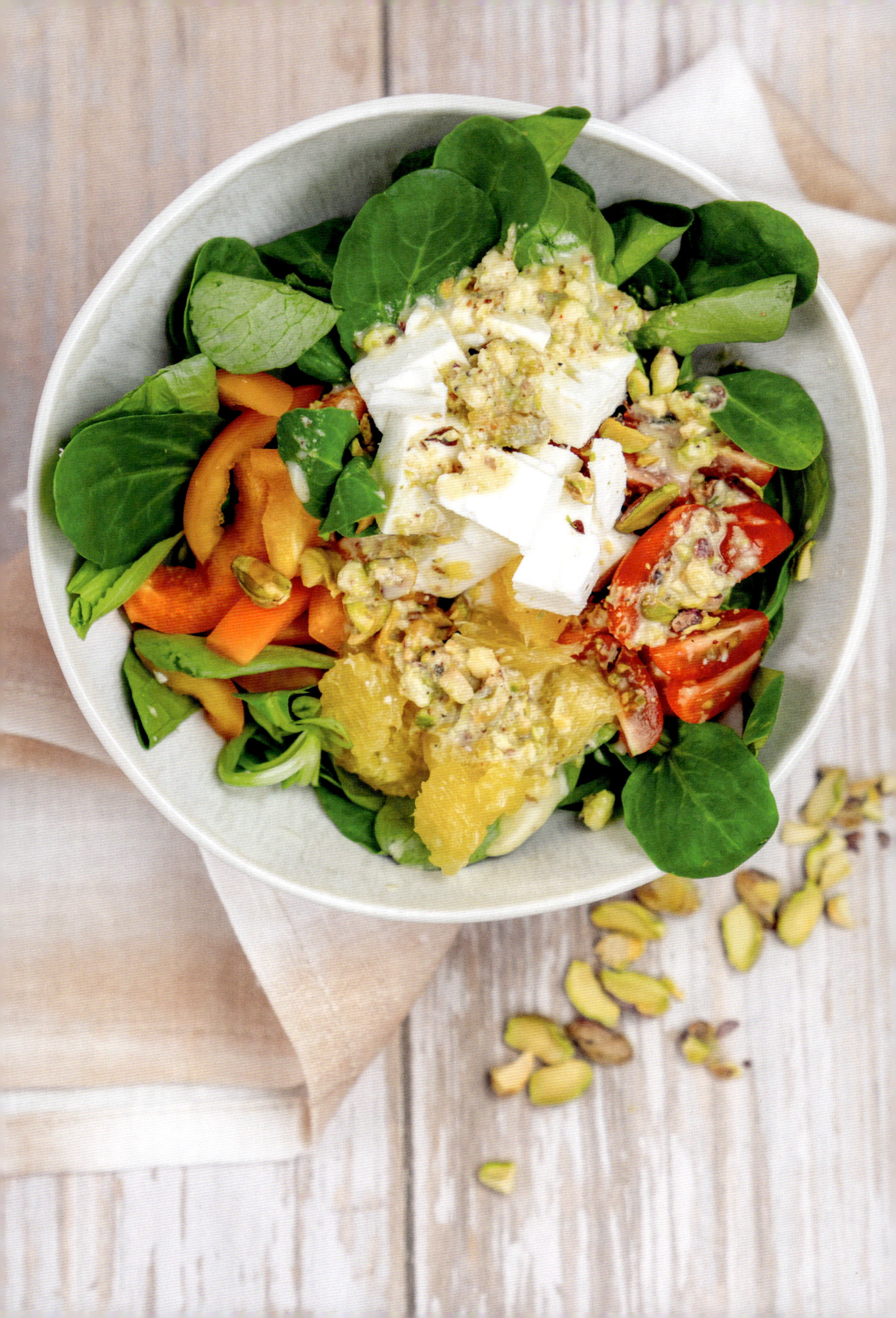

Sommersalat mit Pistazien-vinaigrette und Feta

Zutaten für 2 Personen

Salat
- 100 g Feldsalat
- 150 g Cocktail-tomaten
- 1 orange Paprikaschote, gewaschen, geputzt, entkernt
- 1 Saftorange
- 150 g Feta

Vinaigrette
- 50 g geröstete, gesalzene Pistazien in der Schale
- 3 EL Pistazienöl
- 1 EL Olivenöl
- ½ Zitrone
- Saft der Orange vom Salat
- schwarzer Pfeffer, frisch gemahlen
- Salz
- 1 EL Ahornsirup

Zubehör
- Stabmixer

Zubereitungsdauer
ca. 12 Minuten

Zubereitung

Dressing
- Die Pistazien aus den Schalen lösen und ein Drittel davon zur Seite legen. Restliche Pistazien zusammen mit allen Dressingzutaten in einen Messbecher füllen und mit einem Satbmixer gut durchmixen, mit Salz und Pfeffer abschmecken.

Salat
- Den Feldsalat gründlich waschen und trocken schleudern, das restliche Gemüse sorgfältig waschen. Die Cocktailtomaten halbieren und die Paprika in Streifen schneiden. Der Saftorange mit dem Messer oben und unten eine Kappe abschneiden, anschließend die Schale mit der weißen Innenhaut abschneiden. Die Filets zwischen den Häuten herausschneiden. Anschließend die restliche Orange über einer Schüssel ausdrücken und den Saft für das Dressing verwenden. Den Feta in Würfel schneiden.

Anrichten
- Zuerst den Feldsalat in eine Schüssel geben, dann das Gemüse daraufsetzen, die Orangenfilets hinzufügen. Den gewürfelten Feta und die zur Seite gelegten Pistazien auf dem Salat verteilen. Zum Schluss den Salat nach Geschmack mit dem Dressing beträufeln.

Hausgemachte Tagliatelle mit Limetten-Mandel-Sauce

Zutaten für 2 Personen

Nudelteig
- Grundrezept S. 186
- Mehl für die Arbeitsfläche

Forelle
- 2 Forellenfilets, mit der Haut, entgrätet
- Sonnenblumenöl
- Meersalz

Sauce
- 50 g Mandelblättchen
- 200 ml Gemüsebrühe (Grundrezept S. 180 oder Instant)
- 50 g Frischkäse
- 1 Bio-Limette
- 2 EL Speisestärke
- 4 EL kaltes Wasser
- Salz
- weißer Pfeffer, frisch gemahlen

Garnitur
- 3 getrocknete Feigen

Zubehör
- Nudelholz, Reibe, optional: Küchenpinzette zum Anrichten

Zubereitungsdauer
30 Minuten

Zubereitung

- Den Nudelteig nach dem Rezept zubereiten.

- Auf einer bemehlten Arbeitsfläche den Nudelteig dünn ausrollen. Die Teigplatte leicht mit Mehl bestäuben. Anschließend die untere Seite des ausgerollten Teiges bis zur Mitte einschlagen, ebenso mit dem oberen Teil verfahren. Nun das Ganze in der Mitte zusammenklappen und mit einem scharfen Messer Nudeln in der gewünschten Breite abschneiden.

- In einem großen Topf ausreichend Wasser zum Kochen bringen, dann salzen. Die Nudeln darin ca. 2–3 Minuten garen. Je nach Dicke des Teigs kann es auch 4 Minuten dauern, bis sie »durch« sind, aber noch Biss haben.

Forelle
- Den Backofen auf 70 °C Umluft (90 °C Ober-/Unterhitze) vorheizen. Eine Pfanne mit Öl erhitzen. Die beiden Forellenfilets halbieren, nacheinander auf der Hautseite in die heiße Pfanne legen und die Filets darin etwas andrücken. Den Herd auf mittlere Hitze stellen und die Filets mit Meersalz würzen. Die Forellen nach ca. 3 Minuten auf die Fleischseite wenden. Weitere 2 Minuten braten lassen, aus der Pfanne nehmen und auf einem Teller in den Ofen stellen und fertig garen lassen.

Sauce
- Die Mandeln in derselben Pfanne anrösten, in der die Forellenfilets angebraten wurden. Wenn sie goldgelb sind, mit der Gemüsebrühe ablöschen und aufkochen lassen. Den Frischkäse einrühren. Die Schale der Limette in eine Schüssel reiben und beiseitestellen. Die Limette auspressen, den Saft in die Sauce geben. Mit der angerührten Stärke binden, dann mit Salz und Pfeffer abschmecken.

Garnitur

- Die Feigen in Scheiben schneiden.

Anrichten

- Die Nudeln in die Sauce gleiten lassen, durchschwenken und wenn möglich mit einer Küchenpinzette aufdrehen. Die Nudelnester auf zwei Teller geben und die Forellenfilets anlegen. Die restliche Sauce über dem Gericht verteilen und die Feigen dazu anrichten. Zum Schluss den Limettenabrieb darüberstreuen.

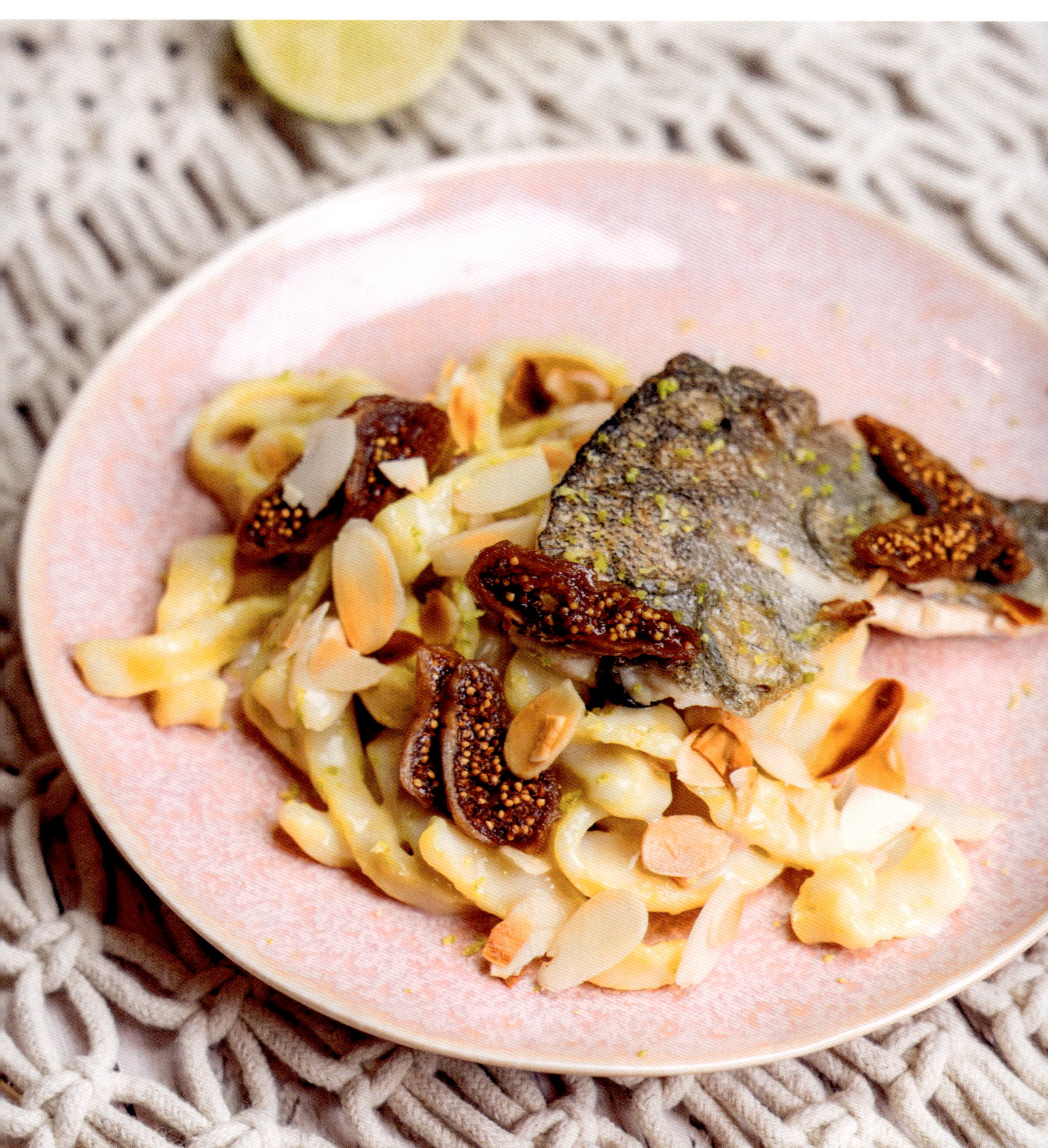

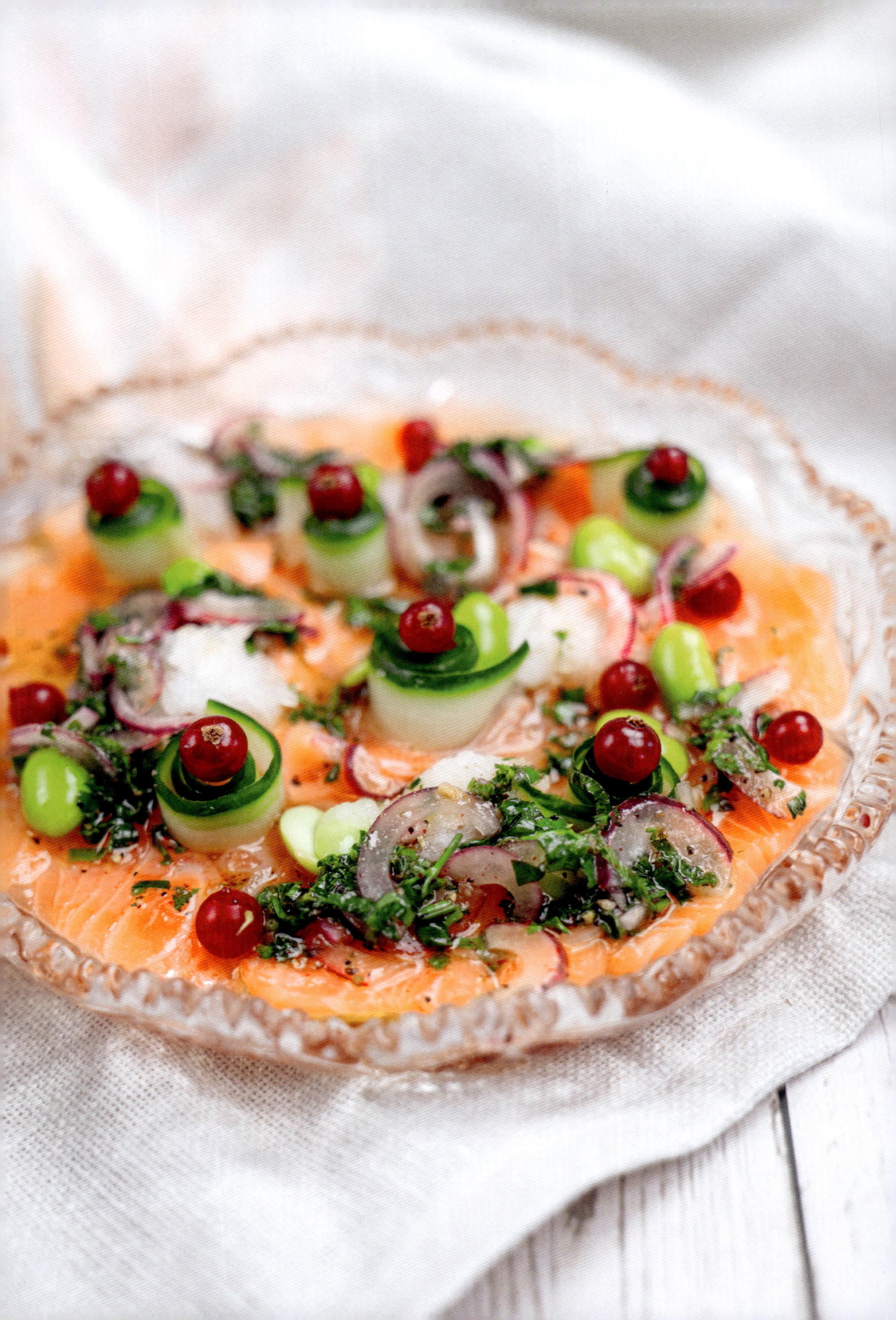

Ceviche vom Lachs mit Edamame

Zutaten für 2 Personen

Lachs
- 200 g Lachsfilet mit Haut
- 3 EL Olivenöl

Marinade
- 1 Bio-Limette
- 1 kleine rote Zwiebel
- 3 EL Riesling
- 1 TL Chilihonig (Grundrezept auf S. 183)
- Salz
- weißer Pfeffer, frisch gemahlen
- ¼ Bund Koriander

Gemüse
- 1 Bio-Salatgurke
- 2 EL aufgetaute Edamame
- 40 g weißer Rettich
- 2 Rispen rote Johannisbeeren

Zubehör
- Reibe

Zubereitungsdauer
20 Minuten

Zubereitung

Lachs
- Die Haut des Lachsfilets schuppen, waschen und anschließend das Lachsfilet von der Haut lösen.
- Die Haut entsorgen oder als knusprigen Chip dazu reichen (siehe auch S. 104).
- Vom Lachsfilet mit einem scharfen langen Messer (leicht schräg ansetzen) 0,5–1 cm dünne Scheiben herunterschneiden und auf einem tiefen Teller auslegen.

Marinade
- Die Schale der Limette in eine Schüssel reiben, danach die Limette auspressen und den Saft dazu in die Schüssel gießen. Die Zwiebel abziehen, halbieren, in feine Scheiben schneiden und mit in die Schüssel geben. Riesling, Chilihonig, Salz und Pfeffer hinzufügen. Den Koriander waschen, trocken schütteln und fein hacken, danach mit in die Marinade geben. Alles ordentlich verrühren.

Gemüse
- Die Gurke waschen, mit einem Sparschäler der Länge nach 6 Streifen abschälen, Kerne herauskratzen. Die Gurkenstreifen aufrollen.
- Den Rettich schälen und auf einer mittleren Reibe raspeln.
- Die Johannisbeeren waschen und von den Rispen abstreifen.

Anrichten
- Die Marinade mit einem Esslöffel großzügig über den Lachstranchen verteilen. Die Gurkenrollen daraufsetzen. Die Edamame darauf verteilen. Den geraspelten Rettich mit einem Teelöffel in Portionen darauf platzieren und die Johannisbeeren über dem Gericht verteilen.

Sommerrolle mit Glasnudeln

Zutaten für 2 Personen

Füllung
- 50 g Glasnudeln
- 1,5 l Wasser
- 6 EL Sojasauce
- ½ Salatgurke
- 1 rote Paprikaschote
- 1 Karotte
- 50 g Zuckerschoten
- 4 Stängel Koriander
- 4 Stängel Minze
- 1 TL frische Kurkumawurzel, gerieben
- 1 TL Woköl
- 4 Blätter Reispapier (22 cm Durchmesser)

Erdnusssauce
- 50 g ungesalzene cremige Erdnussbutter
- 1½ EL Sojasauce
- 1 EL Ahornsirup
- 1 EL Reisessig
- 1 TL Sesamöl
- ½ TL frischer Ingwer, gerieben
- 1 TL Sriracha (thailändische Chilisauce in verschiedenen Schärfegraden erhältlich)
- 1 TL Limettensaft
- lauwarmes Wasser

Garnitur
- 2 EL gemischte Sesamsaat

Zubehör
- Stabmixer

Zubereitungsdauer
30 Minuten

Zubereitung

Füllung
- Die Glasnudeln in eine Schüssel geben. Das Wasser aufkochen und über die Glasnudeln gießen. 3 EL Sojasauce hinzugeben, um einen Grundgeschmack in die Nudeln zu bekommen.

- Die Gurke und die Paprika gründlich waschen und beides entkernen, Karotte schälen. Nun alle Gemüse in Stifte schneiden, die Zuckerschoten putzen und ebenfalls längs in Streifen schneiden. Den Koriander und die Minze fein schneiden und feucht abdecken.

- Die Glasnudeln abgießen, zurück in die Schüssel geben, die restliche Sojasauce darübergießen, das Woköl und die geriebene Kurkuma zugeben und alles gut miteinander vermengen. Dann das Gemüse und die Kräuter hinzufügen und alles noch einmal gut durchmischen.

- Eine große Schale oder Pfanne mit lauwarmem Wasser füllen und das Reispapier für ca. 30 Sekunden darin eintauchen. Herausnehmen und auf einem Brett auslegen. In der Mitte des Reispapiers die Glasnudel-Gemüse-Mischung verteilen. Die untere Seite über die Mitte hochklappen, links und rechts einschlagen und kompakt aufrollen. Dasselbe mit den restlichen 3 Reispapierblättern wiederholen.

Erdnusssauce
- Alle Zutaten bis auf das Wasser in einen Messbecher geben. Mit dem Stabmixer gut pürieren, dann nach und nach lauwarmes Wasser hinzugeben, bis die Sauce die gewünschte Konsistenz erreicht hat.

Anrichten
- Pro Portion eine Sommerrolle auf einen Teller geben, eine zweite schräg halbieren und geöffnet anlegen. Die Erdnusssauce darübergeben und zum Schluss die Sesamsaat darüberstreuen.

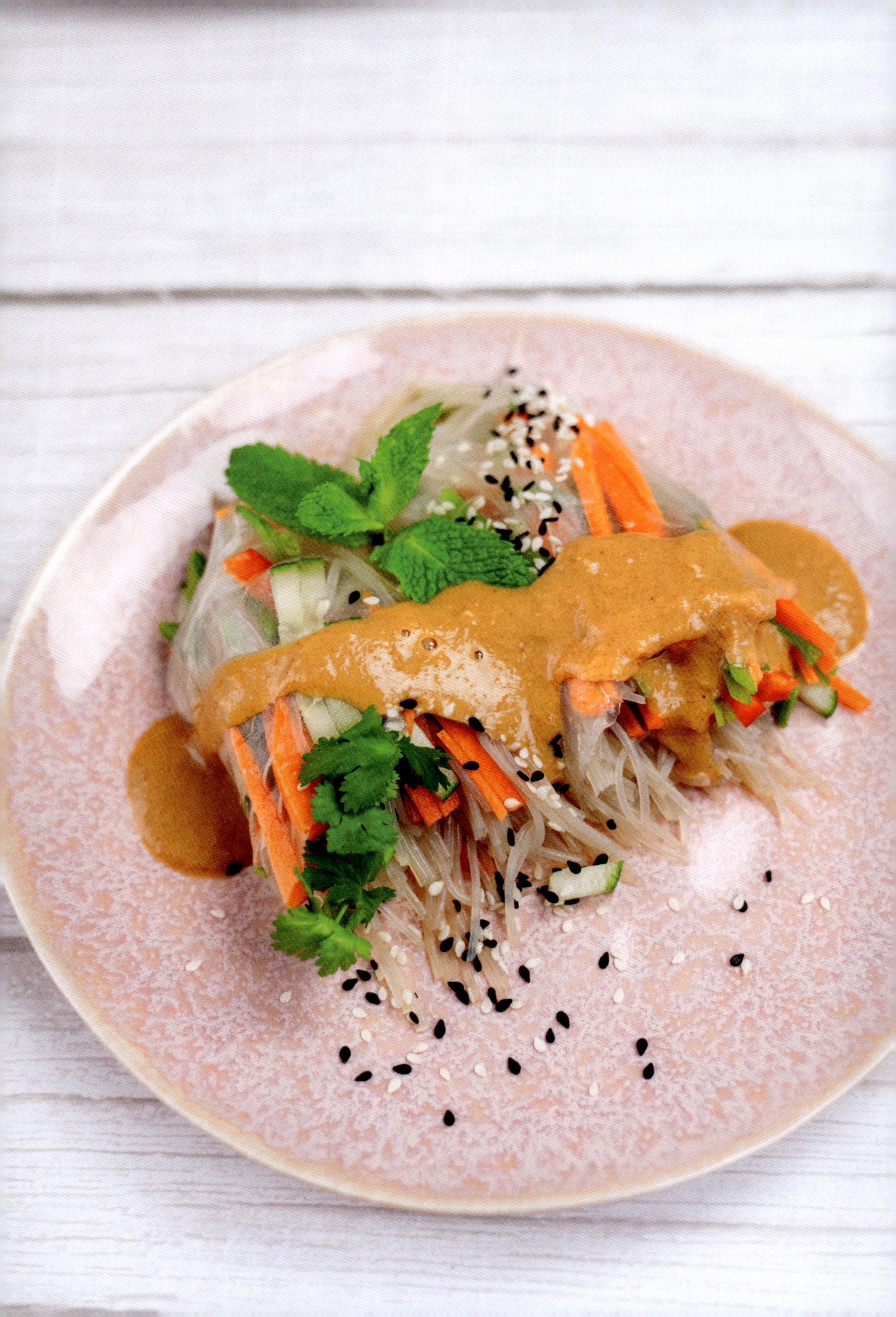

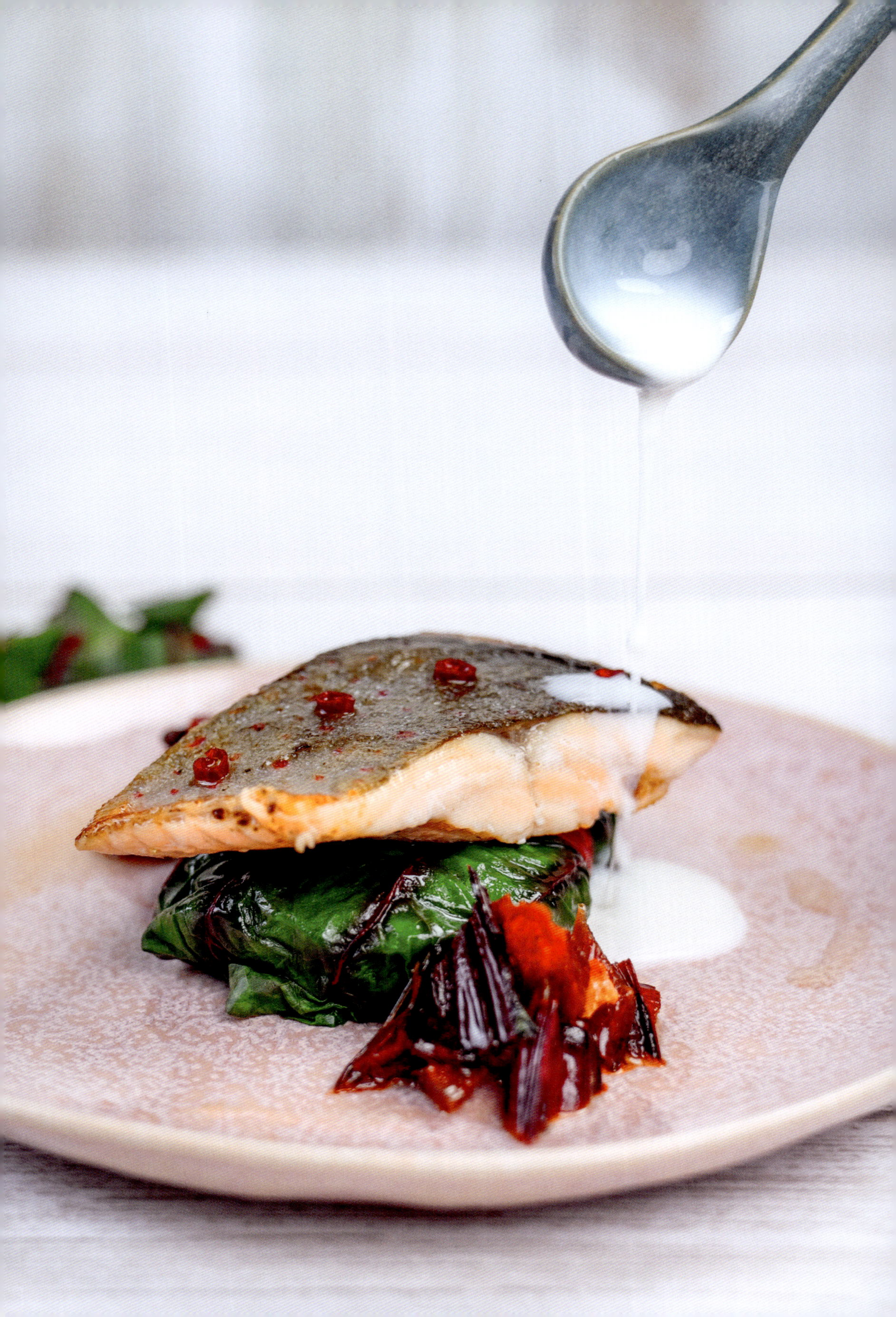

Saibling mit Buttermilch-Dashi und gefülltem Mangold

Zutaten für 2 Personen

Saibling
- 1 Saiblingsfilet (260–300 g), entgrätet
- Meersalz
- Sonnenblumenöl zum Braten

Gefüllter Mangold
- 240 ml Langkorn-Wildreismischung
- 480 ml Wasser
- Salz
- 2 große Mangoldblätter am Stiel
- 2 EL flüssige Butter

Buttermilch-Dashi
- 100 ml Gemüsebrühe (Grundrezept S. 180)
- 50 g frischer Ingwer
- 1 TL Zitronengraspaste
- 20 g Bonitoflocken
- 1 EL Reisstärke
- 2 EL kaltes Wasser
- 250 ml Buttermilch
- 1 TL helle Sojasauce
- 1 TL Reisessig
- Zitronensaft zum Abschmecken

Deko
- 2 TL Chilihonig (Grundrezept S. 183)

Zubehör
- Nudelholz, Reiskocher

Zubereitungsdauer
30 Minuten

Zubereitung

Saibling
- Eine Pfanne mit Sonnenblumenöl erhitzen. Den Saibling auf der Hautseite in die Pfanne legen, anbraten und mit Meersalz würzen. Die Hitze reduzieren, den Fisch nach ca. 2 Minuten auf die Fleischseite drehen und weitere 2 Minuten braten. Anschließend das Filet auf einen ofenfesten Teller legen und im 120 °C heißen Ofen ca. 8 Minuten garen.

Mangoldpäckchen
- Den Reis in einem Sieb gut abwaschen und anschließend im Reiskocher garen.

- Die Mangoldblätter von den Stielen trennen und die Stiele in mundgerechte Stücke schneiden. In einem Topf Salzwasser zum Kochen bringen und die Mangoldblätter darin kurz blanchieren. Herausnehmen und auf einem Küchentuch auslegen. Mit einem zweiten Tuch abdecken und mit dem Nudelholz glattwalzen. Jedes Blatt mit 2 EL Reis füllen, zu einem Päckchen einschlagen und mit der Butter bestreichen. Auf einen Teller legen und ca. 8 Minuten in den Ofen geben. Die Mangoldstiele in der Fischpfanne anbraten und 2 Minuten garen.

Buttermilch-Dashi
- In einem Topf die Gemüsebrühe aufkochen. Den Ingwer schälen und hineinreiben. Zitronengraspaste und Bonitoflocken dazugeben und 20 Minuten ziehen lassen. Anschließend durchpassieren und erneut aufkochen. Die Reisstärke mit dem Wasser anrühren und in den kochenden Fond geben. Vom Herd nehmen und abkühlen lassen, dann die restlichen Zutaten einrühren.

Anrichten
- Die Mangoldpäckchen auf zwei Teller setzen und die Stiele anlegen. Den Saibling auf die Päckchen setzen, mit einem Teelöffel Chilihonig über alles träufeln. Buttermilch-Dashi angießen.

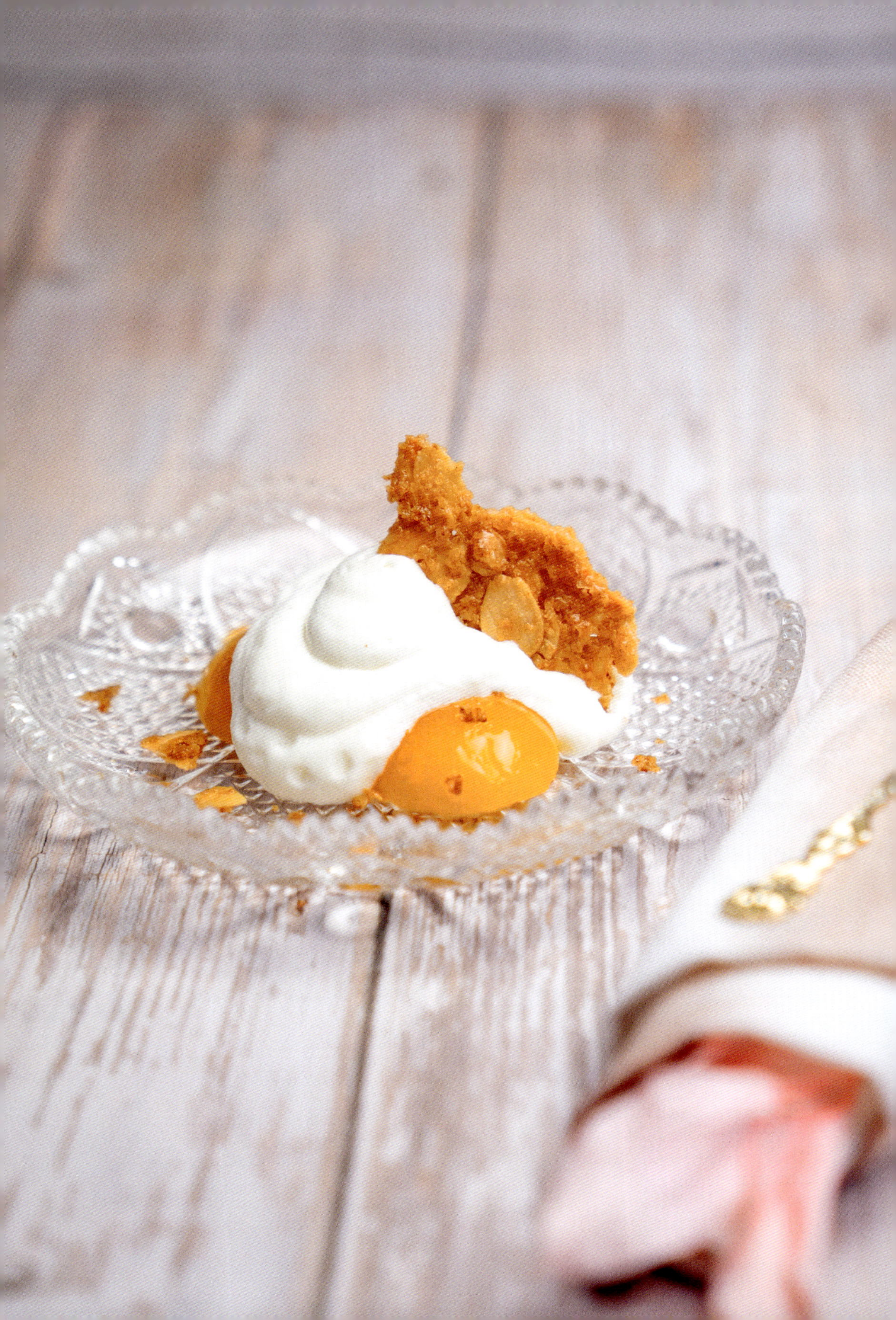

Gegrillte Aprikose mit Vanille-Quarkschaum

Zutaten für 2 Personen

Quarkschaum
- ½ Blatt Gelatine
- 50 g Schlagsahne
- 25 g Kristallzucker
- 1 TL Vanillepaste
- 175 g Halbfettquark (20 %)

Mandelkrokant
- 60 g gehobelte Mandeln
- 50 g Butter
- 60 g Kristallzucker
- 20 ml Vollmilch (3,5 %)

Aprikosen
- 5 Aprikosen
- Butter
- Sonnenblumenöl
- brauner Rohrzucker

Zubehör
- Sahnesyphonflasche und 1 Sahnekapsel, Silikonbackmatte/Backpapier, optional Grill

Zubereitungsdauer
30 Minuten

Zubereitung

Quarkschaum
- Zuerst die Gelatine einweichen, die Schlagsahne mit Zucker und Vanillepaste leicht erwärmen. Darin die eingeweichte Gelatine auflösen. Die erwärmte Flüssigkeit mit 2 EL Quark vermengen und dann in den restlichen Quark einrühren. Diesen in die Syphonflasche füllen und in den Kühlschrank stellen.

Mandelkrokant
- Den Backofen auf 180 °C Umluft (200 °C Ober-/Unterhitze) vorheizen.

- Die Mandelblättchen ohne Fett in einer beschichteten Pfanne anrösten, herausnehmen.

- Anschließend die Butter mit dem Zucker und der Milch in derselben Pfanne aufkochen, vom Herd nehmen und die gerösteten Mandelblätter unterziehen. Die warme Masse auf ein mit Backpapier oder einer Silikonbackmatte ausgelegtes Backblech gießen, verstreichen und ca. 8–10 Minuten goldbraun backen. Auf einem Küchentuch abkühlen lassen.

Aprikosen
- In der Zwischenzeit die Aprikosen waschen, halbieren und den Kern entfernen. In einer Pfanne Butter mit etwas Sonnenblumenöl erhitzen. Die Aprikosenhälften mit der Schnittfläche nach unten in die heiße Pfanne legen und anbraten. Den braunen Rohrzucker daraufstreuen und karamellisieren lassen. Die Aprikosen wenden und auf der Schnittfläche mit Zucker karamellisieren.

Anrichten
- Pro Portion 5 Aprikosenhälften in eine Dessertschale legen. Den Vanille-Quarkschaum daraufsprühen. Den Mandelkrokant in größere Stücke brechen und einen Teil zerbröseln. Die größeren Stücke in den Schaum stecken und die Brösel darüberstreuen.

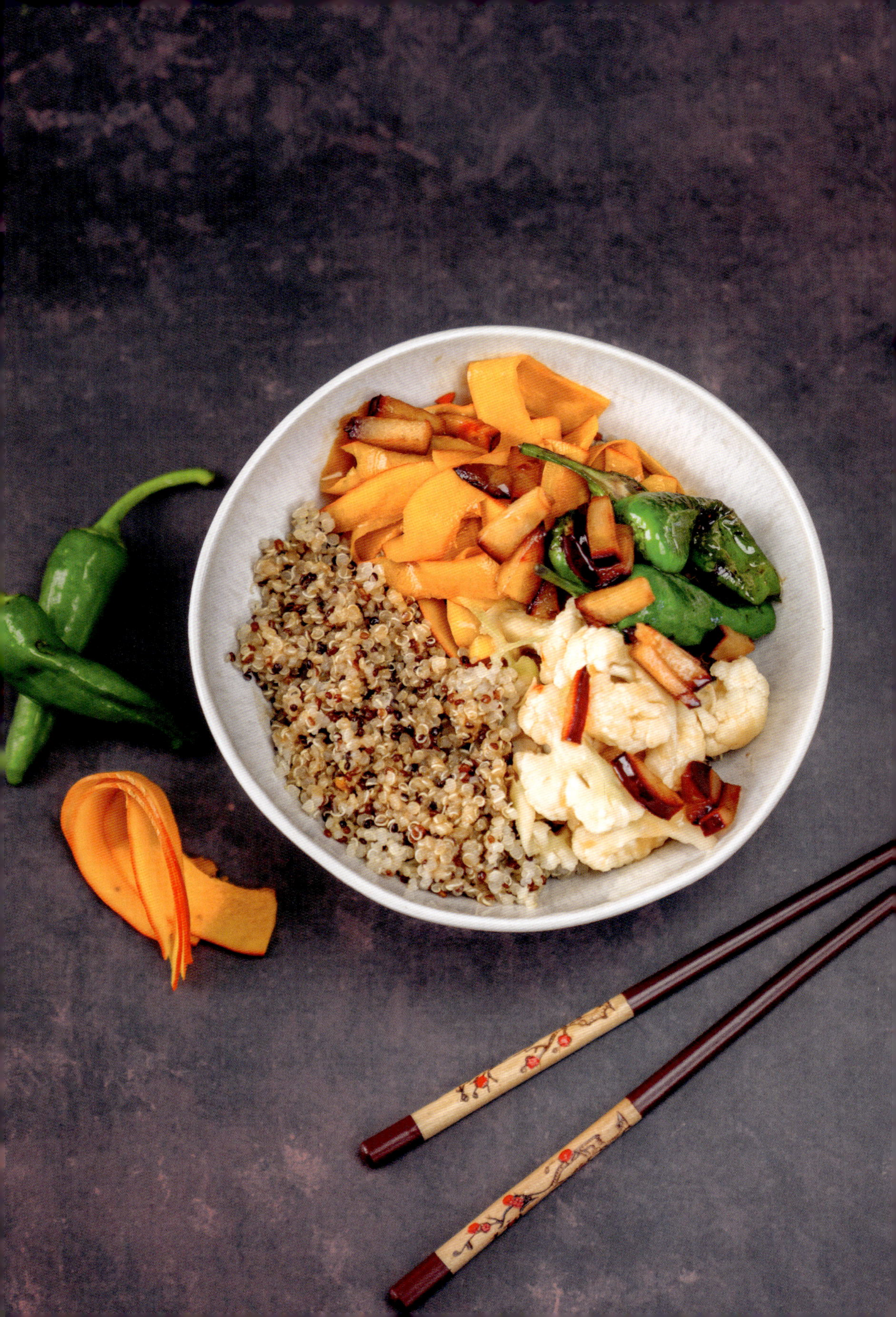

REZEPTE

HERBST

Quinoabowl mit Blumenkohlkimchi

Zutaten für 2 Personen

Blumenkohlkimchi
- 1 kg Blumenkohl
- 4 EL Salz
- 2 Frühlingszwiebeln

Reismehlpaste
- 2 EL Reismehl
- 200 ml Wasser

Würzpaste
- 20 g frischer Ingwer
- 150 g Rettich
- 1 Knoblauchzehe
- 2 EL Sojasauce
- 1 EL Chicken-Chilisauce (fruchtig-scharfe Chilisauce; erhältlich im Asialaden und online)

Quinoa
- 100 g Quinoa
- 200 ml Gemüsebrühe (Grundrezept S. 180 oder Instant)
- Kräutersalz

Gemüse
- 60 g Hokkaidokürbis (wird mit der Schale verwendet)
- 8–10 Pimientos (kleine grüne spanische Paprikaschoten, werden unreif geerntet)
- 1½ Pflaumen
- Sonnenblumenöl zum Anbraten

Zubereitung

Blumenkohl
- Den Blumenkohl in kleine Röschen zerteilen. Den Strunk in kleine Stücke schneiden. Beides in eine Schüssel geben, mit Salz bestreuen und dieses leicht einmassieren.

- Das Gemüse mit kaltem Wasser übergießen, bis alles knapp bedeckt ist. Dann mit einem Topf beschweren und 2 Stunden ziehen lassen.

- In der Zwischenzeit die Frühlingszwiebeln in feine Ringe scheiden und beiseitestellen.

Reismehlpaste
- Das Reismehl in einem Topf mit 2 EL Wasser zu einer glatten Paste verrühren. Die restlichen 200 ml Wasser nach und nach einrühren. Das Ganze unter ständigem Rühren zum Kochen bringen, bis es zu einer Paste angedickt ist. Zum Auskühlen in eine Schüssel füllen.

Würzpaste
- Den Ingwer schälen und auf der feinen Seite der Vierkantreibe reiben. Den Rettich schälen und auf der groben Seite raspeln. Den Knoblauch abziehen und fein hacken.

- Nun alle Zutaten der Würzpaste in die Reismehlpaste einrühren und mit dem Stabmixer pürieren.

Fertigstellung
- Den Blumenkohl abgießen und unter fließendem Wasser abspülen, über einer Schüssel abtropfen lassen. Das Glas mit kochendem Wasser sterilisieren.

- Den Kohl mit den Frühlingszwiebeln in eine Schüssel geben und mit der Reismehl-Gewürz-Paste vermischen, bis alles gut bedeckt ist.

Dressing
- 2 EL Kräuteressig
- Salz
- Weißer Pfeffer, frisch gemahlen
- 1 TL Ahornsirup
- 1 TL Senf
- 4 EL Olivenöl

Zubehör
- Stabmixer, feines Sieb, sterilisiertes Weck- oder anderes Deckelglas, Vierkantreibe

Zubereitungsdauer
30 Minuten

Blumenkohlkimchi
17 Tage vorher ansetzen, nach 3 Tagen für 14 Tage im Kühlschrank weiterfermentieren lassen

Rezeptbild auf Seite 136

- Das Gemüse nun in das sterilisierte Glas füllen, dabei gut hineindrücken, damit keine mit Luft gefüllten Zwischenräume entstehen. Anschließend mit einem Gewicht beschweren und das Gemüse nochmals nach unten drücken.

- Nun das Glas bei Zimmertemperatur (18–22 °C) 2 Tage stehen lassen. Täglich einmal den Deckel öffnen, um die entstandenen Fermentationsgase entweichen zu lassen. Anschließend im Kühlschrank für ca. 2 Wochen weiterfermentieren lassen.

Quinoa
- Die Quinoa in einem Sieb unter fließendem warmem Wasser abspülen, um die Bitterstoffe zu entfernen. Anschließend in einem Topf mit der Gemüsebrühe und dem Kräutersalz zum Kochen bringen und zugedeckt ca. 10 Minuten köcheln lassen. Vom Herd nehmen und weitere 10 Minuten ausquellen lassen.

Gemüse
- Den Hokkaidokürbis waschen, vierteln und mit einem Sparschäler in Streifen schneiden und zur Seite stellen.

- Die Pimientos und die Pflaumen waschen. Pflaumen halbieren, Kern entfernen, der Länge nach halbieren und in Stifte schneiden.

- Eine Pfanne mit Sonnenblumenöl erhitzen. Pimientos und Pflaumenstifte darin kurz scharf anbraten und ca. 2 Minuten garen lassen, anschließend auf einem Teller mit Küchenpapier abtropfen lassen

Dressing
- Essig mit dem Salz, Pfeffer und Ahornsirup verrühren, dann den Senf hinzugeben und alles mit einem Stabmixer emulgieren; dabei das Olivenöl langsam einlaufen lassen. Das Dressing am Schluss noch einmal abschmecken.

Anrichten
- Die Quinoa in eine Bowl geben und mit dem Dressing beträufeln. Auf einer Seite den Blumenkohlkimchi anrichten. Die Kürbisstreifen mit dem Dressing anmachen und locker neben dem Kimchi verteilen. Die Pimientos als Farbakzente dazwischensetzen und die Pflaumenstifte darüber verteilen.

GlykLich-Kugeln

Zutaten für ca. 15 Stück

- 100 g Datteln, entsteint
- 60 g ungeschälte Haselnusskerne
- 60 g ungeschälte Mandelkerne
- 2 EL Cashewmus
- 1 TL Ingwerpulver
- 1 TL Kurkumapulver
- 1 Prise Ceylon-Zimt
- 1 Prise schwarzen Pfeffer, frisch gemahlen
- Optional 20 g dunkle Schokolade (80 % Kakaoanteil)

Zubehör
- Standmixer

Zubereitungsdauer
10 Minuten

Zubereitung

- Alle Zutaten in einen Standmixer füllen und sehr fein zerkleinern.

- Die Masse mit den Händen zu Kugeln formen – und fertig.

- Im Kühlschrank halten sich die GlykLich-Kugeln ca. 2–3 Tage. Natürlich kann man sie auch sehr gut einfrieren.

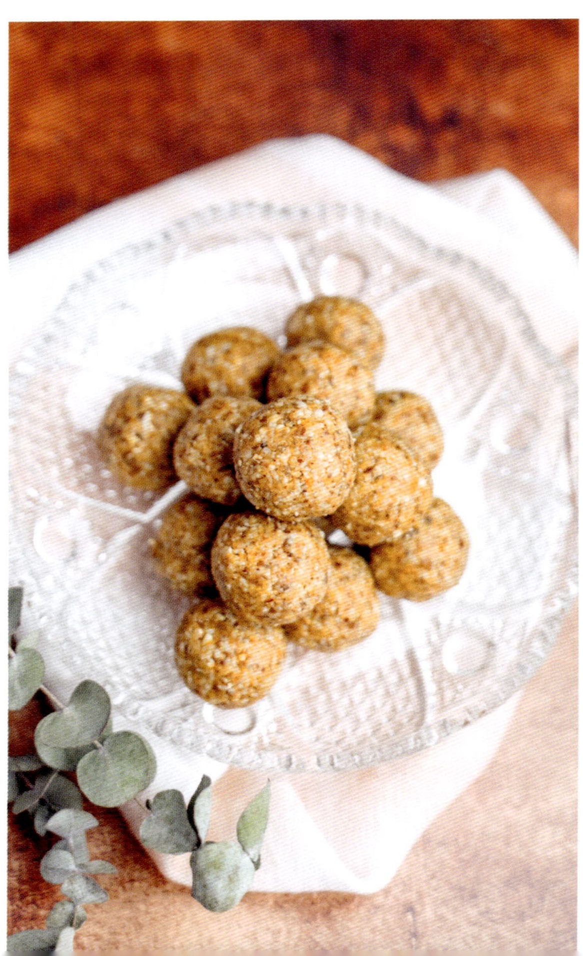

Veganer Auberginen-Hummus mit Tortilla-Chips

Zutaten für 2 Personen

- 900 g Auberginen
- 5 EL Olivenöl
- Salz
- 4 Zweige Thymian
- 3 Zweige Rosmarin
- 1½ EL frisch gepresster Zitronensaft
- 30 g Erbsenprotein-Joghurt
- 10 g Tahinpaste
- 1 TL frischer Knoblauch, gerieben
- 2 TL edelsüßes Paprikapulver
- ½ TL Kreuzkümmelpulver
- 6 Stängel Koriander
- Kräutersalz
- Weißer Pfeffer, frisch gemahlen
- Tortilla-Chips

Zubehör
- Stabmixer, Backpapier, Backblech

Zubereitungsdauer
10 Minuten

Backzeit
60 Minuten

Zubereitung

- Den Backofen auf 180 °C Umluft (200 °C Ober-/Unterhitze) vorheizen.

- Das Backblech mit Backpapier auslegen. Die Auberginen längs halbieren und die Innenseiten mit dem Messer rautenförmig ca. 1,5 cm tief einritzen. Die Schnittflächen mit Olivenöl beträufeln und salzen, Thymian und Rosmarin darauf verteilen. Mit der Schnittfläche nach oben auf das vorbereitete Backblech legen und in ca. 60 Minuten weich backen.

- In einem Messbecher den Erbsenjoghurt mit der Tahinpaste, dem Knoblauch sowie Paprikapulver und Kreuzkümmelpulver verrühren.

- Wenn die Auberginen weich genug sind, das Fruchtfleisch mit einem Löffel herauskratzen und in den Messbecher zu der Joghurt-Mischung geben. Alles mit dem Stabmixer gut pürieren. Mit Koriandergrün würzen, mit Kräutersalz und frisch gemahlenem weißem Pfeffer abschmecken.

Anrichten
- Den Auberginen-Hummus in eine Dipschale füllen. Tortilla-Chips separat dazu reichen.

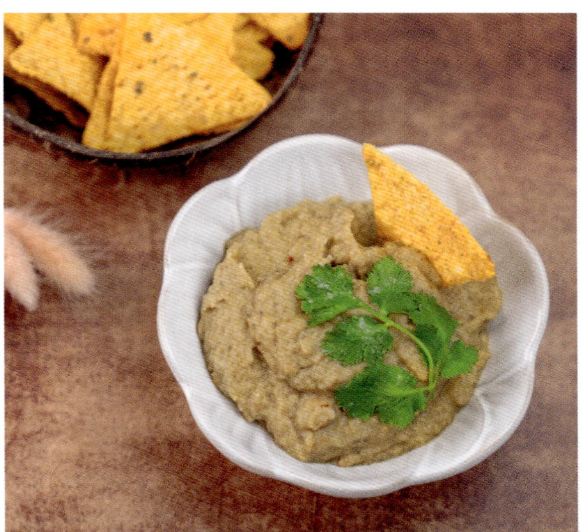

Meerrettichsuppe mit Rapsöl und Apfelchutney

Zutaten für 2 Personen

Meerrettichsuppe
- 50 g frischer Meerrettich
- 2 Zwiebeln
- 300 g mehlige Kartoffeln
- 1 Apfel (Elstar)
- 1 EL Butter
- 1 EL Mehl
- 500 ml Gemüsebrühe (Grundrezept S. 180)
- 50 ml Kochsahne
- Salz
- weißer Pfeffer, frisch gemahlen

Apfelchutney
- 260 g Elstar-Äpfel
- 2 Schalotten
- 15 g frischer Ingwer
- 50 g brauner Rohrzucker
- 2 EL Chilihonig (Grundrezept S. 183)
- 40 ml Walnussessig
- 60 ml naturtrüber Apfelsaft
- ½ TL Ceylon-Zimt
- 2 Gewürznelken
- Rapsöl

Garnitur
- 2 EL Rapsöl
- 2 EL Granatapfelkerne (siehe S. 104)

Zubehör
- Vierkantreibe, Stabmixer

Zubereitungsdauer
40 Minuten

Zubereitung

Suppe
- Den Meerrettich schälen und fein reiben. Die Zwiebeln abziehen, halbieren und in feine Würfel schneiden. Kartoffeln schälen und in ca. 2 cm große Würfel schneiden. Den Apfel schälen, vierteln, Kerngehäuse entfernen und ebenfalls würfeln.

- In einem Topf die Butter zerlassen, Zwiebel-, Kartoffel- und Apfelwürfel darin anschwitzen. Mit dem Mehl bestäuben, unter Rühren kurz mitbraten und anschließend mit der Gemüsebrühe ablöschen. Einmal aufkochen lassen und mit geschlossenem Deckel bei kleiner Hitze etwa 20 Minuten köcheln lassen.

- Nach ca. 10 Minuten den Meerrettich und die Sahne hineingeben. Wenn alles weich gekocht ist, mit einem Stabmixer pürieren, dann mit Salz und Pfeffer abschmecken

Apfelchutney
- Zuerst die Äpfel schälen und in ca. 1 cm kleine Würfel schneiden. Die Schalotten schälen und fein würfeln. Den Ingwer schälen und fein reiben. Die Apfelwürfel mit den gewürfelten Schalotten in einem Topf mit Rapsöl anschwitzen. Den Rohrzucker und den geriebenen Ingwer hinzufügen und karamellisieren lassen. Den Honig dazugeben und mit dem Essig ablöschen. Den Zimt und die Nelken einstreuen und alles bei kleiner Hitze ca. 15 Minuten einkochen lassen.

Anrichten
- Die Suppe in zwei Suppenschalen füllen, etwas Apfelchutney dazugeben, das Rapsöl darüberträufeln und mit den Granatapfelkernen garnieren.

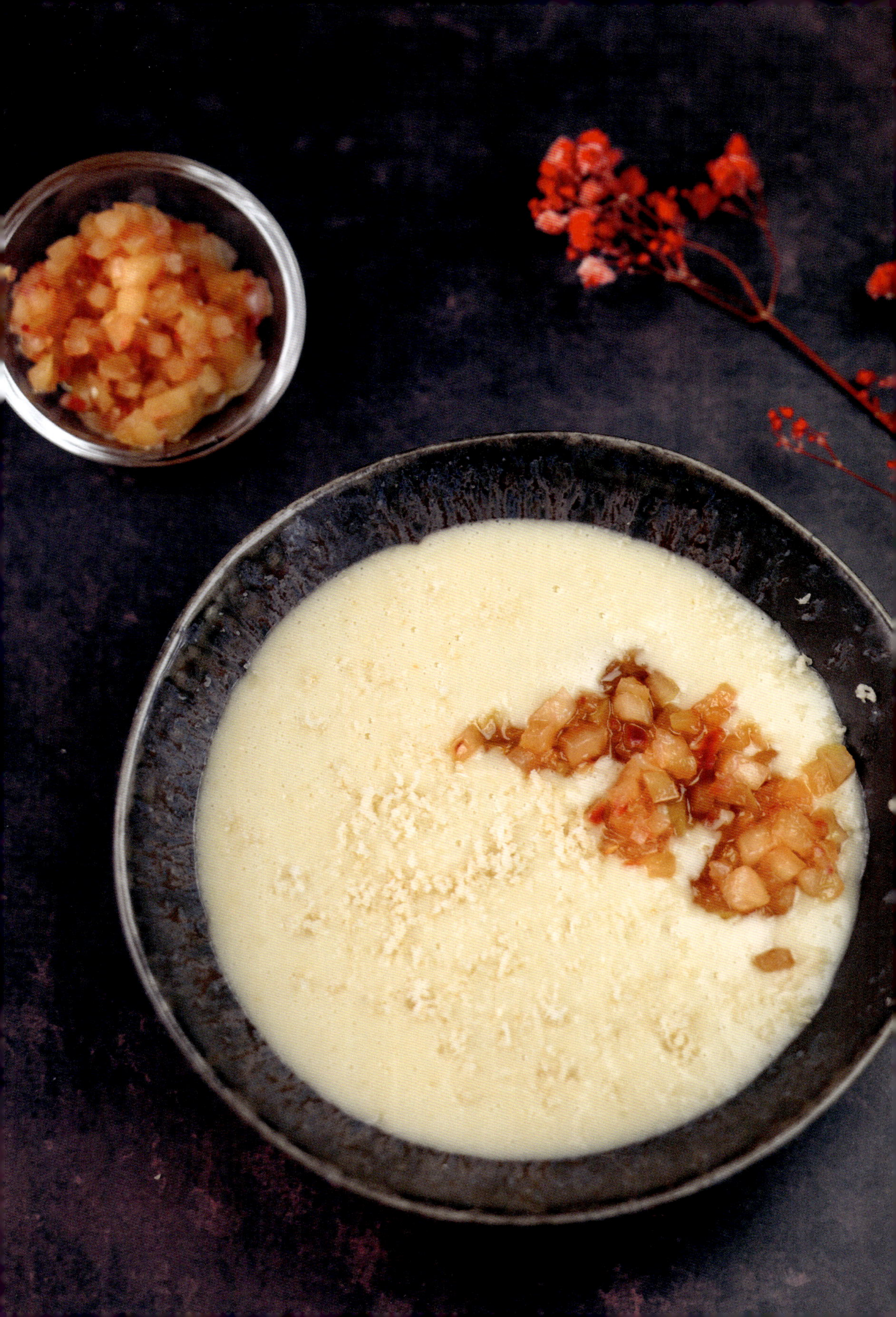

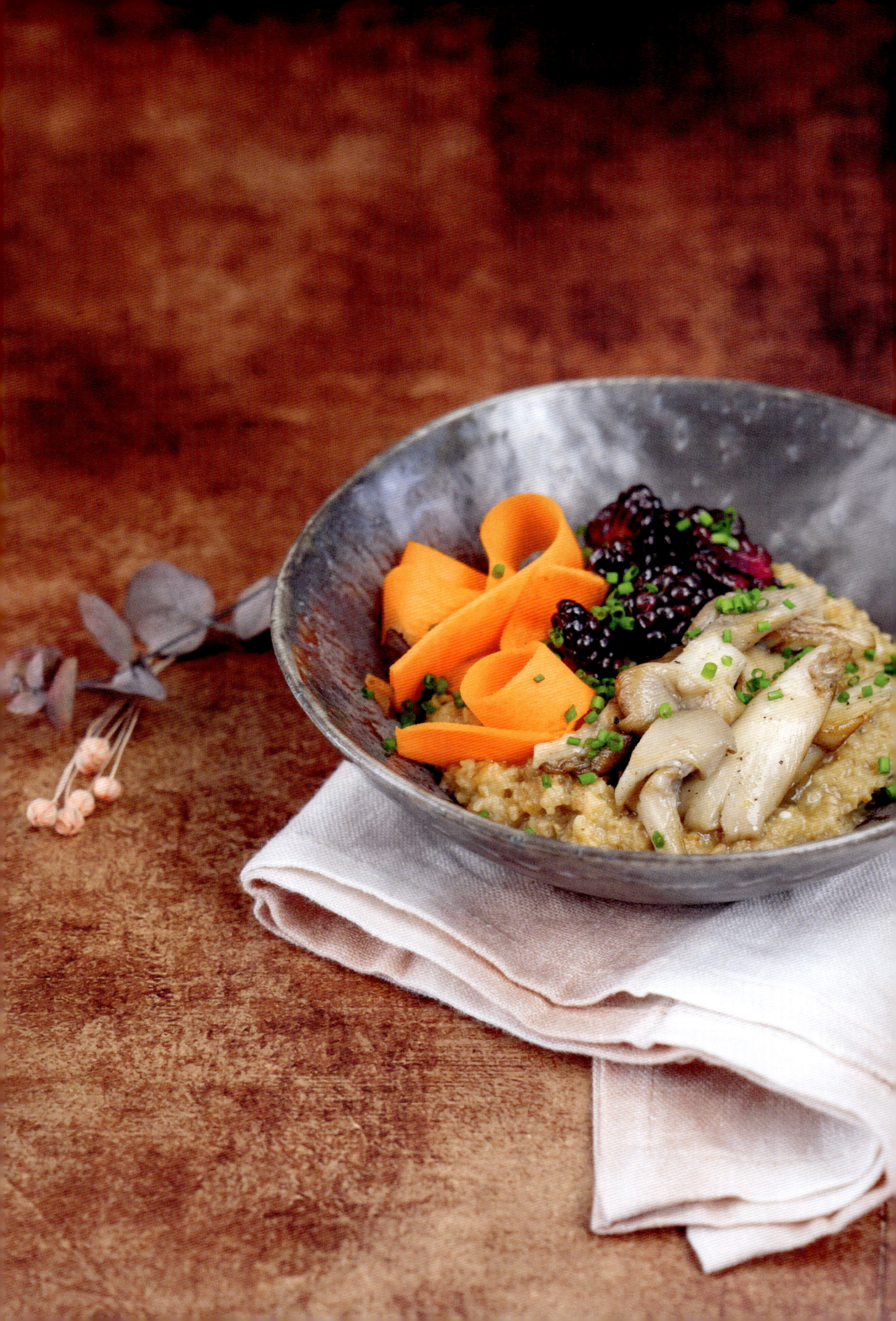

Grünkernrisotto mit gebratenen Austernpilzen

Zutaten für 2 Personen

Risotto
- 1 Zwiebel
- 1 Knoblauchzehe
- 4 EL kaltgepresstes Rapsöl
- 175 g Grünkernschrot
- 2 Zweige Thymian
- 750 ml Gemüsebrühe (Grundrezept S. 180)
- 40 g Parmesan, gerieben
- ½ TL Kräutersalz

Austernpilze
- 100 g Austernpilze
- Rauchsalz

Brombeeren
- 8 eingelegte Brombeeren mit Sud (Grundrezept S. 184)

Garnitur
- 1 Karotte
- 10 g Schnittlauch

Zubereitungsdauer
30 Minuten

Zubereitung

Risotto
- Die Zwiebel abziehen, halbieren und in feine Würfel schneiden. Den Knoblauch abziehen und reiben.

- In einem Topf 2 EL Rapsöl erhitzen. Die Zwiebelwürfel und den Knoblauch darin bei mittlerer Hitze 2 Minuten andünsten. Den Grünkernschrot und die Thymianzweige hinzugeben und ca. 2 Minuten mit anschwitzen. Anschließend alles mit 250 ml Gemüsebrühe ablöschen und aufkochen.

- Nach dem Aufkochen die Hitze reduzieren und das Grünkernrisotto bei mittlerer Hitze ca. 20 Minuten garen. Währenddessen nach und nach die restliche Gemüsebrühe dazugeben, sobald die Flüssigkeit beinahe vollständig aufgenommen wurde. Das Risotto gelegentlich schwenken. Zum Ende der Garzeit den geriebenen Parmesan unterrühren und mit Kräutersalz abschmecken.

Austernpilze
- In der Zwischenzeit die Austernpilze in Streifen schneiden, das restliche Rapsöl in eine heiße Pfanne geben, die Pilze bei mittlerer bis hoher Hitze goldbraun braten. Zum Schluss mit Rauchsalz würzen.

Garnitur
- Die Karotten schälen und dann mit dem Sparschäler in feine Streifen schneiden. Den Schnittlauch in feine Ringe schneiden.

Anrichten
- Das Grünkernrisotto in zwei Schalen geben. Die Karottenstreifen mit dem Einlegesud der Brombeeren marinieren und darauf anrichten. Die Brombeeren darumlegen. Zum Schluss die Austernpilze daraufsetzen und mit dem Schnittlauch garnieren.

Kabeljaufilet mit eingelegtem Ingwer und Kokos-Gemüse-Curry

Zutaten für 2 Personen

- 1 Pak Choi (chinesischer Senfkohl)
- 1 ½ Karotten
- 50 g Zuckerschoten
- 1 Zucchini
- 1 orange Paprikaschote
- ¼ Brokkoli
- 2 EL Woköl, mit Ingwer und Zitronengras aromatisiert, zum Anbraten
- 1 EL Butter
- 1 EL Currypulver
- 100 ml Kokosmilch
- 200 ml Gemüsebrühe (Grundrezept S. 180)
- 1 TL rote Currypaste
- 2 EL Stärke
- 3 EL kaltes Wasser
- Salz
- 30 g Ingwer
- 50 g Zucker
- 200 g Kabeljaufilet
- Sonnenblumenöl
- 3 Stängel Blattpetersilie

Zubehör
- ofenfeste Bratpfanne

Zubereitungsdauer
25 Minuten

Zubereitung

- Den Pak Choi halbieren, je 2 mittlere und 4 kleinere Innenblätter davon beiseitelegen. Den Rest klein schneiden.

- Die Karotten schälen, halbieren und in Scheiben schneiden.

- Die Zuckerschoten waschen, die Enden abschneiden und die Schoten halbieren.

- Die Zucchini waschen, vierteln. Die Kerne herauskratzen, das Fruchtfleisch der Zucchini in Rauten schneiden.

- Die Paprika waschen. Deckel und Boden abschneiden, danach die Paprika längs einschneiden und die Wände mit dem Kerngehäuse heraustrennen. Die Paprika dritteln, die Stücke übereinanderlegen und ebenfalls in Rauten schneiden.

- Den Brokkoli in kleine Röschen zupfen und schneiden. Den Strunk von holzigen Stellen befreien, schälen und in Scheiben schneiden.

- Das Woköl in eine Wokpfanne geben und erhitzen. Karotten, Paprika und Brokkoliröschen ca. 2 Minuten darin anbraten. Zucchini, Zuckerschoten und Pak Choi hinzufügen und kurz mitbraten. Butter dazugeben, das Currypulver darüberstreuen und kurz mit anrösten. Mit Kokosmilch und Gemüsebrühe ablöschen. Die rote Currypaste einrühren. Die Stärke mit dem kalten Wasser anrühren.

- Das Gemüse im Kokosmilch-Gemüsesud einmal aufkochen und mit der Stärke abbinden. Mit Salz abschmecken und bei kleiner Hitze in ca. 10 Minuten fertig garen lassen.

- Den Ingwer schälen und in feine Streifen schneiden. Mit dem Zucker in eine Schüssel geben und mit heißem Wasser übergießen, ziehen lassen.

- Den Ofen auf 120 °C Umluft (140 °C Ober-/Unterhitze) vorheizen. In der Zwischenzeit das Sonnenblumenöl in die ofenfeste Pfanne geben und erhitzen. Die Temperatur reduzieren, den Fisch hineinlegen, salzen und in den Ofen stellen. Nach ca. 5 Minuten das Filet einmal wenden. Diese Seite ebenfalls salzen und den Fisch in weiteren 7 Minuten fertig garen lassen. Das Filet herausnehmen und in seine einzelnen Segmente zerteilen.

- Die Blattpetersilie waschen, trocken schütteln und hacken.

Anrichten

- Das Gemüsecurry in zwei Schalen geben. Den Fisch fächerförmig darauflegen. Die aufbewahrten Pak-Choi-Blätter am Rand in das Curry stecken und an der Schüsselwandung anlehnen. Die Petersilie über den Fisch streuen. Zum Schluss den eingelegten Ingwer daraufsetzen.

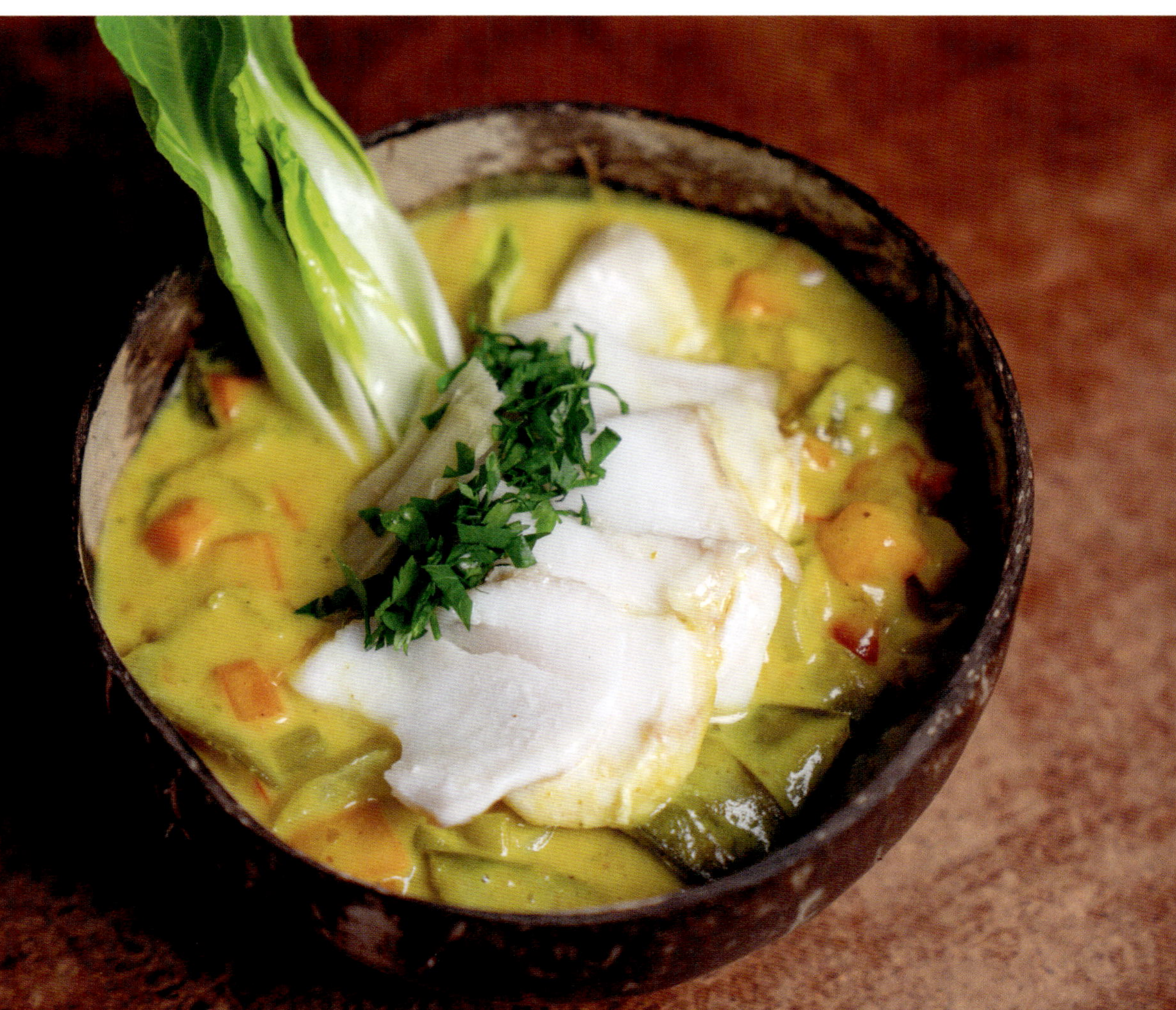

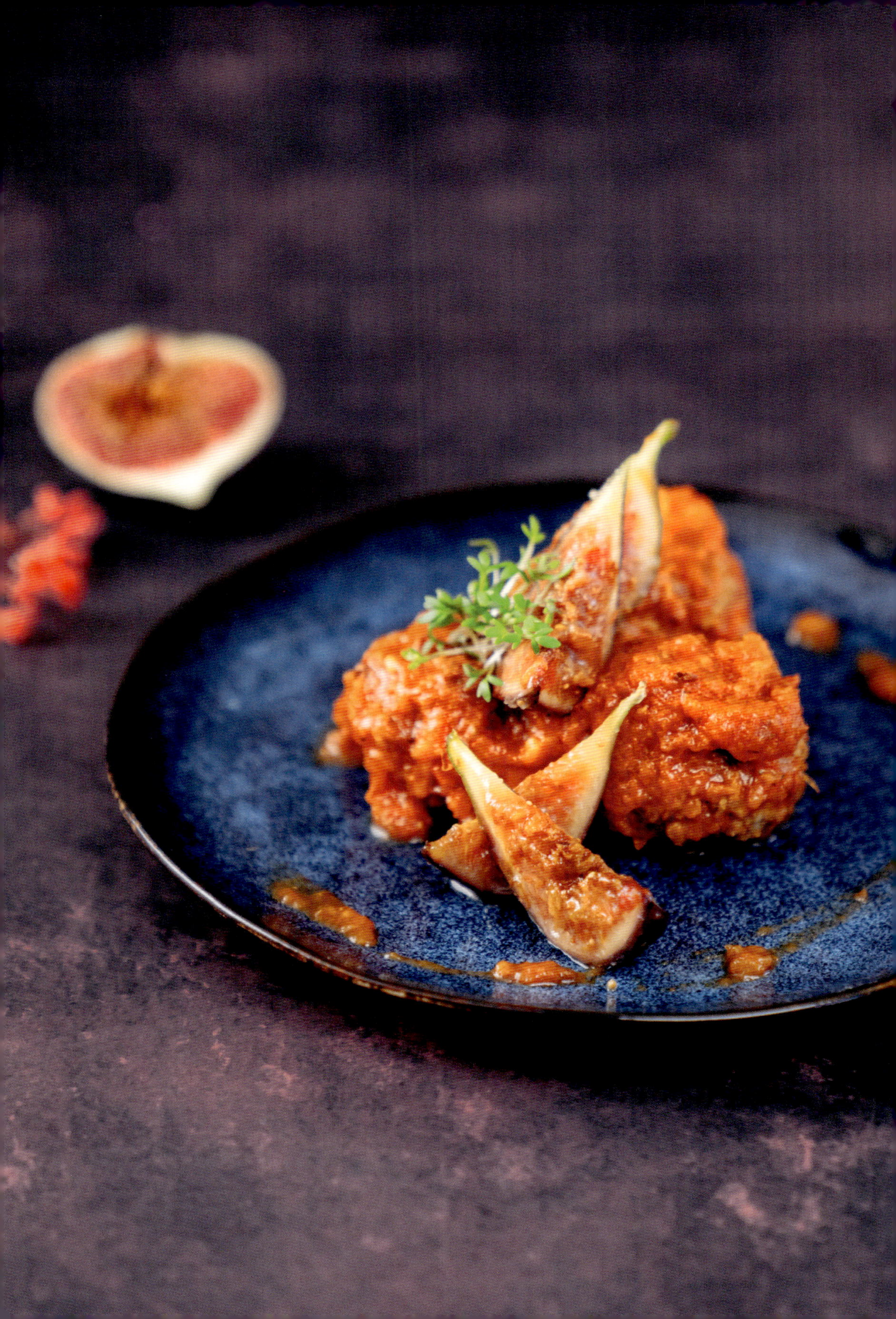

Polpette in fruchtiger Feigen-Tomaten-Sauce

Zutaten für 2 Personen

Polpette
- 1 TL Pinienkerne
- 1 Knoblauchzehe
- 50 g Dinkeltoast
- 350 g Rinderhackfleisch
- 1 Ei (Gr. M)
- ½ TL frischer Oregano (alternativ getrockneter)
- Salz
- schwarzen Pfeffer, frisch gemahlen
- Olivenöl zum Braten

Sauce
- 2 Zwiebeln
- 1 Knoblauchzehe
- 4 getrocknete Feigen
- 3 Stängel Basilikum
- 1 TL Tomatenmark
- 400 g gewürfelte Tomaten mit Saft (Dose)
- 2 EL Olivenöl
- Salz
- weißer Pfeffer, frisch gemahlen

Garnitur
- 2 frische Feigen
- frische Kräuter

Zubehör
- Reibe, Stabmixer

Zubereitungsdauer
60 Minuten

Zubereitung

Polpette
- Die Pinienkerne hacken, die Knoblauchzehe abziehen und fein reiben. Den Toast entrinden und in Würfel schneiden. Mit dem Hackfleisch, Ei und Oregano zu einem glatten Teig verkneten, mit Salz und Pfeffer abschmecken. Die Hackmasse nun zu 8 kleinen Bällchen formen. Hier hilft es, die Hände immer wieder mit kaltem Wasser anzufeuchten.

- In einer Pfanne etwas Olivenöl erhitzen und die Hackfleischbällchen darin von allen Seiten anbraten, herausnehmen und zur Seite stellen. Pfanne für die Sauce weiterverwenden.

Sauce
- Die Zwiebeln abziehen und fein würfeln. Knoblauch abziehen und reiben. Feigen würfeln. Basilikum waschen und grob hacken.

- In der Pfanne die Zwiebeln anschwitzen, das Tomatenmark einrühren und ca. 5 Minuten rösten lassen. Dann mit den Dosentomaten aufgießen, Knoblauch und Basilikum dazugeben. Alles zusammen aufkochen, die Masse in einen Messbecher füllen, Olivenöl dazugießen, alles mit dem Stabmixer pürieren und wieder in die Pfanne zurückgeben.

Fertigstellung
- Die Hackfleischbällchen in die Sauce legen und alles bei mittlerer Hitze abgedeckt ca. 30 Minuten gar ziehen lassen.

- In der Zwischenzeit die frischen Feigen waschen, den Stiel entfernen und die Früchte sechsteln. Das Basilikum waschen, trocken schütteln und hacken.

Anrichten
- Auf zwei Tellern anrichten, Tomatensauce darübergießen, Feigen anlegen und mit Kräuter bestreuen.

Kürbisgnocchi mit Omelett, Kürbiskernöl und Salatbouquet

Zutaten für 2 Personen

Kürbis
- 550 g Butternut-Kürbis
- 1 TL Ahornsirup
- 1 TL flüssige Butter
- 1 TL Olivenöl

Gnocchiteig
- 175 g Weizenmehl Type 405
- 10 g Kartoffelstärke
- 20 g weiche Butter
- Muskatnuss, frisch gerieben
- 1 Eigelb
- Salz

Omelett
- 3 Eier
- 1 Eiweiß vom Gnocchiteig
- Kräutermeersalz
- Steakpfeffer
- 1 TL Butter
- 1 TL Rapsöl

Garnitur
- 1 Multicolorsalat
- 50 g Kürbiskerne
- Kürbiskernöl

Zubehör
- Backblech, Backpapier, Schaumlöffel, Omelettpfanne oder eine kleine Pfanne

Zubereitungsdauer
60 Minuten

Zubereitung

- Den Ofen auf 180 °C Umluft (200 °C Ober-/Unterhitze) vorheizen.

- Den Kürbis gründlich waschen, vierteln und die Kerne mit einem Esslöffel herauskratzen. Danach den Kürbis schälen und in ca. 2 cm große Stücke schneiden. Diese mit den restlichen Zutaten gut vermengen und dann auf einem mit Backpapier ausgelegten Backblech verteilen. In ca. 30 Minuten im Ofen weich backen. Danach den Ofen auf 80 °C herunterschalten.

- In der Zwischenzeit den Salat waschen und trocken schütteln.

- Die Kürbiskerne in einer Pfanne bei mittlerer Hitze in etwas Butter rösten. Danach auf einem Teller mit Küchenpapier abtropfen lassen.

- Für den Gnocchiteig den gebackenen Kürbis in eine große Schüssel füllen. Das Mehl mit der Stärke vermischen, anschließend zum Kürbis geben. Mit Muskatnuss und Salz würzen. Das Eigelb und die weiche Butter hinzufügen und alles gut miteinander verkneten, bis ein glatter Teig entstanden ist. Er sollte nicht zu feucht und nicht zu trocken sein. Falls er zu feucht ist, schrittweise weiteres Mehl einarbeiten.

- Einen großen Topf mit Wasser zum Kochen bringen, salzen.

- Für die Gnocchi auf der Arbeitsfläche etwas Mehl verteilen. Einen Teil der Teigmasse zu einer Rolle mit etwa 2 cm Durchmesser formen. Mit einem Messer ca. 2 cm breite Stücke abschneiden, von Hand zu Kugeln rollen. Diese Kugeln über einen Gabelrücken mit langen Zinken oder ein Gnocchibrett abrollen, um das charakteristische Rillenmuster zu erhalten. Die Gnocchi auf einem mit Mehl bestäubten Backblech lagern. Alles mit dem restlichen Teig wiederholen. Die Gnocchi nacheinander in das kochende Wasser legen, einmal aufkochen und ziehen lassen. Mit einem Schaumlöffel herausheben, beiseitestellen und mit den restlichen Gnocchi weitermachen.

- Die fertigen Gnocchi in der Pfanne kurz in Butter anbraten und im Ofen bei ca. 80 °C warmhalten.

- Für das Omelett die Eier, das Eiweiß und die Gewürze verquirlen. Die Pfanne bei mittlerer Hitze erwärmen. Butter und Rapsöl hineingeben, Butter schmelzen lassen und die Eimasse hineinfüllen. Die Pfanne zudecken und das Ei langsam stocken lassen. Nach ca. 2 Minuten den Deckel abnehmen und das Omelett von einer Seite der Pfanne her aufrollen.

Anrichten

- Die Gnocchi auf zwei Teller verteilen, das Omelett halbieren und darauflegen. Den Salat als Bouquet danebensetzen. Das Kürbiskernöl darüberträufeln und die gerösteten Kürbiskerne darüberstreuen.

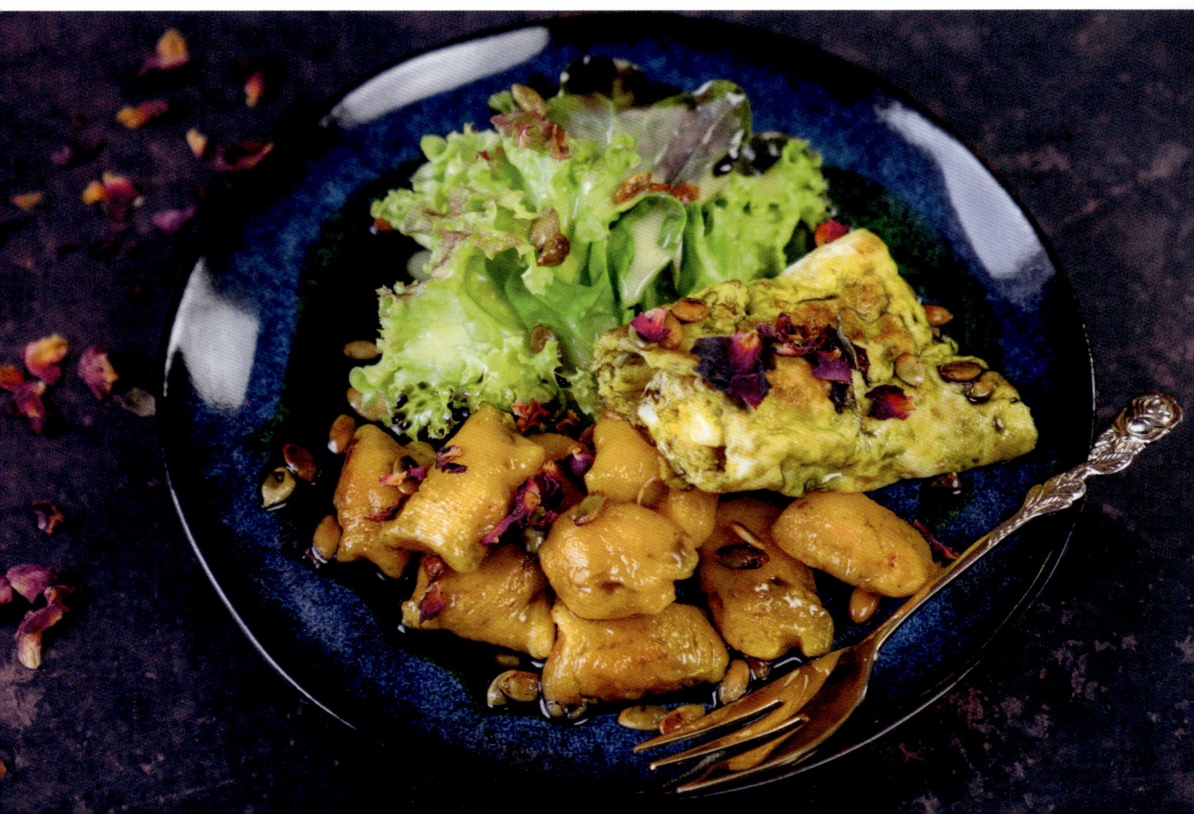

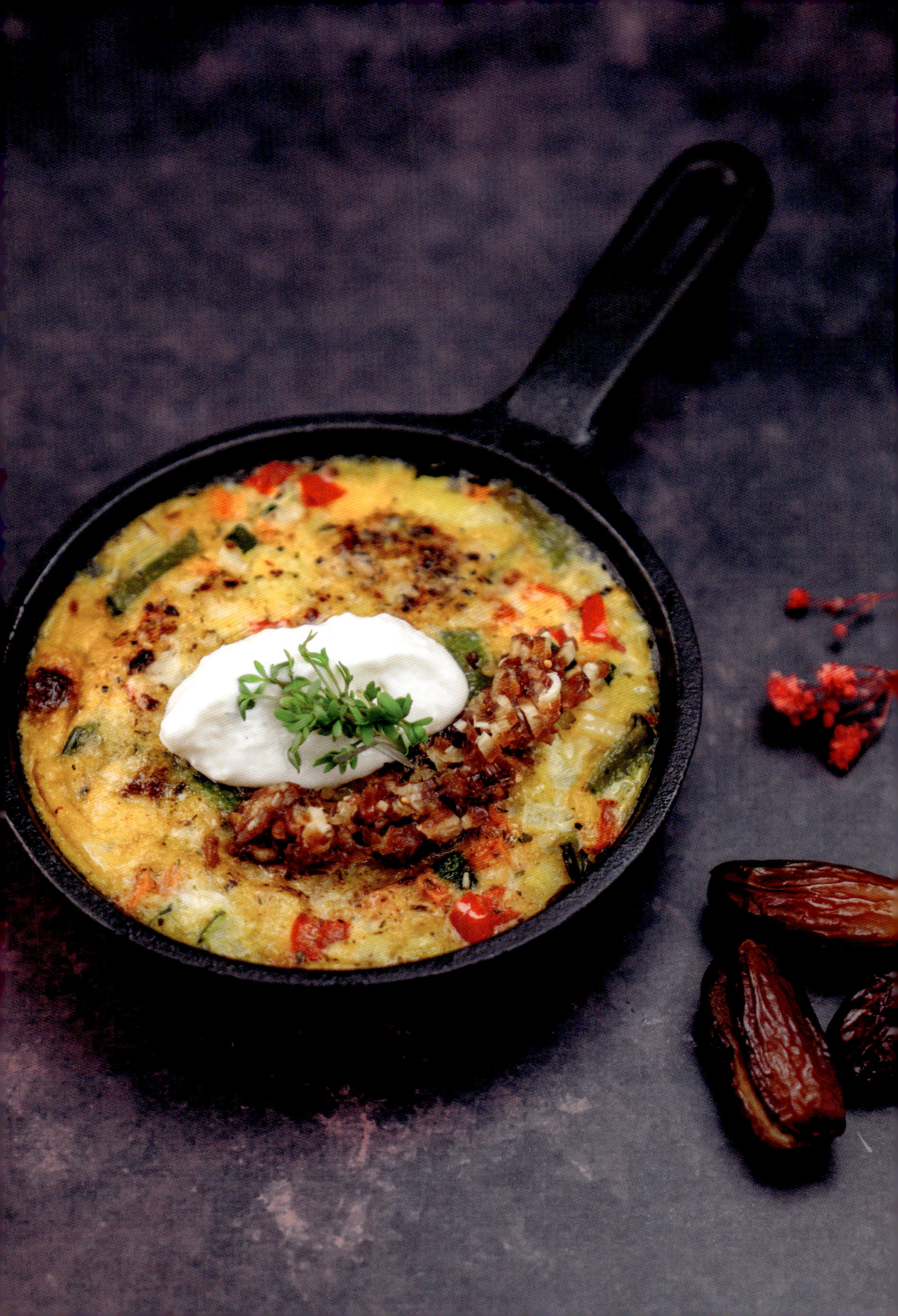

Gemüsefrittata mit Camembertcreme und Datteln

Zutaten für 2 Personen

Frittata
- 1 rote Paprikaschote
- 1 Karotte
- 1 Zucchini
- ½ Stange Lauch
- 1 Zwiebel
- 3 EL Olivenöl
- 50 g Datteln
- 6 Eier (Gr. M)
- 150 g Frischkäse
- Salz
- weißer Pfeffer, frisch gemahlen
- Muskatnuss, frisch gerieben

Camembertcreme
- 100 g Camembert
- 100 g Frischkäse
- 2 EL frische Kräuter (zum Beispiel Schnittlauch, Petersilie, Basilikum), gehackt
- Salz
- weißer Pfeffer, frisch gemahlen

Garnitur
- Gartenkresse

Zubehör
- Stabmixer, ofenfeste Pfanne

Zubereitungsdauer
35 Minuten

Zubereitung

- Den Backofen auf 180 °C Ober-/Unterhitze (160 °C Umluft) vorheizen.

- Das Gemüse sorgfältig waschen. Die Karotte in Würfel schneiden. Die Zucchini vierteln, die Kerne herauskratzen, Fruchtfleisch würfeln. Den Lauch halbieren und in Ringe schneiden. Die Zwiebeln schälen, halbieren und in Ringe schneiden. Die Paprika halbieren, von Kernen und weißen Trennwänden befreien und in Würfel schneiden.

- In einer Pfanne das Olivenöl auf mittlerer Temperatur erhitzen. Die Karottenwürfel mit den Zwiebelringen ca. 5 Minuten darin anschwitzen, dann die Paprika- und Zucchinistückchen sowie den Lauch hinzufügen und weitere 5 Minuten mit anschwitzen.

- Die Datteln in feine Streifen schneiden. Ein Drittel davon fein würfeln für die Dekoration.

- Nun die Eier mit dem Frischkäse aufmixen. Mit Salz, Pfeffer und frisch geriebener Muskatnuss würzen.

- Die Eier-Käse-Masse über das Gemüse in die Pfanne gießen, die Dattelstreifen darüberstreuen und 2 Minuten stocken lassen. Die Frittata ca. 15–20 Minuten im Ofen goldbraun backen. Die Eimasse sollte durchgehend gestockt sein.

- Währenddessen den Camembert mit dem Frischkäse und den gehackten Kräutern mit einem Stabmixer pürieren. Mit Salz und Pfeffer abschmecken.

Anrichten
- Die Frittata auf ein Brett gleiten lassen und vierteln, jeweils zwei Viertel teilweise überlappend auf einen Teller legen. Die Camembertcreme als Nocken daraufgeben, die Dattelwürfel darüberstreuen und alles mit Gartenkresse garnieren.

Linsen-Fusilli mit Zucchini und Garnelen

Zutaten für 2 Personen

Chutney
- 260 g Äpfel (Elstar)
- 2 Schalotten
- 15 g frischer Ingwer, gerieben
- Rapsöl
- 50 g brauner Rohrzucker
- 2 EL Chilihonig (s. S. 183)
- 40 ml Walnussessig
- 60 ml naturtrüber Apfelsaft
- ½ TL Ceylon-Zimt
- 2 Gewürznelken

Pasta
- 200 g Linsen-Fusilli
- Olivenöl

Gemüse
- Sonnenblumenöl
- ½ Knoblauchzehe
- 1 Zucchini
- 2 Frühlingszwiebeln
- 10 Garnelen in der Schale (aufgetaut)
- Salz

Garnitur
- 20 g Rucola, klein gezupft

Zubereitungsdauer
25 Minuten

Zubereitung

Chutney
- Die Äpfel schälen und in ca. 1 cm kleine Würfel schneiden. Die Schalotten abziehen und fein würfeln. Den Ingwer schälen und fein reiben. Die Apfel- mit den Schalottenwürfeln in einem Topf im Rapsöl anschwitzen. Den Rohrzucker und den geriebenen Ingwer dazugeben und karamellisieren lassen. Den Honig hinzufügen und mit dem Essig ablöschen. Den Zimt und die Nelken dazugeben und alles bei kleiner Hitze ca. 15 Minuten einkochen lassen.

Pasta
- Einen Topf mit Wasser zum Kochen bringen, salzen. Die Linsen-Fusilli darin ca. 6–7 Minuten kochen (für die Kochzeit der Nudeln auch die Packungsangabe beachten).

- Anschließend abgießen und mit etwas Olivenöl beträufeln.

Gemüse
- Eine Pfanne mit Sonnenblumenöl erhitzen. Die halbe Knoblauchzehe abziehen und fein hacken. Die Zucchini waschen, vierteln und die Kerne herauskratzen, das Fruchtfleisch in schmale Rauten schneiden. Von den Frühlingszwiebeln die äußere Schicht entfernen, waschen und in Ringe schneiden. Die Garnelen mit den Zucchinirauten in der heißen Pfanne anbraten, die Hitze auf die Hälfte reduzieren, Knoblauch und Frühlingszwiebeln hinzufügen. Die Garnelen und die Zucchini in ca. 8 Minuten fertig garen, mit Salz abschmecken und auf einem Teller mit Küchenpapier abtropfen lassen.

Anrichten
- Die Fusilli auf Tellern anrichten, das Apfelchutney, die Zucchini und Frühlingszwiebeln über den Nudeln verteilen. Rucola darauf- und die Garnelen anlegen.

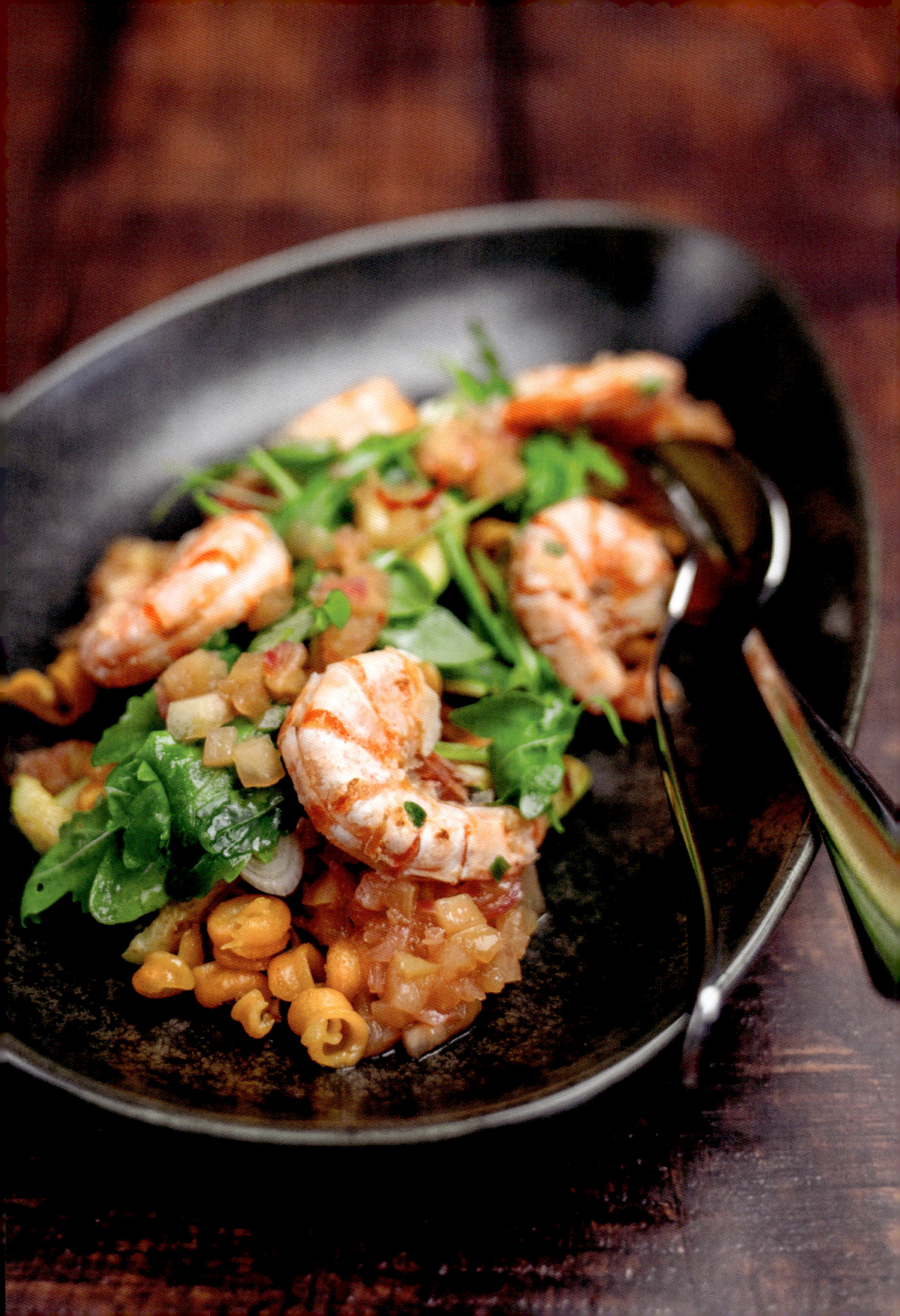

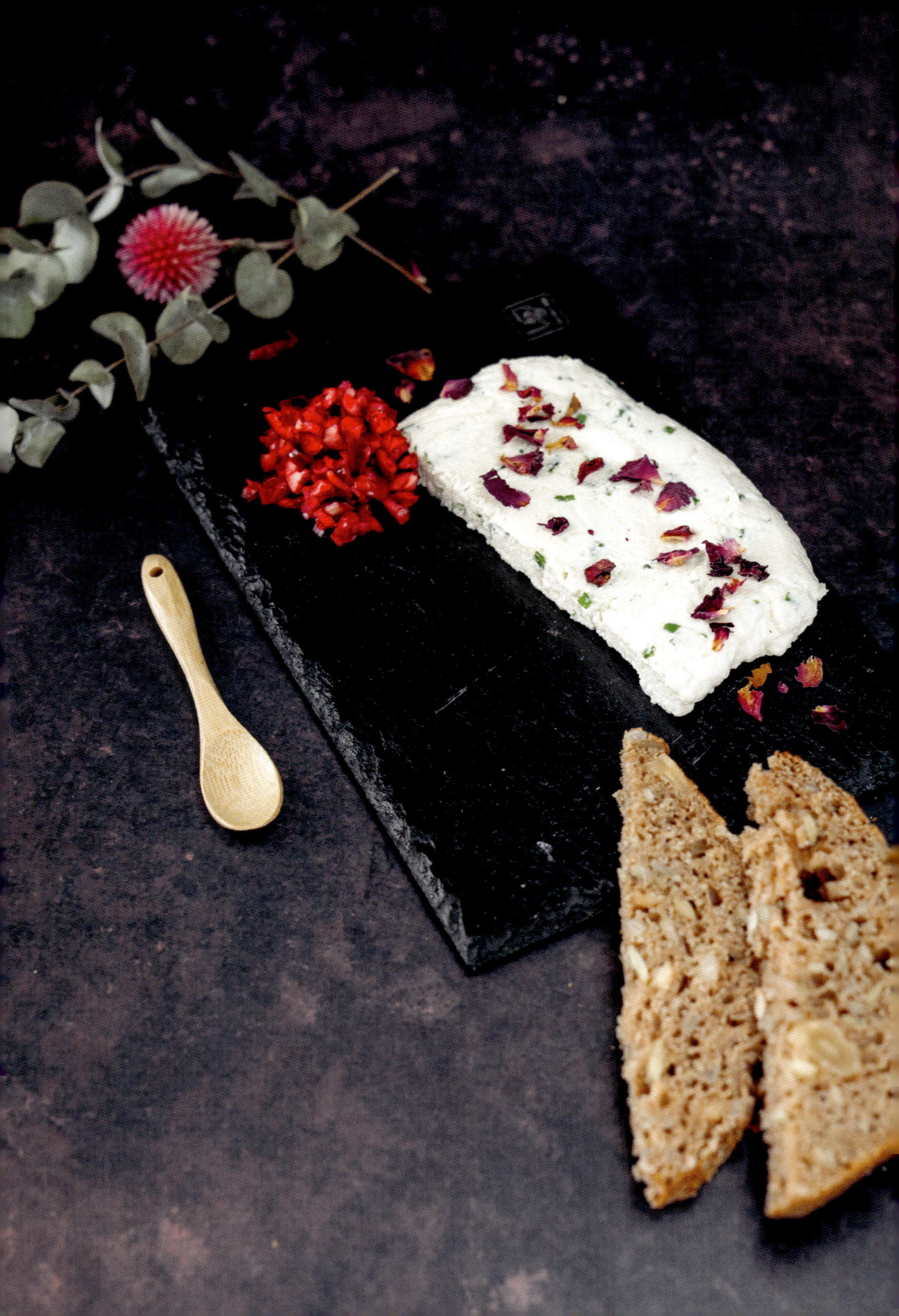

Cashewkäse mit Cranberry-Salsa

Zutaten für 2 Personen

Cashewkäse
- 115 g Cashewkerne
- 500 ml Wasser
- 50 ml vegane Milch
- 35 ml frisch gepresster Zitronensaft
- 5 g Kräutersalz
- 3 EL frische Kräuter (Blattpetersilie, Schnittlauch, Thymian)

Cranberry-Salsa
- (Grundrezept S. 185)
- Brot nach Geschmack

Zubehör
- Stand- oder Stabmixer, Sieb, sterilisiertes Deckelgefäß für die Lagerung des Käses

Zubereitungsdauer
20 Minuten + 15 Minuten

Ziehzeit
4 Stunden

Zubereitung

- Die Cashewkerne in eine Schüssel geben, mit kochendem Wasser übergießen und 15–20 Minuten stehen lassen.

- Während die Kerne im Wasser ziehen, können die Kräuter fein geschnitten und die Cranberry-Salsa nach dem Rezept auf Seite 185 hergestellt werden.

- Nach der Ziehzeit die Cashewkerne in ein Sieb abgießen und in den Standmixer oder in eine Schüssel füllen.

- Jetzt die vegane Milch, den Zitronensaft und das Kräutersalz hinzufügen. Alles gut vermixen. Dabei immer wieder den Prozess unterbrechen und die am Rand haftende Masse nach unten schieben. Nach ca. 3–4 Minuten sollte eine schöne Creme entstanden sein, nun die Kräuter dazugeben und alles gut vermischen.

- Die fertige Masse zur Aufbewahrung in das vorbereitete Gefäß füllen, verschließen und mindestens 4 Stunden in den Kühlschrank stellen. Der Käse hält sich im Kühlschrank etwa 2 Wochen.

- Der Käse schmeckt auf jeder Art von Brot, man kann ihn noch mit der Cranberry-Salsa verfeinern.

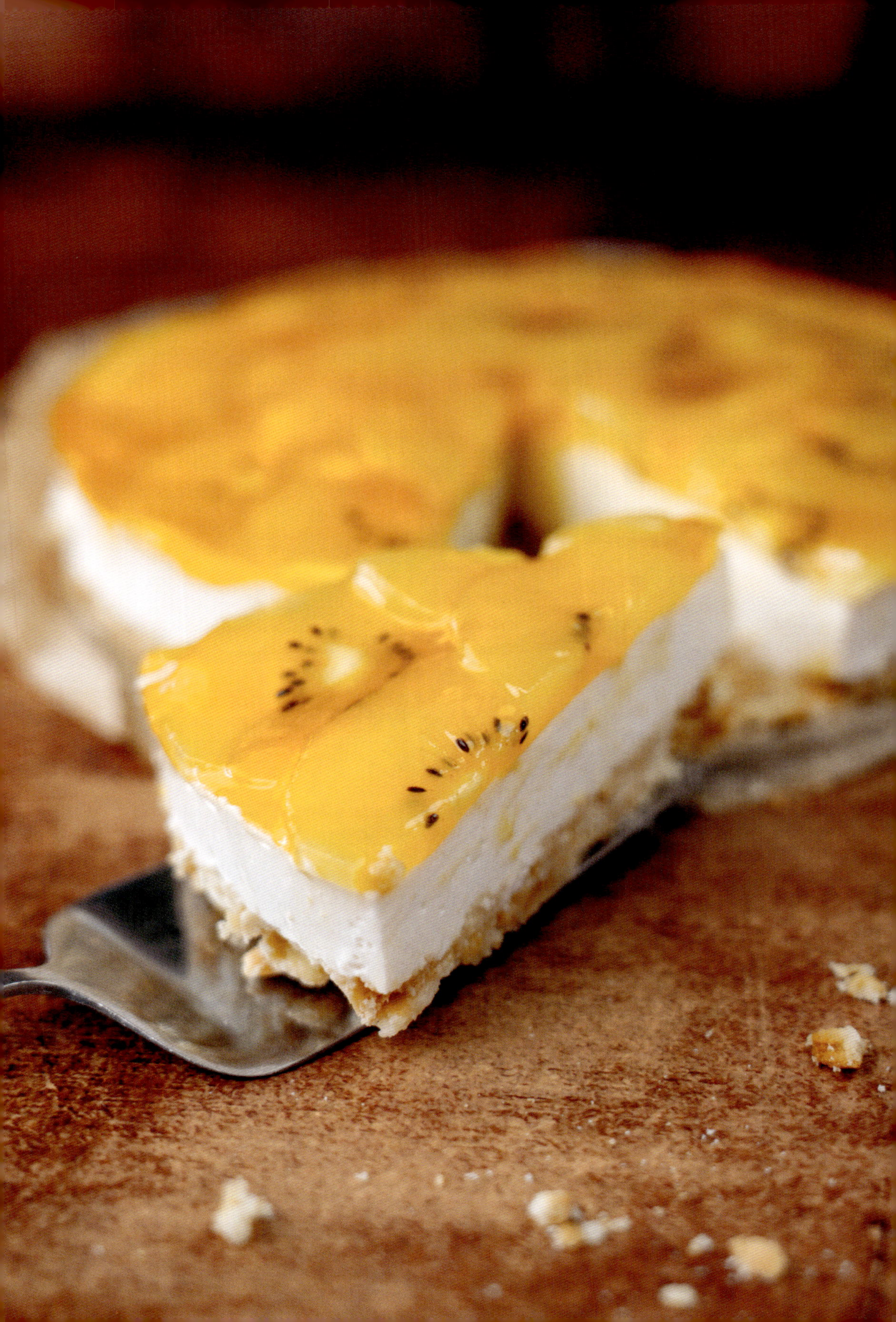

No Bake Skyr-Kuchen mit Goldkiwis

Zutaten für 1 Kuchen

- 150 g Butterkekse
- 20 g gemahlene Haselnüsse
- 1 EL Honig
- 60 g zerlassene Butter
- 6 Blatt Gelatine
- kaltes Wasser zum Einweichen der Gelatine
- 750 g Vanille-Skyr
- 50 g Ahornsirup
- 1 TL Vanillepaste
- 100 g kalte Schlagsahne
- 4 Goldkiwis
- 75 g Aprikosenmarmelade

Zubehör

- Springform mit 23 cm Ø, Backpapier, Nudelholz, Gefrierbeutel, Backpinsel

Zubereitungsdauer
30 Minuten

Kühlzeit
5 Stunden

Zubereitung

- Die Springform mit Backpapier auslegen und zur Seite stellen.

- Die Kekse in einen Gefrierbeutel geben und mit dem Nudelholz zu feinen Bröseln walzen, diese anschließend in einer Schüssel mit den Haselnüssen, dem Honig und der zerlassenen Butter gut verrühren. Die Keksmasse in die vorbereitete Springform füllen und glatt streichen. Die Form in den Kühlschrank stellen.

- Die Gelatine ca. 5 Minuten in kaltem Wasser einweichen. Den Vanille-Skyr in einer Schüssel mit dem Ahornsirup und der Vanillepaste verrühren. Die Gelatine in einem Topf bei mittlerer Hitze auflösen. Vom Herd nehmen und 2 EL der Skyr-Masse zur Gelatine geben und verrühren, um die Temperatur auszugleichen. Diese Mischung in die restliche Skyr-Masse einrühren. Die kalte Schlagsahne steif schlagen und vorsichtig unter die Skyr-Masse ziehen. Die Springform aus dem Kühlschrank holen und die Skyr-Masse auf dem Keksboden verteilen. Nun mindestens 4 Stunden kalt stellen.

- Die Kiwis mit einem Sparschäler schälen und in dünne Scheiben schneiden. Die Aprikosenmarmelade in einem kleinen Topf erwärmen, bis sie dünnflüssig ist. Mit einem Pinsel die Oberfläche des Kuchens mit Aprikosenmarmelade einstreichen, die Kiwischeiben darauf auslegen und mit der restlichen Marmelade einpinseln. Den fertigen Kuchen noch einmal 1 Stunde in den Kühlschrank stellen und dann gekühlt servieren.

Erdmandel-Biskuitrolle

Zutaten für 1 Rolle

Biskuit
- 6 Eier (Größe M), zimmerwarm
- 1 Prise Salz
- 140 g Puderzucker
- 140 g Erdmandelmehl
- 40 g Kakaopulver

Süßes Basilikumpesto
- 100 g Basilikum
- 2 EL Mandeln
- 1 TL Honig
- 25 ml Wasser
- 3 EL Olivenöl
- 30 g Puderzucker

Skyr-Creme
- 2 Blatt Gelatine
- 300 g Vanille-Skyr
- 100 g Doppelrahm-frischkäse
- 1 EL frisch gepresster Zitronensaft

Beeren
- 200 g gemischte Beeren, gewaschen, halbiert

Zubehör
- Stabmixer, Handrühr-gerät/Küchenmaschine, Backblech, Backpapier

Zubereitungsdauer
45 Minuten

Zubereitung

Biskuit
- Den Backofen auf 180 °C Ober-/Unterhitze (160 °C Umluft) vorheizen. Ein Blech mit Backpapier auslegen.
- Die Eier in eine Schüssel geben, mit dem Salz und dem Puderzucker hochtourig schaumig schlagen.
- Das Erdmandelmehl mit dem Kakao in einer separaten Schüssel vermengen und mit einem Schneebesen zügig unter die Ei-Zucker-Masse heben. Die Masse auf dem vorbereiteten Blech verteilen und gleichmäßig verstreichen. Etwa 10 Minuten backen.
- Den fertig gebackenen Biskuitboden vorsichtig auf ein mit Zucker bestreutes Backpapier stürzen. Mit einem feuchten Lappen über das heiße Backpapier wischen und es langsam vom Biskuit lösen.

Basilikumpesto
- Die Basilikumblätter vom Stängel abzupfen, in einen Messbecher geben. Die restlichen Zutaten hinzufügen und alles gründlich mit dem Stabmixer pürieren.

Skyr-Creme
- Die Gelatine in Wasser einweichen. Dann in einem Topf mit 2 EL Vanille-Skyr auflösen. Den restlichen Skyr mit dem Frischkäse und dem Zitronensaft verrühren, anschließend die aufgelöste Gelatine dazugeben und unterziehen. Nun das Pesto hinzufügen und alles noch mal kräftig verrühren.

Fertigstellen
- Die Biskuitplatte mit der Skyr-Basilikum-Creme bestreichen. Die Beeren darauf verteilen, dabei am oberen Rand ca. 2 cm freilassen. Nun die Rolle vom unteren Rand her mithilfe des Backpapiers vorsichtig eng aufrollen.
- Den Kuchen kurz vor dem Servieren mit Puderzucker bestäuben.

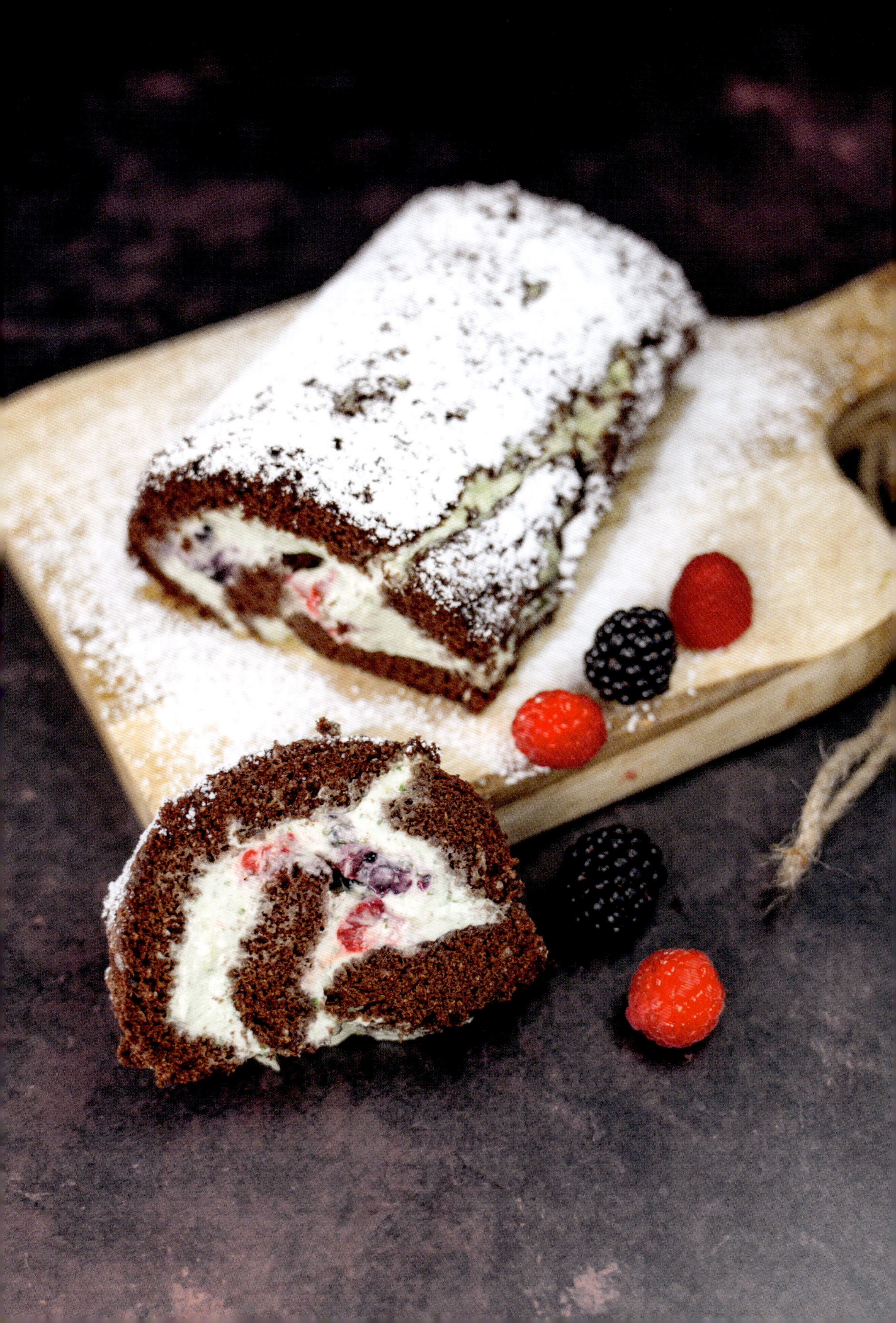

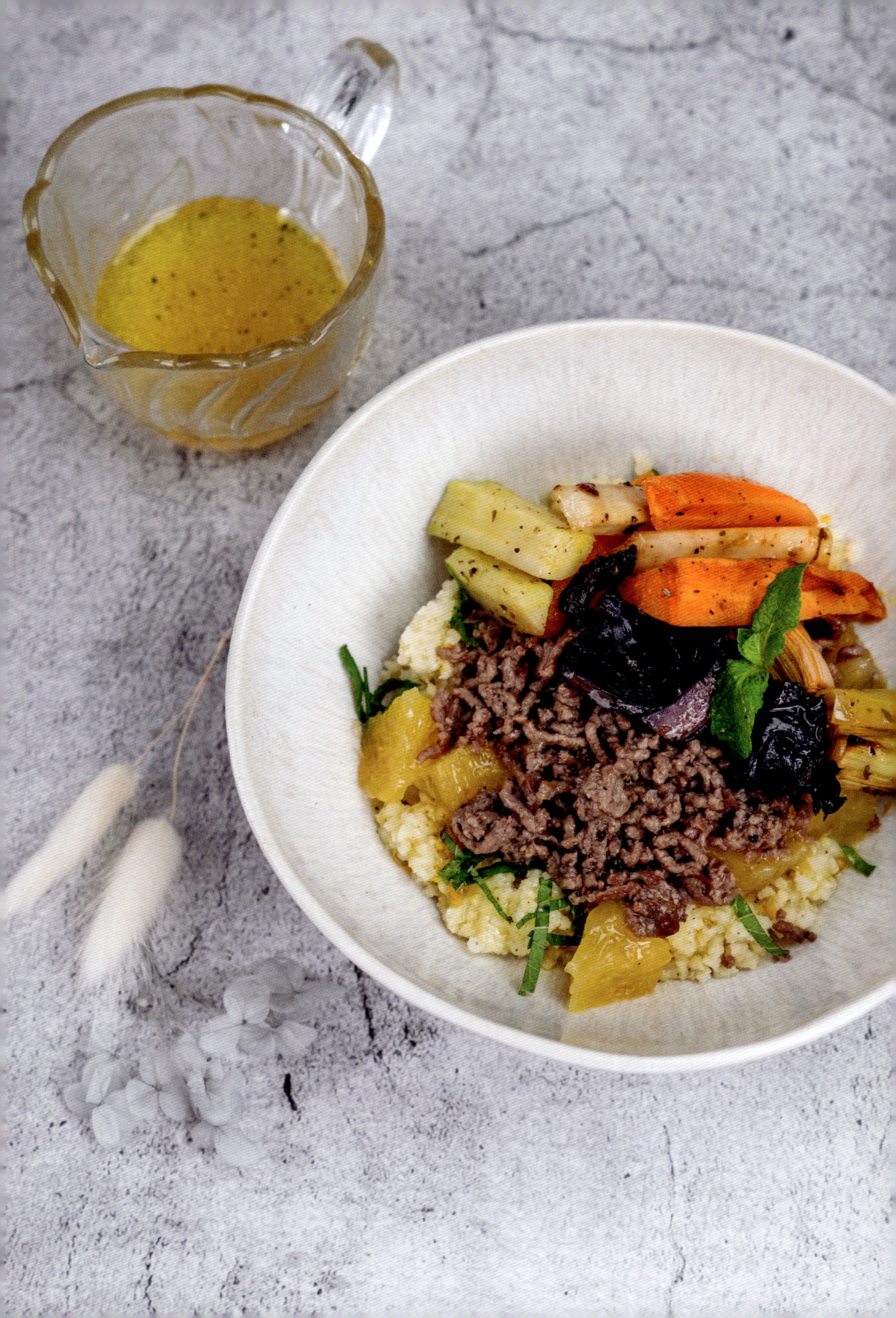

REZEPTE

WINTER

Misosuppe mit Hühnchen

Zutaten für 2 Personen

- 2 Hühnerbrüste (à ca. 200 g)
- Rapsöl
- Hühnchengrillgewürz
- 400 ml Geflügelbrühe (Grundrezept S. 181)
- 1½ EL helle Misopaste
- 100 g Spitzkohl
- 6 Shiitake-Pilze
- 1 kleine Stange Lauch

Zubehör
- ofenfeste Bratpfanne, Fleischthermometer

Zubereitungsdauer
20 Minuten

Zubereitung

- Den Backofen auf 150 °C Umluft vorheizen.

- Die Hühnerbrüste abwaschen und trocken tupfen. Das Rapsöl in der Pfanne erhitzen, das Fleisch scharf anbraten, auf beiden Seiten würzen und die Pfanne mit dem Fleisch ca. 12 Minuten in den vorgeheizten Ofen geben. Nach ca. 6 Minuten wenden.

- Die Geflügelbrühe mit der Misopaste aufkochen.

- Spitzkohl in dünne Streifen schneiden. Die Shiitake-Pilze waschen und in dünne Scheiben schneiden. Lauch der Länge nach einschneiden, waschen und in Ringe schneiden.

- Die gegarten Hühnerbrüste (siehe dazu S. 170) aus der Pfanne nehmen und das Fleisch in mundgerechte Stücke schneiden.

Anrichten
- Das Fleisch in zwei Suppenschalen geben, die rohen Gemüse dazulegen und mit der heißen Suppe aufgießen. Etwa 3 Minuten ziehen lassen. So ist das Gemüse wunderbar knackig und die wertvollen Nährstoffe bleiben in der Suppe.

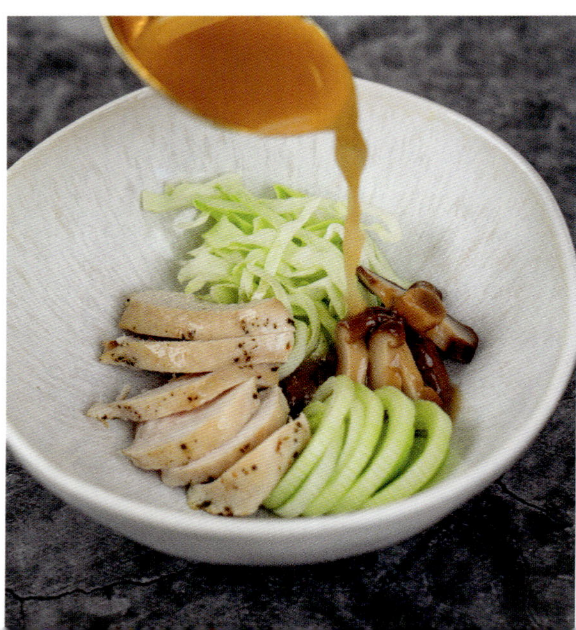

Rinderbrühe mit Sauerkraut

Zutaten für 2 Personen

- 600 ml Rinderbrühe (Grundrezept S. 182)
- 160 g rohes Sauerkraut
- Optional als Einlage: 150 g Rinderminutensteaks oder Hackbällchen

Zubereitungsdauer
ca. 15 Minuten

Zubereitung

- Die Rinderbrühe aufkochen. Das Sauerkraut hineingeben und 5 Minuten leicht köcheln lassen.

Anrichten

- Die heiße Rinderbrühe mit dem Sauerkraut in zwei Suppenschalen füllen und genießen. Wer möchte, kann noch Hackbällchen oder Streifen von Rinderminutensteaks hineingeben.

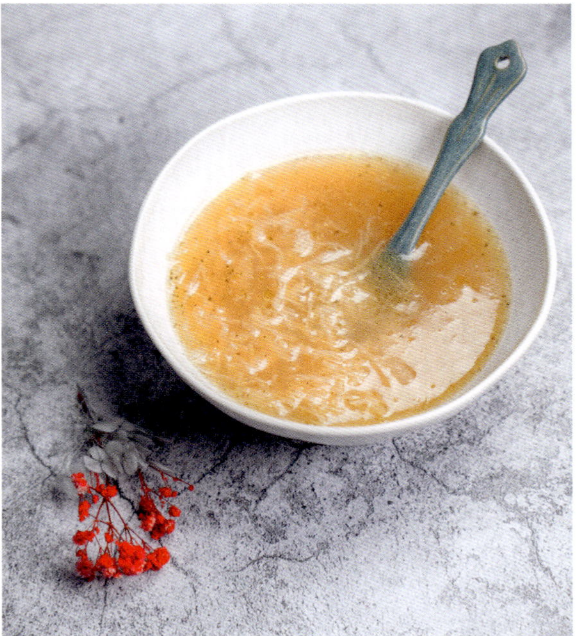

Wintersalat mit Rinderhack und Ofengemüse

Zutaten für 2 Personen

- 100 g Hirse (s. auch S. 170)
- 250 g Gemüsebrühe (Grundrezept S. 180 oder Instant)
- 15 g Salz
- 200 g Rinderhackfleisch
- Sonnenblumenöl
- Salz
- schwarzer Pfeffer, frisch gemahlen
- 1 Orange
- 3 Stängel Minze
- 4 EL Leinöl
- 2 EL Kräuteressig
- 1 TL flüssiger Honig

Ofengemüse

- Marinade für Ofengemüse (Grundrezept S. 183)
- 2 EL Milch
- 200 ml kaltes Wasser
- 3 Schwarzwurzeln
- ½ kleiner Rotkohl
- 2 Süßkartoffeln
- 3 Karotten
- 2 Pastinaken
- 1 Stange Lauch

Zubereitung

- Die Hirse kalt abwaschen. Die Gemüsebrühe mit dem Salz in einem Topf aufkochen. Hirse in den Topf geben, Temperatur etwas reduzieren und 10 Minuten leicht köcheln lassen. Umrühren.

- Danach den Herd ausschalten und die Hirse 10 Minuten in der Restwärme ausquellen lassen.

Ofengemüse

- Die Ofengemüse-Marinade wie im Grundrezept zubereiten und beiseitestellen.

- Den Ofen auf 180 °C Umluft (220 °C Ober-/Unterhitze) vorheizen.

- In der Zwischenzeit Milch und das Wasser in eine Schüssel geben. Die Schwarzwurzeln schälen, in Stifte schneiden und in die Milch-Wasser-Mischung legen, damit sie nicht braun werden.

- Den Rotkohl vom Strunk befreien und nicht zu klein würfeln. Die Würfel in eine große Schüssel geben.

- Die Süßkartoffeln schälen, halbieren und in Ecken schneiden. Karotten und Pastinaken ebenfalls schälen, der Länge nach dritteln und anschließend vierteln. Den Lauch der Länge nach einschneiden und waschen. Danach halbieren, in ca. 4 cm lange Stücke schneiden. Alle Gemüse zum Rotkohl in die Schüssel geben, zuletzt die Schwarzwurzeln abgießen und ebenfalls dazugeben. Mit der Marinade übergießen und gut vermengen. Anschließend auf einem Backblech verteilen und ca. 35–45 Minuten im Ofen garen.

Zubehör
- Sieb, Pfanne, Schneebesen, Backblech mit Backpapier

Zubereitungsdauer
50 Minuten

Garzeit
ca. 35–45 Minuten

- Das Hackfleisch mit Salz und Pfeffer würzen und in einer Pfanne mit Öl anbraten.

- Die Orange schälen, dabei auch die weiße Haut entfernen, Filets herausschneiden und in eine Schüssel geben. Restliche Orange über einer anderen Schüssel ausdrücken, Saft beiseitestellen.

- Die Minzeblättchen vom Stängel zupfen und in feine Streifen schneiden.

- Für das Dressing sämtlichen Orangensaft mit Leinöl, Kräuteressig und Honig aufmixen. Mit Salz und Pfeffer abschmecken

Anrichten
- Pro Portion 4 Esslöffel lauwarme Hirse in eine Schale geben, die Hälfte des Hackfleischs darauf verteilen. Die Orangenfilets darauf auslegen. Das Ofengemüse dazugeben und alles mit dem Orangendressing marinieren. Minzstreifen darüberstreuen.

Rezeptbild auf Seite 162

Erdmandel-Fladenbrot mit Ajvar, Rucola, Tomate und Mozzarella

Zutaten für 1 Person

- 1 Erdmandel-Fladenbrot (Grundrezept S. 187)
- 2 EL Ajvar (Spezialität der Balkanküche, eine Mischung aus Paprika und Auberginen, gibt es von mild bis scharf)
- 1 Tomate
- 1 Mozzarella
- 30 g Rucola

Zubereitungsdauer
5 Minuten

Zubereitung

- Das Erdmandel-Fladenbrot vierteln und quer aufschneiden. Ober- und Unterseiten mit Ajvar bestreichen. Die Tomate waschen und in Scheiben schneiden. Den Mozzarella aus der Verpackung nehmen, auf einem Küchenpapier abtropfen lassen und dann zerzupfen. Die unteren Fladenhälften jeweils mit Rucola belegen, die Tomatenscheiben darauf verteilen und den zerzupften Mozzarella daraufgeben. Mit der oberen Hälfte des Fladenbrotes zudecken und das »Spezialsandwich« genießen.

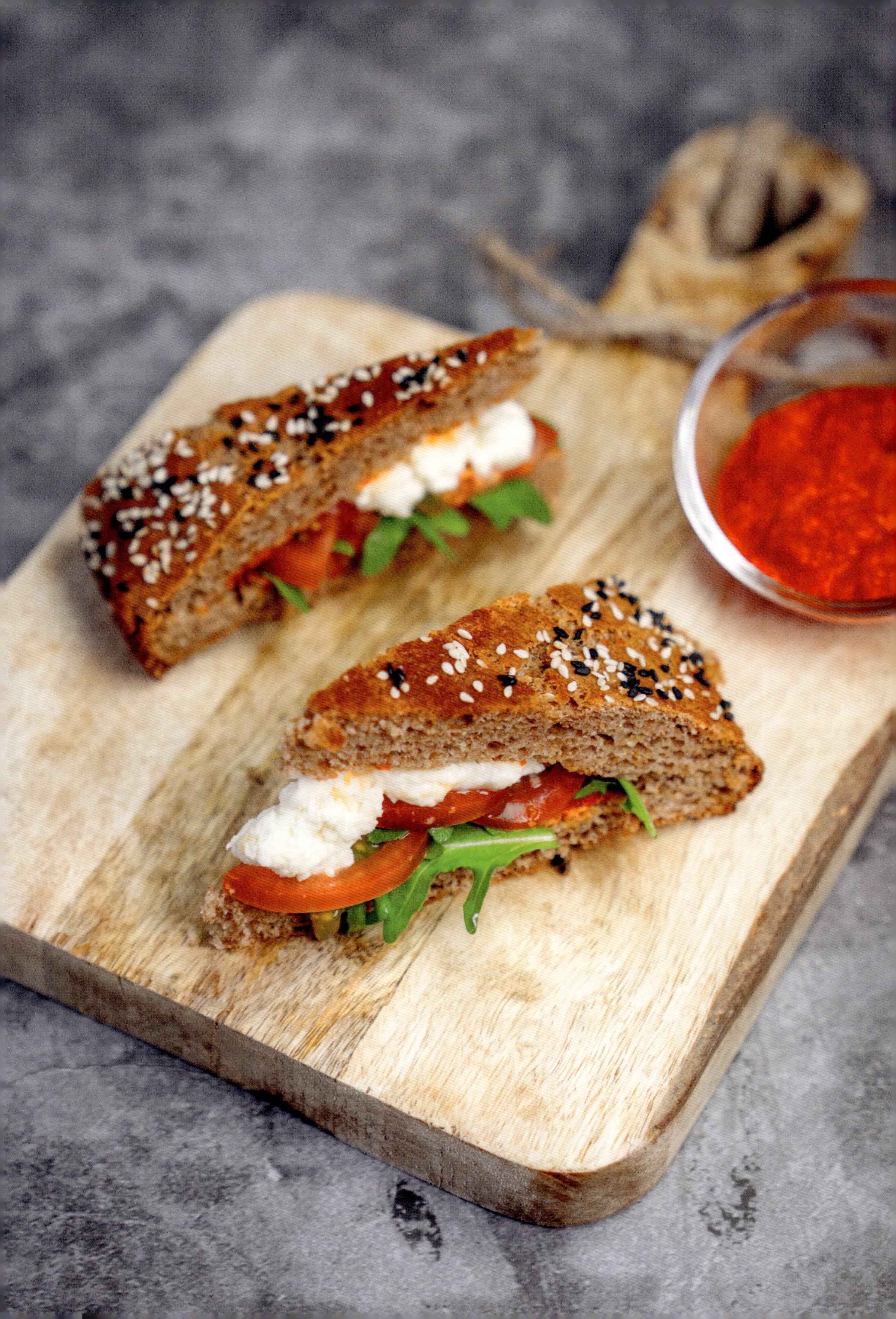

Rotkohlwinterrolle mit Hirse

Zutaten für 2 Personen

- 1,5 l Wasser
- 15 g Salz (gesamt)
- 5 äußere Rotkohlblätter
- Eiswürfel
- Sonnenblumenöl
- 2 Hühnerbrüste (à ca. 200 g)
- Hähnchengewürz
- 100 g Hirse
- 250 g Gemüsebrühe (Grundrezept S. 180 oder Instant)
- 1 Karotte
- ½ Stange Lauch
- 4 Zweige Minze
- 6 EL Röstzwiebeln

Erdnussmus

- 4 EL Erdnussmus
- 1 EL Sojasauce
- 1 EL Ahornsirup
- 1 EL Reisessig
- 1 EL Sriracha (thailändische Chilisauce in verschiedenen Schärfegraden erhältlich)
- Wasser nach Bedarf

Zubehör

- Nudelholz, Stabmixer, ofenfeste Pfanne, Fleischthermometer

Zubereitungsdauer
40 Minuten

Zubereitung

- Das Wasser zum Kochen bringen, dann 1 EL Salz hineingeben.

- Die äußeren Blätter vorsichtig vom Rotkohlkopf lösen und den dicken Teil des Strunks als Dreieck herausschneiden. Anschließend in dem kochenden Salzwasser für ca. 60–90 Sekunden blanchieren, danach in Eiswasser abschrecken.

- 4 der blanchierten Rotkohlblätter zwischen 2 Lagen Küchenpapier mit einem Nudelholz plattwalzen, sodass der dicke Stiel sich rollen lässt. Die Blätter erst einmal zur Seite legen.

- In der ofenfesten Pfanne Sonnenblumenöl erhitzen.

- Den Backofen auf 120 °C Umluft (140 °C Ober-/Unterhitze) vorheizen.

- Die Hühnerbrüste abwaschen, zum Trocknen auf Küchenpapier legen. Das Fleisch in der heißen Pfanne von beiden Seiten gut anbraten, würzen und in der Pfanne in den vorgeheizten Ofen geben und ca. 15 Minuten garen. Nach 7 Minuten die Brüste wenden.

- Hat das Fleisch den gewünschten Garpunkt erreicht (Fleischthermometer in der Mitte einstechen, die Hühnerbrust sollte eine Kerntemperatur von 75–80 °C haben), aus der Pfanne nehmen, etwas abkühlen lassen und anschließend in Streifen schneiden.

- Die Hirse in einem Sieb unter fließend kaltem Wasser abwaschen. Die Gemüsebrühe mit dem Salz in einem Topf aufkochen. Die gewaschene Hirse in den Topf geben, die Temperatur etwas reduzieren und die Hirse für 10 Minuten leicht köcheln lassen. Gelegentlich umrühren.

- Danach den Herd ausschalten und die Hirse für 10 Minuten in der Restwärme ausquellen lassen.

- Die Karotte schälen, in ca. 3 mm starke Scheiben hobeln und anschließend in feine längliche Streifen schneiden. Das übrige Rotkohlblatt zusammenrollen und mit einem Messer in Streifen schneiden. Den Lauch der Länge nach zur Hälfte einschneiden und gründlich waschen. Anschließend aufklappen, sodass der Lauch flach auf dem Schneidebrett liegt. Ebenfalls in feine Streifen schneiden.

- Die Minzeblättchen von den Zweigen zupfen und klein schneiden.

Erdnusssauce

- Das Erdnussmus mit Sojasauce, Ahornsirup, Reisessig, Sriracha und 2 EL Wasser in einen Messbecher geben und mit dem Stabmixer zu einer homogenen Masse pürieren. Falls die Sauce noch zu dick ist, einfach mit Wasser bis zur gewünschten Konsistenz verdünnen.

Anrichten

- Die Hirse mit den Gemüsestreifen, der Minze und 4 EL Röstzwiebeln vermengen.

- Die Rotkohlblätter auf einem Brett auslegen und die Hirse darauf verteilen. Die Hühnchenstreifen daraufgeben und alles fest einrollen. Die Rollen schräg halbieren, auf einen Teller legen, die Erdnusssauce mit einem Esslöffel auf den Teller träufeln und mit dem Löffelrücken in die Länge ziehen. Die restlichen Röstzwiebeln darüberstreuen.

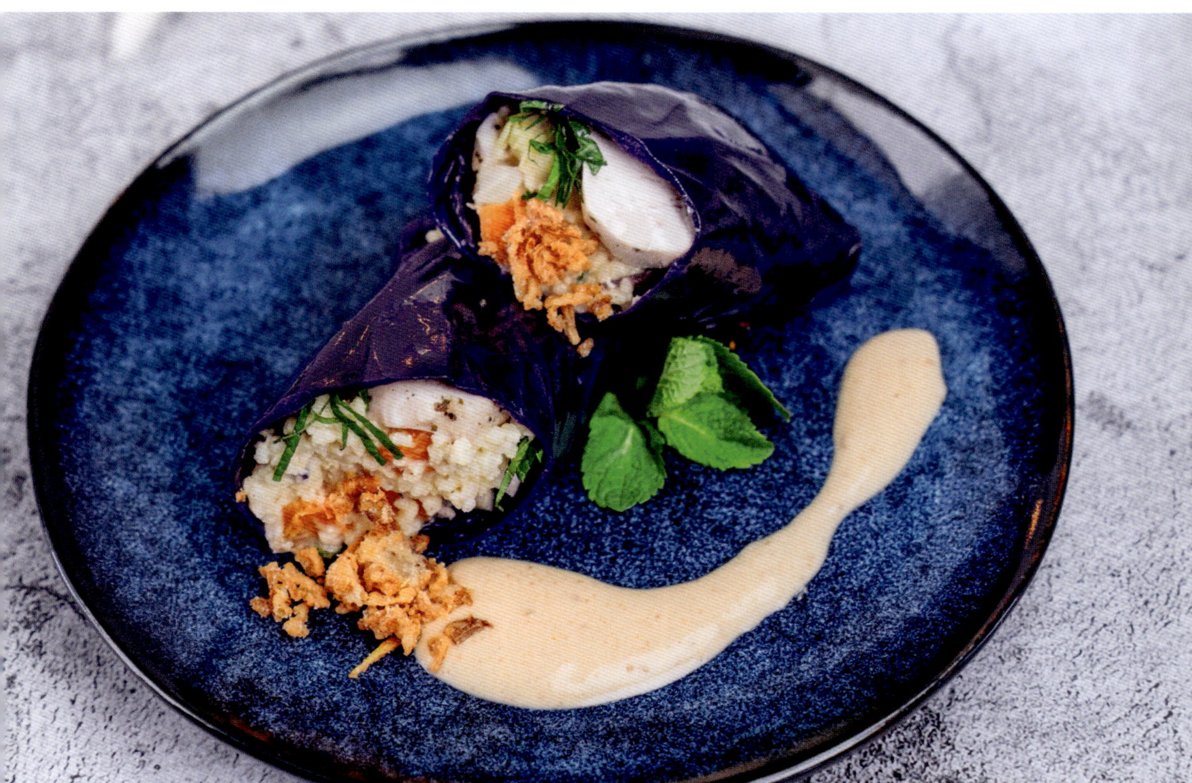

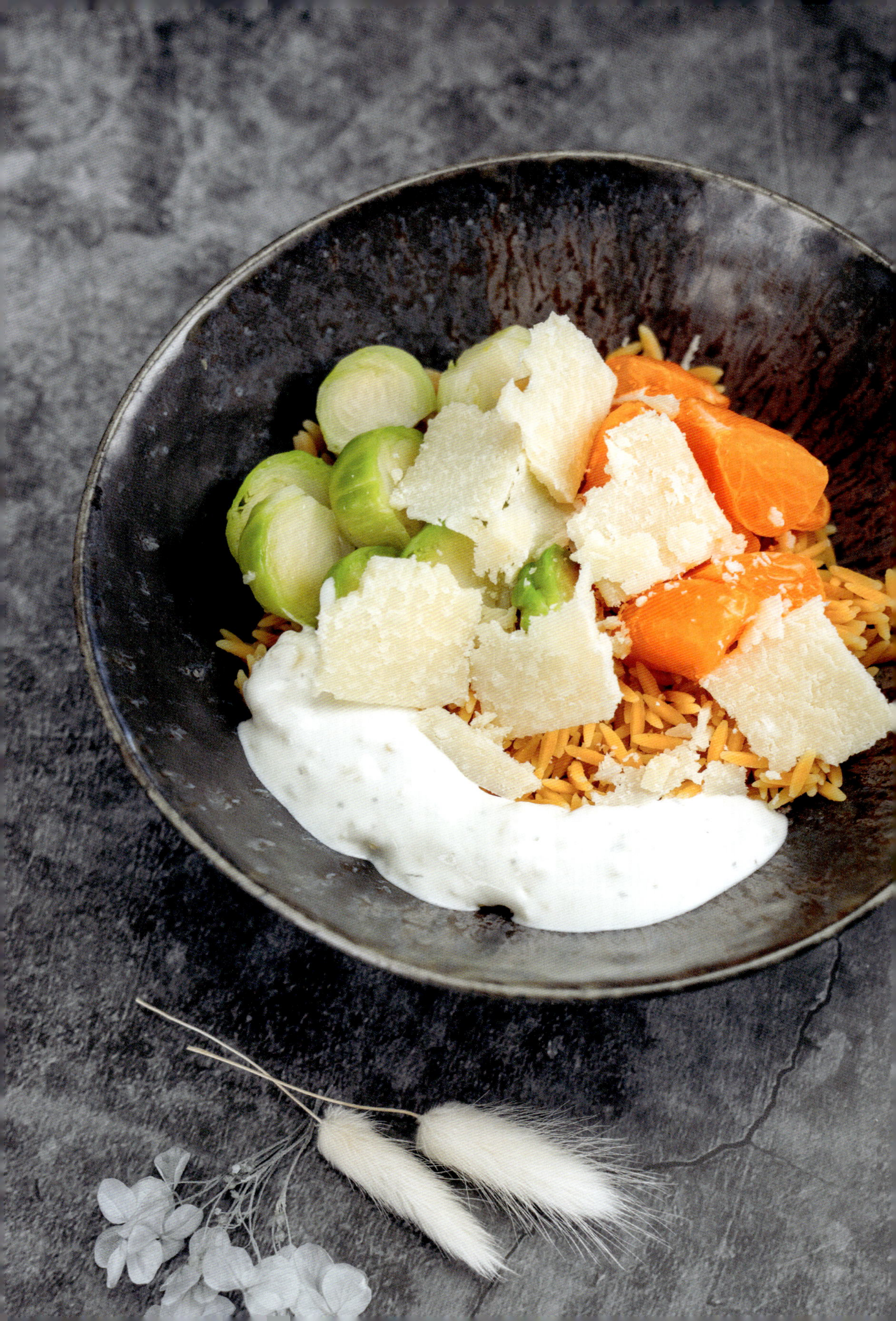

Risoni-Linsennudeln mit Rosenkohl

Zutaten für 2 Personen

- Wasser
- Salz
- 100 g Rosenkohl
- Salz
- Zucker
- Wasser
- 200 g Risoni-Linsennudeln
- 200 ml Gemüsebrühe (Grundrezept S. 180)
- 80 g Kräuterfrischkäse
- 2 EL Speisestärke
- 3 EL kaltes Wasser
- 2 Gewürzmandarinen (Grundrezept »Eingelegtes Obst« S. 184)
- 1 Stück Parmesan

Zubereitungsdauer
30 Minuten

Zubereitung

- In einem Topf Wasser und Salz zum Kochen bringen. Den Rosenkohl putzen, dabei die äußeren Blätter entfernen und die Röschen am Strunk kreuzweise einschneiden, dadurch gart der Rosenkohl beim Kochen gleichmäßiger. Den Rosenkohl je nach Größe der Röschen ca. 8–12 Minuten kochen.

- In einem weiteren Topf Wasser mit Salz für die Risoni-Linsennudeln aufkochen. Diese nach Packungsanweisung (meist etwa 8 Minuten) kochen und abgießen.

- In einer kleinen Pfanne die Gemüsebrühe aufkochen, abschmecken und den Kräuterfrischkäse hineingeben. Die Stärke mit dem Wasser verrühren und die köchelnde Sauce damit bis zur gewünschten Bindung andicken. Noch 2 Minuten köcheln lassen.

- Den Parmesan der Länge nach mit einem Sparschäler in Scheiben hobeln. Dadurch bekommt man schöne dünne Parmesanflocken.

Anrichten

- Die Risoni-Linsennudeln in zwei Schalen füllen. Den Rosenkohl auf einer Seite verteilen. Die Gewürzmandarinen aus dem Glas nehmen, auf einem Küchentuch abtropfen lassen und neben den Rosenkohl setzen. Die warme Sauce über den Rosenkohl nappieren. Die Parmesanflocken darüberstreuen.

Süßkartoffelquiche

Zutaten für 1 Quiche (8 Portionen)

Teig

- 220 g Weizenvollkornmehl + 2 EL zum Ausrollen
- 5 g Salz
- 1 TL Backpulver
- 130 g Magerquark
- 50 ml Wasser
- 1 TL weiche Butter + ½ TL zum Einfetten der Quicheform

Füllung

- 500 g Süßkartoffeln
- 200 g Möhren
- 250 g Lauchstange
- 1 rote Paprikaschote
- 1 l Gemüsebrühe (Grundrezept S. 180 oder Instant)
- 4 Zweige frischer Thymian
- 100 g saure Sahne
- 2 Eier
- 80 g Feta
- Salz
- weißer Pfeffer, frisch gemahlen
- Muskatnuss
- Currypulver

Zubereitung

- Für den Teig Mehl, Salz und Backpulver in einer Schüssel vermengen. Den Magerquark, das Wasser sowie 1 TL weiche Butter hinzugeben und alles zu einem homogenen Teig verkneten. Daraus eine Kugel formen und in Frischhaltefolie eingeschlagen im Kühlschrank mindestens 30 Minuten ruhen lassen.

- Während dieser Zeit die Süßkartoffeln und Möhren schälen, anschließend in 1 cm große Würfel schneiden. Den Wurzelansatz vom Lauch kappen, die Stange längs einschneiden und waschen. Danach in feine Ringe schneiden. Die rote Paprikaschote waschen, aufschneiden, Kerne sowie weiße Trennwände entfernen und die Paprika ebenfalls in 1 cm große Würfel schneiden.

- Die Gemüsebrühe in einem Topf zum Kochen bringen, Süßkartoffeln und Möhren darin 10 Minuten garen. Den Lauch nach 5 Minuten hinzufügen und mitdünsten. Dann alles über einer Schüssel abgießen und abkühlen lassen. Die Brühe dabei auffangen.

- Den Ofen auf 180 °C Ober-/Unterhitze (160 °C Umluft) vorheizen.

- Den Thymian abbrausen, die Blättchen von den Zweigen abstreifen und hacken.

- 150 ml der Gemüsebrühe mit der sauren Sahne und den Eiern verquirlen. Die gehackten Thymianblättchen unterrühren und alles gut mit den Gewürzen abschmecken.

Garnitur
- 2 mittelgroße Karotten
- Petersilie

Zubehör
- Quicheform, Frischhaltefolie, Schneebesen

Zubereitungsdauer
30 Minuten

Ruhezeit
30–60 Minuten

Backzeit
45 Minuten

- Die Quicheform mit der Butter einfetten. Den Teig aus dem Kühlschrank holen und auf einer bemehlten Arbeitsfläche etwas größer als die Quicheform ausrollen. Dann in die vorbereitete Form legen, an den Rändern hochziehen und andrücken. Den Boden mehrmals mit einer Gabel einstechen. Die Gemüsemischung gleichmäßig auf dem Boden verteilen. Alles mit der Sauce übergießen, den Feta hineinbröseln und im vorgeheizten Backofen ca. 40 Minuten goldbraun backen. Die Quiche nach 30 Minuten abdecken, sollte sie bereits zu stark bräunen.

- Für die Garnitur mit dem Sparschäler Streifen von den Karotten schneiden und aufrollen.

Anrichten
- Die Quiche etwas abkühlen lassen, in 8 gleich große Stücke schneiden und auf Teller verteilen. Mit Karottenröllchen und Petersilie garnieren.

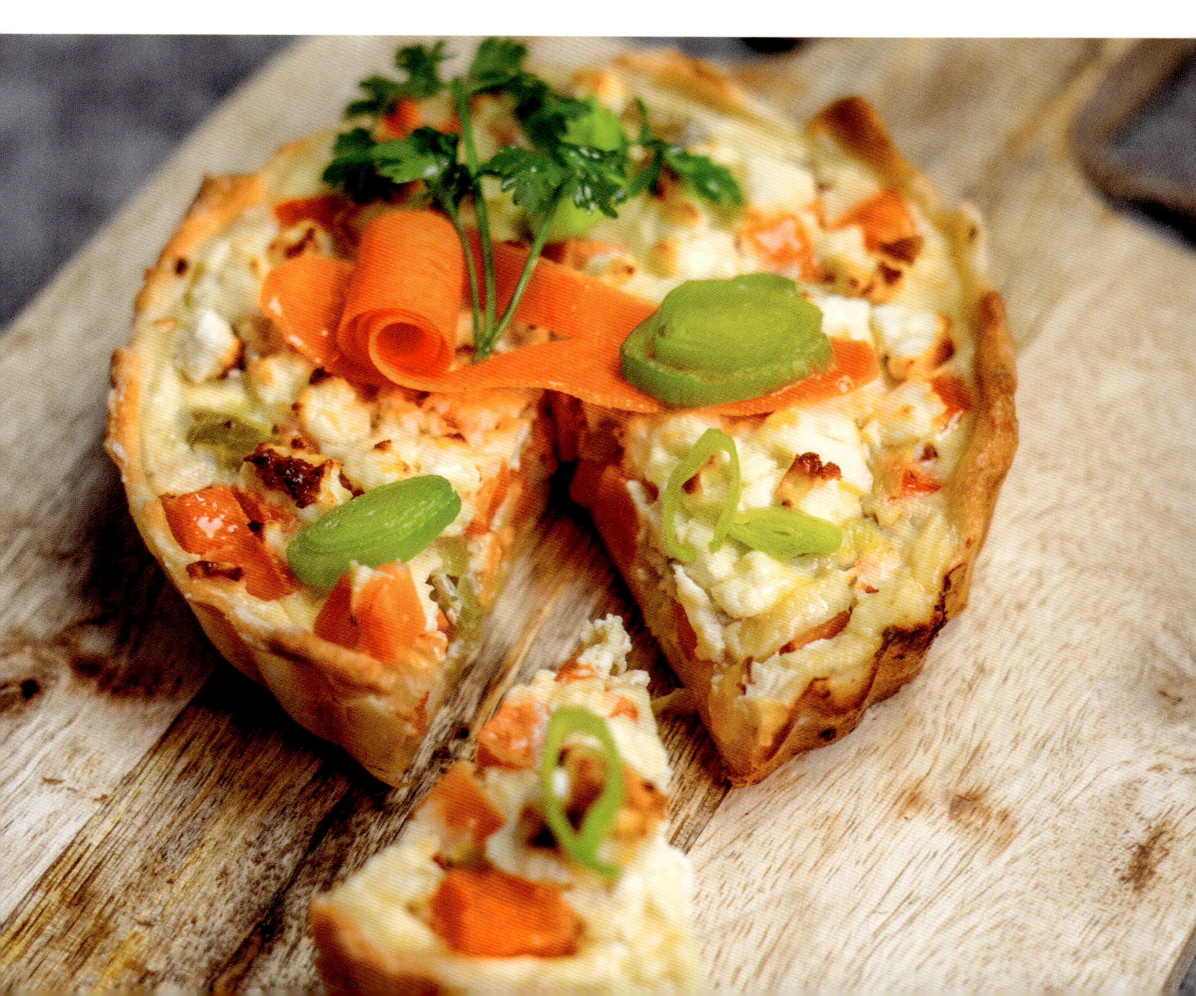

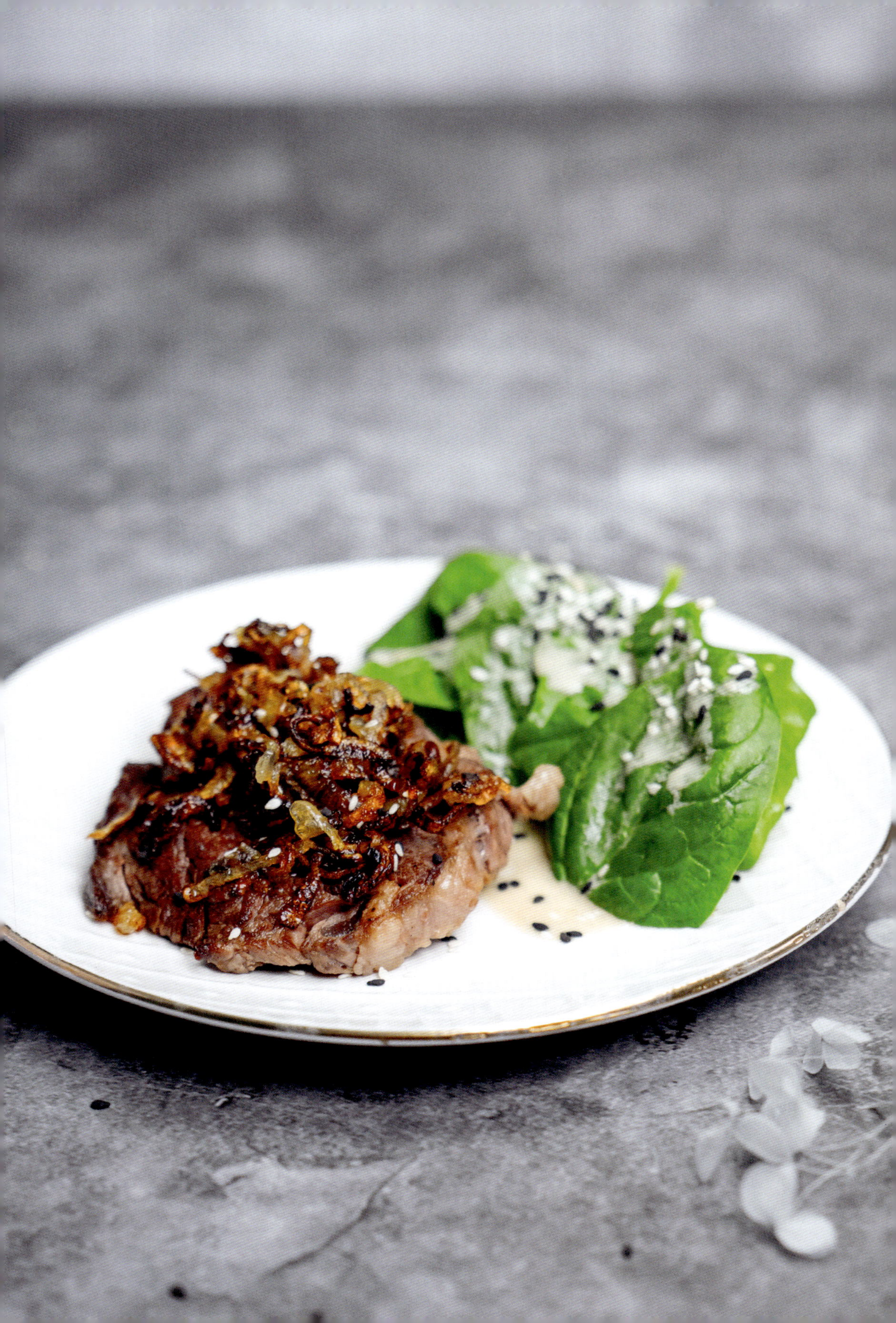

Gebratenes Entrecôte mit Schmorzwiebeln

Zutaten für 2 Personen

Schmorzwiebeln
- 10 Zwiebeln
- 3 EL Sonnenblumenöl
- 2 EL Chilihonig (s. S. 183)
- 2 Lorbeerblätter
- 100 ml Gemüsebrühe (Grundrezept S. 180)
- Salz
- Pfeffer

Fleisch
- 300 g Entrecôte vom Freilandrind (2 Scheiben à 150 g)
- 2–3 EL Sonnenblumenöl
- Salz
- Steakpfeffer

Spinatsalat
- 100 g frischer Spinat
- 120 g Tahinpaste
- 75 ml Gemüsebrühe
- 50 ml frisch gepresster Zitronensaft
- 5 g Salz
- 2 g Kümmelpulver

Garnitur
- 50 g gemischte schwarze und weiße Sesamsaat

Zubehör
- 2 Pfannen, eine ofenfest, Schneebesen

Zubereitungsdauer
30 Minuten

Garzeit
ca. 8 Minuten

Zubereitung

- Für die Schmorzwiebeln die Zwiebeln abziehen, halbieren und in dünne Ringe schneiden.

- Eine Pfanne mit dem Sonnenblumenöl erhitzen. Die Zwiebeln darin anbraten. Wenn sie leicht braun sind, den Chilihonig hineingeben und alles karamellisieren lassen, bis sie eine schöne Farbe haben. Die Lorbeerblätter dazugeben, mit der Gemüsebrühe ablöschen und mit Salz und Pfeffer würzen. Die Zwiebeln nun bei geringer Hitze in ca. 10 Minuten weich schmoren.

- In der Zwischenzeit den Backofen auf 120 °C Umluft (140 °C Ober-/Unterhitze) vorheizen.

- Die ofenfeste Pfanne mit etwa 2 EL Sonnenblumenöl erhitzen. Das Fleisch darin von beiden Seiten scharf anbraten. Dann die Pfanne mit dem Fleisch in den Backofen stellen. Da ein Entrecôte von ca. 150 g etwa 8 Minuten benötigt, bis es medium ist, nach ca. 3 Minuten die Scheiben wenden. Nach weiteren 5 Minuten das Fleisch herausnehmen und den Gargrad überprüfen. Falls nötig, noch einmal in den Ofen geben, bis der gewünschte Gargrad erreicht ist. Ist das Fleisch fertig, mit Salz und Steakpfeffer würzen.

Salat
- Die Spinatblätter einmal ordentlich durchwaschen und in einem Sieb abtropfen lassen.

- Für das Dressing die Tahinpaste in eine Schüssel geben und mit der Gemüsebrühe, dem Zitronensaft, Salz und Kümmelpulver mit einem Schneebesen gut verrühren. Den Spinat in eine Schüssel füllen und mit der Tahinsauce anmachen.

Anrichten
- Jedes Entrecôte auf einem Teller platzieren, die Schmorzwiebeln darauf verteilen. Den Salat an der Seite drapieren und mit dem Sesam bestreuen.

Buchweizen-Pancakes mit Ahornsirup und gegrillter Birne

Zutaten für 6 Pancakes

Teig
- 140 g Buchweizenmehl
- 1 TL Backpulver
- Prise Salz
- ½ TL Vanillepaste
- 2 Eier (Gr. M)
- 220 ml Milch
- Sonnenblumenöl oder Kokosöl
- 1 EL Butter

Birnen
- 2 Birnen
- Butter
- 2 EL brauner Rohrzucker
- 2 EL Birnen- oder Apfelsaft
- Naturjoghurt (3,8 % Fett)

Zubehör
- 2 Pfannen

Zubereitungsdauer
30 Minuten

Zubereitung

Teig
- In einer großen Schüssel Mehl, Backpulver und Salz vermischen. In einer separaten Schüssel die Vanillepaste mit den Eiern und der Milch verquirlen. Nun die Vanille-Eier-Milch-Mischung über das Mehl geben und alles gut verrühren. 10 Minuten quellen lassen.

- Den Ofen auf 70 °C Umluft (90 °C Ober-/Unterhitze) vorheizen.

- In einer beschichteten Pfanne etwas Sonnenblumenöl und Butter erhitzen, anschließend auf mittlere Hitze reduzieren und den Pancaketeig mit einem Löffel portionsweise in die Pfanne geben, durch Schwenken verteilen und auf beiden Seiten goldbraun backen. Die fertigen Pancakes im Ofen warmhalten. Die restliche Pancakemasse genauso ausbacken.

Birnen
- In der Zwischenzeit die Birnen waschen, vierteln, das Kerngehäuse entfernen und das Fruchtfleisch in ca. 0,5 cm dicke Scheiben schneiden.

- In einer zweiten Pfanne Butter mit dem braunen Rohrzucker leicht karamellisieren lassen. Die Birnenspalten hineingeben und von beiden Seiten karamellisieren. Mit dem Birnen- oder Apfelsaft ablöschen, die Flüssigkeit einreduzieren und die Birnen aus der Pfanne nehmen.

Anrichten
- Auf zwei Tellern je einen Pancake legen, darauf 3 Birnenspalten geben und mit einem zweiten Pancake bedecken. Eine weitere Schicht Birnen darauflegen, mit einem dritten Pancake abschließen, und damit ist das Ess-Kunstwerk fertig. Den Joghurt neben dem Pancake-Birnen-Turm verteilen. Den Ahornsirup über den Turm gießen und die Pancakes genießen.

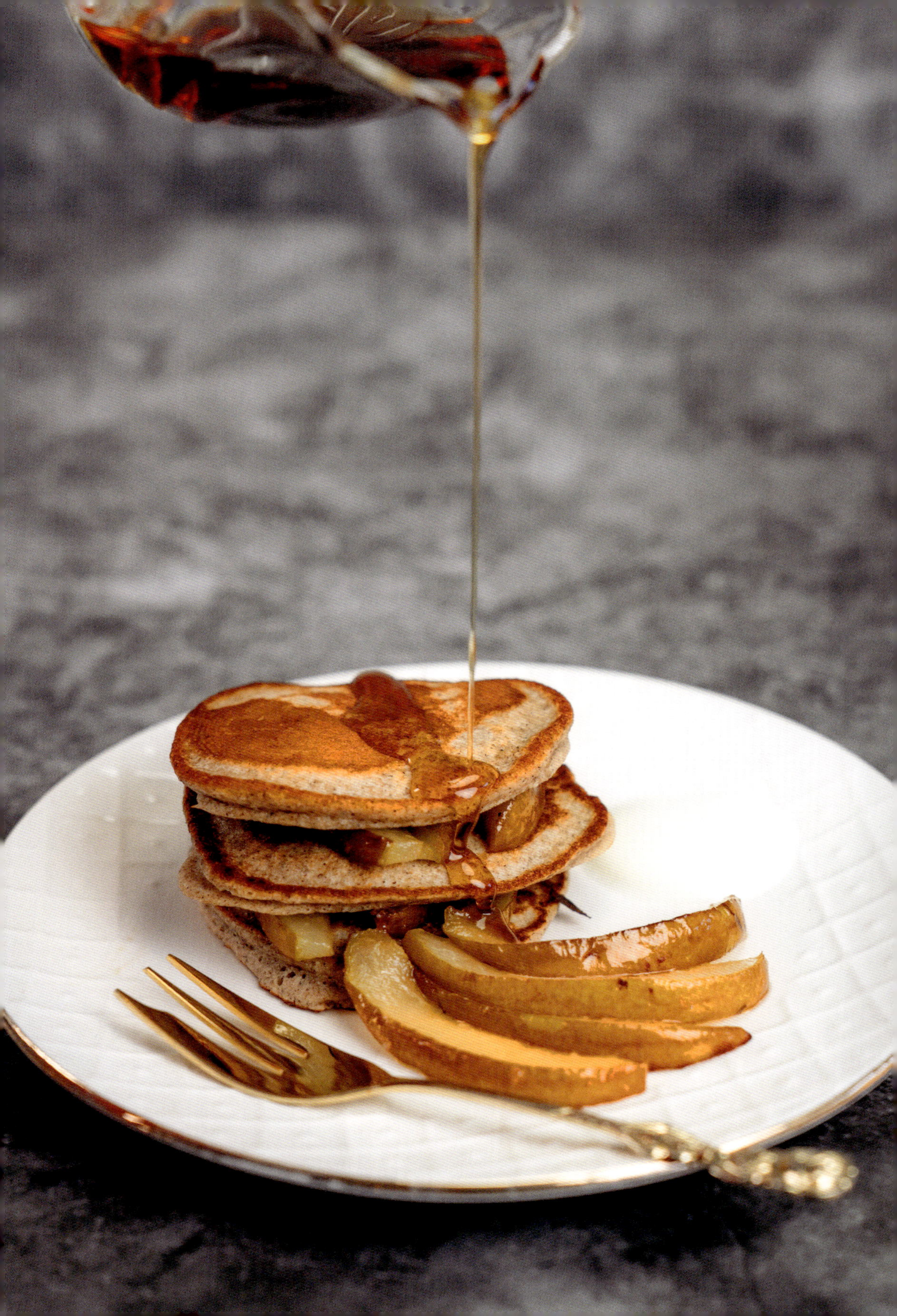

Grundrezepte

Gemüsebrühe

Zutaten für 2 Liter

- 1 Stange Lauch
- 3 Gemüsezwiebeln
- 100 g Knollensellerie
- 100 g Staudensellerie
- 2 mittelgroße Karotten
- Sonnenblumenöl
- 2,5 l kaltes Wasser
- ½ Bund glatte Petersilie
- 1 Knoblauchzehe
- 1 TL schwarze Pfefferkörner
- 3 Wacholderbeeren
- 2 Lorbeerblätter
- Salz

Zubehör
- Kochtopf mit ca. 7 Liter Fassungsvermögen, Sieb, Passier- oder Mulltuch

Arbeitszeit
25 Minuten

Garzeit
ca. 1 Stunden

Zubereitung

- Das Gemüse sorgfältig waschen. Den Knollensellerie sowie die Gemüsezwiebel schälen, anschließend in ca. 2 x 2 cm große Würfel schneiden. Den Lauch halbieren und ebenfalls in ca. 2 cm große Stücke schneiden. Den Staudensellerie nach dem Waschen auch in 2 cm große Stücke schneiden. Die Karotten putzen und ebenfalls in ca. 2 cm große Stücke schneiden.

- In einem ausreichend großen Topf das Öl bei mittlerer Hitze erwärmen. Das Gemüse darin sanft anbraten. Währenddessen die Temperatur etwas regulieren, das Gemüse soll keine Bräunung erhalten, sondern nur angeschwitzt werden, damit der ganze Gemüsesaft und sämtliche Nährstoffe anschließend in das Wasser übergehen.

- Nach ca. 10 Minuten das Gemüse mit dem kalten Wasser aufgießen und langsam aufkochen lassen. Danach Petersilie und Gewürze hineingeben und alles für ca. 1 Stunde bei mittlerer Temperatur köcheln lassen.

- Anschließend die Gemüsebrühe durchpassieren und entweder für den Direktverzehr mit Salz abschmecken oder einwecken bzw. tiefkühlen.

Geflügelbrühe

Zutaten für 2 Liter

- 100 g Knollensellerie
- 3 Gemüsezwiebeln
- 1 Stange Lauch
- 100 g Staudensellerie
- 2 Karotten
- 1 ganzes Hühnchen, küchenfertig
- 2,5 l kaltes Wasser
- 1 Knoblauchzehe
- 1 TL schwarze Pfefferkörner
- 3 Wacholderbeeren
- 2 Lorbeerblätter
- ½ Bund glatte Petersilie
- Sonnenblumenöl
- Salz

Zubehör

- Kochtopf mit ca. 7 Liter Fassungsvermögen, Sägemesser, Sieb, Passier- oder Mulltuch

Arbeitszeit
25 Minuten

Garzeit
1,5 Stunden

Zubereitung

- Das Gemüse sorgfältig waschen. Den Knollensellerie sowie die Gemüsezwiebeln schälen und anschließend in ca. 2 x 2 cm große Würfel schneiden. Den Lauch halbieren und ebenfalls in ca. 2 cm große Stücke schneiden. Den Staudensellerie nach dem Waschen auch in 2 cm große Stücke schneiden. Die Karotten putzen und ebenfalls in ca. 2 cm große Stücke schneiden.

- Das Hühnchen zerlegen. Hierbei Brust und Keulen auslösen, das Fleisch aufheben und für andere Gerichte verwenden. Nun die Flügel an den Gelenken abschneiden, die Karkasse des Hühnchens mit einem Sägemesser zerkleinern und auf einem Backblech bei ca. 200 °C Umluft (220 °C Ober-/Unterhitze) ca. 15 Minuten rösten.

- In einem ausreichend großen Topf das Öl bei mittlerer Hitze erwärmen. Das Gemüse darin sanft anbraten. Währenddessen die Temperatur etwas regulieren, das Gemüse soll keine Bräunung erhalten, sondern nur angeschwitzt werden, damit der ganze Gemüsesaft und sämtliche Nährstoffe anschließend in das Wasser übergehen.

- Nach ca. 10 Minuten das Gemüse mit dem kalten Wasser aufgießen. Sobald die Hühnchenkarkasse fertig geröstet ist, ebenfalls in den Fond geben und alles zusammen aufkochen lassen.

- Danach Petersilie und Gewürze hineingeben und die Suppe ca. 1,5 Stunden bei mittlerer Temperatur köcheln lassen.

- Anschließend die Teile der Hühnchenkarkasse herausheben, die Geflügelbrühe durchpassieren und entweder für den Direktverzehr mit Salz abschmecken oder einwecken bzw. tiefkühlen.

Rinderbrühe mit Essig

Zutaten für 2 Liter

- 500 g Rinderknochen (gemischt)
- 500 g Rindersuppen-fleisch
- 5 l Wasser
- 100 g weiße Zwiebeln
- 100 g Knollensellerie
- 100 g Lauch
- 100 g Karotten
- 2 EL Apfelessig
- 4 Gewürznelken
- 1 EL Senfsaat
- 3 Pimentkörner
- 1 EL schwarze Pfefferkörner
- 2 Lorbeerblätter
- ½ Bund frische Petersilie
- Salz

Zubehör
- Kochtopf mit ca. 7 Liter Fassungsvermögen, Passier- oder Mulltuch, Sieb

Arbeitszeit
25 Minuten

Garzeit
16 Stunden

Zubereitung

- Die Rinderknochen und das Suppenfleisch in ca. 2 l von dem kalten Wasser langsam aufkochen lassen. Während das Wasser heiß wird, bildet sich Schaum an der Oberfläche, diesen mit einem Schaumlöffel abnehmen und die Knochen umrühren, um weitere Trübstoffe zu lösen und dann ebenfalls abzuschöpfen. Dieser Prozess wird ca. 30 Minuten dauern.

- Den Backofen auf 180 °C Umluft (200 °C Ober-/Unterhitze) vorheizen.

- Währenddessen das Gemüse sorgfältig waschen und ggf. schälen. Anschließend alles in ca. 2 cm große Stücke schneiden und auf ein Backblech legen.

- Die vorgekochten Knochen und das Rindfleisch mit dem Gemüse auf ein Backblech geben und ca. 35 Minuten im Ofen rösten. Dabei gelegentlich umrühren, um eine gleichmäßige Bräunung und schöne Röstaromen zu erhalten.

- Inzwischen einen großen Topf (ca. 7 Liter Fassungsvermögen) mit den restlichen 3 l kaltem Wasser und dem Apfelessig vorbereiten. Die angerösteten Knochen und das Suppenfleisch hineingeben und rund 1 Stunde lang kalt ziehen lassen. Die Essigsäure zieht die Nährstoffe aus den Knochen.

- Nun das Wasser erhitzen, es sollte heiß sein, aber nicht kochen. Auf kleiner Flamme sieden lassen. Nach ca. 12 Stunden das geröstete Gemüse sowie die Gewürze und die Petersilie hinzugeben und weiter sieden lassen.

- Nach weiteren 4 Stunden ist die Suppe fertig und kann durch ein Passiertuch abgesiebt werden.

- Zum Sofortverzehr einen Teil der Suppe abnehmen und mit Salz abschmecken. Den Rest einfrieren oder einwecken. Da Salz den Geschmack der Brühe zu sehr verändert, erst direkt vor dem Genuss würzen.

Marinade für Ofengemüse

Zutaten für 1 Portion

- 1 EL frischer Rosmarin
- 1 EL frischer Thymian
- 50 ml Kurkumaöl (Grundrezept S. 184)
- 50 ml Olivenöl
- 20 g Kräutersalz
- 1 EL Chilihonig (Grundrezept siehe unten)
- 1 TL geräuchertes Paprikapulver
- 1 TL edelsüßes Paprikapulver
- 1 TL Madrascurrypulver

Zubereitungszeit
5 Minuten

Zubereitung

- Rosmarinnadeln und Thymianblättchen von den Zweigen abstreifen und hacken. Die Kräuter mit den restlichen Zutaten gut vermischen. Mit dem Öl ca. 10 Minuten marinieren und über das Gemüse der Wahl gießen.

Chilihonig

Zutaten für 1 Glas

- 1 Glas flüssiger Honig
- 10–12 frische rote Chilischoten

Zubehör
- Einweghandschuhe, 1 etwas größeres Glas als das Honigglas, sterilisiert

Zubereitungszeit
10 Minuten

Zubereitung

- Den Honig in einem Topf leicht erwärmen. Die Chilischoten in Scheiben schneiden. Dabei ist es ratsam, Einweghandschuhe zu tragen.

- Die Chilis in das vorbereitete größere Glas geben, mit dem lauwarmen Honig übergießen und gut verschließen.

Tipp
- Wenn das Glas leerer wird, kann man den Honig noch einmal leicht erwärmen und die Chilis herausfischen.

Kurkumaöl

Zutaten für 1 Flasche

- 50 g frische Kurkumawurzel
- 150 ml hochwertiges Pflanzenöl

Zubehör
- Einweghandschuhe, 1 sterilisierte Flasche (ca. 200 ml)

Zubereitungszeit
10 Minuten

Zubereitung

- Die Kurkumawurzel schälen und in dünne Scheiben schneiden. Dabei ist es ratsam, Einweghandschuhe zu tragen, um Verfärbungen der Haut zu vermeiden (aber auch auf die Umgebung achten). Die Kurkumascheibchen zu dem Öl in die vorbereitete Flasche geben und fest verschließen. Kühl und dunkel lagern. Das Öl nimmt nach einiger Zeit eine intensive gelbe Farbe an, es eignet sich wunderbar zum (An-) Braten, Dünsten und für Salate.

Eingelegtes Obst

Zutaten für 1 Glas

- 300 ml Wasser
- 150 g Rohrzucker
- 2 Gewürznelken
- ½ Ceylon-Zimtstange
- 1 Sternanis
- 1 Wacholderbeere
- feste Beeren, Mandarinen, Birnen

Zubehör
- Weck- oder Schraubglas

Zubereitungszeit
10–15 Minuten

Zubereitung

- Das Wasser mit dem Rohrzucker aufkochen. Die Gewürze hineingeben und durchziehen lassen.

- Das Weck- oder Schraubglas mit siedendem Wasser sterilisieren.

- Mandarinen können nach dem sorgfältigen Schälen direkt in das Glas gegeben und mit dem heißen Sud übergossen werden, ebenso Brombeeren. Festeres Obst wie Birnen im Sud ca. 15 Minuten mitköcheln lassen. Das Obst für mindestens 24 Stunden im Glas reifen lassen. Je länger es reift, desto intensiver schmeckt man die Gewürze.

Cranberry-Salsa

Zutaten für 350 ml

- 250 g frische Cranberrys
- 75 g Frühlingszwiebeln

- 1 ½ TL frisches Korianderkraut
- 1 ½ TL frischer Ingwer, gerieben
- 1 ½ EL frisch gepresster Limettensaft
- 25 g Rohrzucker
- 1 EL Chilihonig (Grundrezept siehe S. 183)
- 3 EL kaltes Wasser
- 1 EL Speisestärke

Zubehör
- Vierkantreibe, sterilisiertes Weck- oder Schraubglas

Zubereitungszeit
15 Minuten

Ziehzeit
ca. 4 Stunden

Zubereitung

- Die frischen Cranberrys gut waschen und in einem Küchentuch abtrocknen. Dann die Beeren vierteln und in eine Schüssel füllen. Danach die Frühlingszwiebeln waschen, in feine Ringe schneiden und zu den Cranberrys geben. Den Koriander hacken und zusammen mit dem Ingwer in die Cranberryschüssel geben. Den Limettensaft über die Cranberrys gießen, den Zucker sowie den Honig hinzufügen und alles gut miteinander verrühren.

- Die Schüssel mit einem Deckel verschließen und die Salsa mindestens 4 Stunden durchziehen lassen.

- Anschließend die Flüssigkeit durch ein Sieb in einen Topf abgießen, aufkochen, die in kaltem Wasser angerührte Stärke zugeben und bis zur gewünschten Konsistenz eindicken lassen. Etwa 2 Minuten köcheln lassen. Die Flüssigkeit abkühlen lassen, dann mit der Cranberrymasse vermengen und die Salsa in das vorbereitete Glas füllen.

Nudelteig

Zutaten

Nudelteig ohne Ei
- 200 g Pizzamehl (alternativ Weizenmehl Type 405)
- 180 g Hartweizengrieß
- 10 g Kurkumapulver
- 10 g Salz
- 180 ml kaltes Wasser
- 20 g Olivenöl

Nudelteig mit Ei
- 400 g Pizzamehl (alternativ Weizenmehl Type 405)
- 10 g Kurkumapulver
- 10 g Salz
- 4 Bio-Eier (Gr. M)
- 40 g Olivenöl

Zubehör
- Küchenmaschine mit Knethaken, Nudelholz/Teigroller oder Nudelmaschine

Arbeitszeit
15 Minuten

Ruhezeit
mindestens 2 Stunden, besser 24 Stunden

Zubereitung

- Mehl, Hartweizengrieß, Kurkumapulver und Salz in der Schüssel der Küchenmaschine vermischen. Wasser und Olivenöl hinzugeben. Für den Nudelteig mit Ei Mehl, Kurkumapulver und Salz in der Schüssel der Küchenmaschine vermischen. Die Eier mit dem Olivenöl verquirlen und zum Mehl geben. Die weitere Verarbeitung der Teigvarianten ist identisch: Mit dem Knethaken in ca. 8–10 Minuten zu einem geschmeidigen Teig verkneten.

- Den fertigen Teig in Frischhaltefolie einschlagen und mindestens 2 Stunden ruhen lassen. (Für einen intensiveren Pastageschmack ist es ratsam, den Teig schon am Vortag herzustellen.)

- Den Teig mit einer Nudelmaschine oder mit einem Nudelholz/Teigroller sehr dünn ausrollen. Jedoch nicht so dünn, dass man durchsehen kann.

- Für Spaghetti oder Tagliatelle die Teigplatte mit etwas Mehl bestäuben und die langen Seiten bis zur Hälfte einschlagen, dann die kurzen Seiten bis zur Mitte zusammenklappen. Mit einem scharfen Messer den gefalteten Teig entweder sehr schmal schneiden – für Spaghetti – oder breiter für Tagliatelle. (Man kann natürlich auch hierfür eine Nudelmaschine verwenden.)

- Frische Nudeln brauchen nur 1–2 Minuten im kochenden Salzwasser.

- Sollen die Nudeln getrocknet werden, benötigen sie dazu ca. 24–36 Stunden. Die Kochzeit beträgt hier hinterher je nach Teigstärke 12–14 Minuten.

- Fakt: Kurkumapulver gebe ich einmal wegen seiner entzündungshemmenden und antioxidativen Wirkung und zum anderen wegen der Farbe mit in meinen Nudelteig.

Erdmandel-Fladenbrot mit Dinkel

Zutaten für 350 ml

- 275 ml lauwarmes Wasser
- 1 EL Waldhonig
- 42 g frische Hefe
- 150 g Erdmandelmehl
- 350 g Dinkelmehl
- 1 EL Kräuteressig
- 12 g Salz
- 1 EL Brotgewürz
- 1 EL gemischte weiße und schwarze Sesamsaat
- Kokosfett zum Bestreichen

Zubehör
- Handrührgerät mit Knethaken oder Küchenmaschine, Geschirrtuch zum Abdecken, Springform 26 cm Ø, Backpapier, Backpinsel

Arbeitszeit
10 Minuten

Backzeit
30 Minuten

Gesamt
1 Stunde 45 Minuten

Zubereitung

- Das lauwarme Wasser mit dem Honig und der Hefe verrühren, bis die Hefe sich aufgelöst hat. Die Mischung für ca. 5 Minuten an einen warmen Ort stellen, damit die Hefe reagieren kann.

- Die Mehlsorten mit dem Salz und dem Brotgewürz vermengen. Nach 5 Minuten den Essig zu der Hefemischung geben und alles mit dem Mehl etwa 5 Minuten gut verkneten, bis ein schöner Teig entstanden ist. Diesen für ca. 1 Stunde an einem warmen Ort abgedeckt gehen lassen.

- Den Ofen auf 200 °C Ober-/Unterhitze (180 °C Umluft) vorheizen. Die Springform mit dem Backpapier auslegen, den Teig hineinfüllen und mit dem Sesam bestreuen. Das Brot in ca. 30 Minuten knusprig backen. Nach etwa der Hälfte der Zeit den Fladen mit Kokosfett bestreichen, dadurch bekommt er eine wunderbar knusprige Kruste.

SACHREGISTER

REZEPTREGISTER

Grundrezepte:

QUELLENANGABEN

1. Liu SW, Lien MH, Fenske NA. The effects of alcohol and drug abuse on the skin. Clin Dermatol. 2010 Jul-Aug;28(4):391-9. doi: 10.1016/j.clindermatol.2010.03.024. PMID: 20620755.

2. Axelsson J, Sundelin T, Ingre M, Van Someren E J W, Olsson A, Lekander M et al. Beauty sleep: experimental study on the perceived health and attractiveness of sleep deprived people BMJ 2010; 341 :c6614 doi:10.1136/bmj.c6614
Sundelin T, Lekander M, Sorjonen K, Axelsson J. Negative effects of restricted sleep on facial appearance and social appeal. R Soc Open Sci. 2017 May 17;4(5):160918. doi: 10.1098/rsos.160918. PMID: 28572989; PMCID: PMC5451790.

3. Roundtable on Population Health Improvement; Board on Population Health and Public Health Practice; Institute of Medicine. Business Engagement in Building Healthy Communities: Workshop Summary. Washington (DC): National Academies Press (US); 2015 May 8. 2, Lessons from the Blue Zones®. Available from: https://www.ncbi.nlm.nih.gov/books/NBK298903/

4. Glenn, A.J.; Aune, D.; Freisling, H.; Mohammadifard, N.; Kendall, C.W.C.; Salas-Salvadó, J.; Jenkins, D.J.A.; Hu, F.B.; Sievenpiper, J.L. Nuts and Cardiovascular Disease Outcomes: A Review of the Evidence and Future Directions. Nutrients 2023, 15, 911. https://doi.org/10.3390/nu15040911

5. Jensen TK, Priskorn L, Holmboe SA, et al. Associations of Fish Oil Supplement Use With Testicular Function in Young Men. JAMA Netw Open. 2020;3(1):e1919462. doi:10.1001/jamanetworkopen.2019.19462

6. Yan RR, Chan CB, Louie JCY. Current WHO recommendation to reduce free sugar intake from all sources to below 10% of daily energy intake for supporting overall health is not well supported by available evidence. Am J Clin Nutr. 2022 Jul 6;116(1):15-39. doi: 10.1093/ajcn/nqac084. Erratum in: Am J Clin Nutr. 2022 Oct 6;116(4):1187. PMID: 35380611; PMCID: PMC9307988.

7./16./20./22./27./29./32./35. DIE GROSSE GU NÄHRWERT-KALORIEN-TABELLE
Prof. Dr. Erich Muskat, Doris Fritzsche, Prof. Dr. Ibrahim Elmadfa, Dr. Alexa Leonie Meyer / Buch (Softcover) - 03.08.2021
ISBN-10:3833879815
ISBN-13:978-3-8338-7981-4

8. Puebla-Barragan,S.; Reid, G. Probiotics in Cosmetic and Personal Care Products: Trends and Challenges. Molecules 2021, 26, 1249. https://doi.org/10.3390/ molecules26051249

9. Patra, V.; Gallais Sérézal, I.; Wolf, P. Potential of Skin Microbiome, Pro- and/or Pre-Biotics to Affect Local Cutaneous Responses to UV Exposure. Nutrients 2020, 12, 1795. https://doi.org/10.3390/nu12061795

10. Burr GO, Burr MM. Nutrition classics from The Journal of Biological Chemistry 82:345-67, 1929. A new deficiency disease produced by the rigid exclusion of fat from the diet. Nutr Rev. 1973 Aug;31(8):248-9. doi: 10.1111/j.1753-4887.1973.tb06008.x. PMID: 4586201.

11. Campos LD, Santos Junior VA, Pimentel JD, Carregã GLF, Cazarin CBB. Collagen supplementation in skin and orthopedic diseases: A review of the literature. Heliyon. 2023 Mar 28;9(4):e14961. doi: 10.1016/j.heliyon.2023.e14961. PMID: 37064452; PMCID: PMC10102402.

12. Salvatore L, Gallo N, Natali ML, Campa L, Lunetti P, Madaghiele M, Blasi FS, Corallo A, Capobianco L, Sannino A. Marine collagen and its derivatives: Versatile and sustainable bio-resources for healthcare. Mater Sci Eng C Mater Biol Appl. 2020 Aug;113:110963. doi: 10.1016/j.msec.2020.110963. Epub 2020 Apr 17. PMID: 32487384.

13. Lansdown AB, Mirastschijski U, Stubbs N, Scanlon E, Agren MS. Zinc in wound healing: theoretical, experimental, and clinical aspects. Wound Repair Regen. 2007 Jan-Feb;15(1):2-16. doi: 10.1111/j.1524-475X.2006.00179.x. PMID: 17244314.

14. Alcock RD, Shaw GC, Burke LM. Bone Broth Unlikely to Provide Reliable Concentrations of Collagen Precursors Compared With Supplemental Sources of Collagen Used in Collagen Research. Int J Sport Nutr Exerc Metab. 2019 May 1;29(3):265-272. doi: 10.1123/ijsnem.2018-0139. Epub 2018 Sep 26. PMID: 29893587. dazu: https://pubmed.ncbi.nlm.nih.gov/29893587/)

15. Szymański Ł, Skopek R, Palusińska M, Schenk T, Stengel S, Lewicki S, Kraj L, Kamiński P, Zelent A. Retinoic Acid and Its Derivatives in Skin. Cells. 2020 Dec 11;9(12):2660. doi: 10.3390/cells9122660. PMID: 33322246; PMCID: PMC7764495.

17. Robert Koch-Institut (RKI), Vitamin-D-Spiegel

18. Rabenberg, M., & Mensink, G. (2016). Vitamin-D-Status in Deutschland. In (Vol. 1): Robert Koch-Institut, Epidemiologie und Gesundheitsberichterstattung.

19. Krol ES, Kramer-Stickland KA, Liebler DC. Photoprotective actions of topically applied vitamin E. Drug Metab Rev. 2000 Aug-Nov;32(3-4):413-20. doi: 10.1081/dmr-100102343. PMID: 11139138.

21. Pullar JM, Carr AC, Vissers MCM. The Roles of Vitamin C in Skin Health. Nutrients. 2017 Aug 12;9(8):866. doi: 10.3390/nu9080866. PMID: 28805671; PMCID: PMC5579659

23. Zou P, Du Y, Yang C, Cao Y. Trace element zinc and skin disorders. Front Med (Lausanne). 2023 Jan 17;9:1093868. doi: 10.3389/fmed.2022.1093868. PMID: 36733937; PMCID: PMC9887131.

24. MRI, NVS II ; https://www.mri.bund.de/de/institute/ernaehrungsverhalten/forschungsprojekte/nvsii/

26. Borkow G. Using Copper to Improve the Well-Being of the Skin. Curr Chem Biol. 2014 Aug;8(2):89-102. doi: 10.2174/2212796809666150227223857. PMID: 26361585; PMCID: PMC4556990.

28. Pelle E, Jian J, Zhang Q, Muizzuddin N, Yang Q, Dai J, Maes D, Pernodet N, Yarosh DB, Frenkel K, Huang X. Menopause increases the iron storage protein ferritin in skin. J Cosmet Sci. 2013 May-Jun;64(3):175-9. PMID: 23752032.

30./31. Bjørklund G, Shanaida M, Lysiuk R, Antonyak H, Klishch I, Shanaida V, Peana M. Selenium: An Antioxidant with a Critical Role in Anti-Aging. Molecules. 2022 Oct 5;27(19):6613. doi: 10.3390/molecules27196613. PMID: 36235150; PMCID: PMC9570904.

33./34. Arfaoui L. Dietary Plant Polyphenols: Effects of Food Processing on Their Content and Bioavailability. Molecules. 2021 May 16;26(10):2959. doi: 10.3390/molecules26102959. PMID: 34065743; PMCID: PMC8156030.

IMPRESSUM

Hinweis: Die Ratschläge/Informationen in diesem Buch sind von Autor*innen und Verlag sorgfältig erwogen und geprüft, dennoch kann eine Garantie nicht übernommen werden. Eine Haftung der Autor*innen beziehungsweise des Verlags und seiner Beauftragten für Personen-, Sach- und Vermögensschäden ist ausgeschlossen.

Gender-Hinweis: Aus Gründen der besseren Lesbarkeit wird in diesem Werk an manchen Stellen auf die gleichzeitige Verwendung der Sprachformen männlich, weiblich und divers (m/w/d) verzichtet. Sämtliche Personenbezeichnungen und personenbezogenen Hauptwörter gelten gleichermaßen für alle Geschlechter. Die verkürzte Sprachform beinhaltet keine Wertung, sondern hat lediglich redaktionelle Gründe.

Bildnachweis:
Rezeptfotos: Janett Kartelmeyer
Adobe Stock: 5, 64 (bilderzwerg), 6, 40 (2) (designua), 7 (Ella), 16 (ii-graphics), 39 (lamnee, Svitlana Belinska, tanyapelyustka, ksenashurubura, colorcocktail, doom.ko, Happypictures Olena, Marina Gorskaya); OH, JA!: 38
Bildredaktion: Sabine Kestler

Projektleitung: Ann-Kathrin Kunz, Susanne Schmutterer
Textredaktion: Claudia Fritzsche
Korrektorat: Christine Dorn
Umschlaggestaltung, Layout, DTP, Satz: OH, JA!, München
Herstellung: Timo Wenda
Druck und Bindung: Pixartprinting, Lavis

Printed in Italy

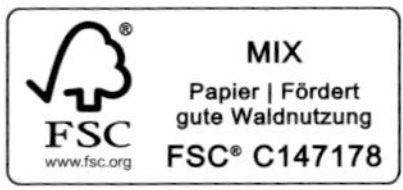

Penguin Random House Verlagsgruppe FSC® N001967
ISBN 978-3-517-10310-5

www.suedwest-verlag.de